MANUEL CABANILLAS

LA FISIOTERAPIA Y EL CINE EN 35 PELÍCULAS

Título original: La fisioterapia y el cine en 35 películas
Corrección: Israel Sánchez (Letra Vera)

Primera edición: noviembre 2022

© Manuel Cabanillas

Diseño y maquetación: Mario González-Calero Uguina • muguina.com
Diseño de cubierta: Ernest William Fleming

No se permite la reproducción parcial o total de este libro. La infracción de los derechos mencionados puede ser constitutiva de delito contra la propiedad intelectual. Diríjase a CEDRO (Centro Español de Derechos Reprográficos) si necesita escanear o fotocopiar algún fragmento de esta obra.

ÍNDICE

Introducción	11
LAS 35 PELÍCULAS	19
Amor sublime	21
En un lugar solitario	33
Hombres	43
Escrito bajo el sol	55
Operación trueno	67
El regreso	77
El crack	83
Nacido el cuatro de julio	91
Mi pie izquierdo	101
Despertares	111
A propósito de Henry	119
Passion Fish	129
El balneario de Battle Creek	139
La boda de Muriel	153
La habitación de Marvin	159
El hombre que susurraba a los caballos	165
Nadie es perfecto	175
El protegido	185
Planta 4.ª	193
Mar adentro	203
Las llaves de casa	211
Aurora borealis	219
Warm Springs	227
Las alas de la vida	237
Manuale d'amore 2 (episodio «Eros»)	245
La escafandra y la mariposa	255
La familia Savages	263
Jugada perfecta	271

Cisne negro	283
Intocable	291
Amor	299
St. Vincent	305
Mi amor	313
Los principios del cuidado	321
100 metros	329
Contenido adicional	341
La entrevista	347

«No tengo más que cincuenta años. Si dejo de fumar y de beber, o más bien de beber y de fumar, podré escribir un libro todavía. Muchos libros no, pero un solo libro, quizá. Estoy convencido, Lucas, de que todo ser humano ha nacido para escribir un libro, y sólo para eso. Un libro genial o un libro mediocre, poco importa, pero el que no escriba nada es un ser perdido, no ha hecho más que pasar por la tierra sin dejar huella alguna».

Claus y Lucas, AGOTA KRISTOF

*Para Carolina, Yolanda y Laura,
porque son parte de mí.*

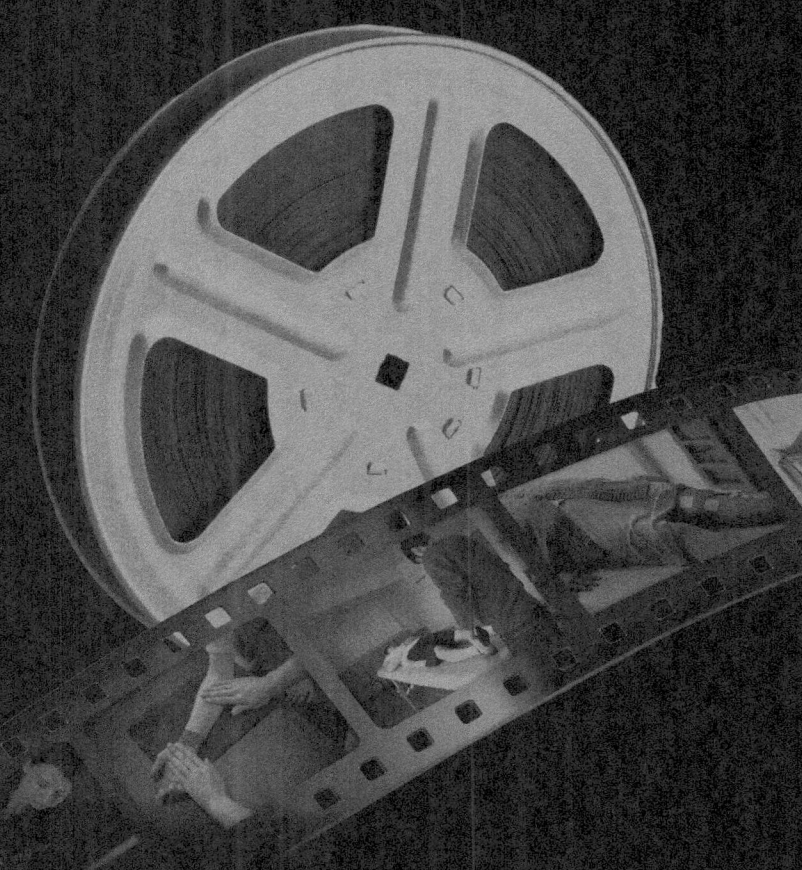

INTRODUCCIÓN

Se nos llama generación X a los nacidos entre la década de 1960 y 1970. No recuerdo mi llegada a este mundo, pero sé que fue en una España sin calefacción y con televisión en blanco y negro. Descubrí el color gracias al mundial de Naranjito en 1982 y gracias al esfuerzo económico de mis padres, ya que tener una televisión en color en esa época suponía un desembolso de unas 100 000 pesetas. Con la excusa del mundial de fútbol, dos fornidos operarios instalaron en casa una ITT de 25 pulgadas. Era un viernes por la tarde cuando colocaron el pesado armatoste en el hueco del mueble del salón. El primer programa que vimos —digo «vimos» porque el viernes por la noche se veía la televisión en familia— fue el concurso creado por Narciso Ibáñez Serrador, el *Un, dos, tres... responda otra vez*. En el mundial ya sabemos lo que pasó, cinco partidos mediocres y eliminados por Alemania en la segunda fase. Sin embargo, la televisión en color continuó encastrada en su lugar. Era la heredera de una televisión Vanguard en blanco y negro —indestructible maravilla del rudimento catódico— que me permitió descubrir el placer de ver películas.

    Los cuarentones y los *cincuenters* actuales vivimos una infancia televisiva. Se veía bastante tele. Yo veía bastante tele. Muchas son las imágenes en mi memoria que el paso del tiempo ha ido difuminando, pero, a cambio, la emoción que despierta esa imagen es mucho más viva. Recuerdos, muchos de ellos ligados al acto casi religioso de apretar el botón de encendido del aparato, sentarte en el sillón, esperar unos segundos a que apareciera la imagen y no despegar los ojos de la pantalla hasta el final de la película que estaban emitiendo. Eran tiempos de tan solo dos canales, tiempos en los que el cine ocupaba gran parte de la programación, tiempos del cine que hoy llamamos clásico ofrecido en horario de máxima audiencia.

Resulta difícil olvidar esas tardes de invierno durante las vacaciones de Navidad de finales de los 70 y principios de los 80, en las que TVE emitía una programación especial de películas del género de aventuras o comedia. Las películas de Tarzán de Johnny Weissmüller y las comedias de los hermanos Marx llegaban a su cita fielmente durante esos días. Me daba igual que Weissmüller luchara en todas sus películas con el mismo cocodrilo o que Harpo se pusiera, sin venir a cuento, a tocar el arpa. Era feliz adentrándome en esos lugares lejanos desde la comodidad del sillón del comedor, incluso aunque mi madre se empeñara en darme pan con queso para merendar o mi hermano me estirara de los pelos de las patillas para que le cediera mi sitio en el sillón.

Años más tarde, en 1979, cursando 2.º de Fisioterapia en Zaragoza, emitieron los domingos por las tardes de febrero y marzo un ciclo de Roger Corman adaptando novelas y los cuentos de Edgar Allan Poe. ¡Qué aura tenebrosa envolvía en todas sus películas a Vincent Price! Tomaba rápido el café con los amigos y llegaba a casa antes de las seis de la tarde, ya que me estaban esperando *La tumba de Ligeia* (*Tomb of Ligeia*, 1964) o *El péndulo de la muerte* (*The Pit and the Pendulum*, 1961).

Ciclos de cine negro, mudo, musical americano, sobre Hitchcock, sobre Katharine Hepburn, sobre Paul Newman... se sucedían a distintos horarios en TVE, lo que me permitió seguir añadiendo fotogramas a mi retina.

La Filmoteca de Zaragoza, el cineclub de Aranda de Duero —trabajé varios años en su hospital—, el espacio *Qué grande es el cine* de TVE, presentado por José Luis Garci y los libros *Mis inmortales del cine* de Terenci Moix iban alimentando el hambre de imágenes de cine.

Al año de acabar la carrera de Fisioterapia, se estreno en cines la cinta *A propósito de Henry* (*Regarding Henry*, 1991). Bill Nunn interpreta a un fisioterapeuta simpático y extrovertido que se implica en la recuperación de Henry (Harrison Ford), quien ha recibido un disparo en la cabeza. Era espectador por primera vez de la representación de un colega de profesión en la gran pantalla. Han pasado muchos años desde entonces. Hemos acumulado algunas arrugas y se han ocupado algunos huecos de mi cerebro con más imágenes de terapia física y de fisioterapeutas en el cine.

Relacionar fisioterapia y cine no deja de ser una excusa o un *macguffin* —como diría Hitchcock— para tratar de contagiar el gusto por hablar de las múltiples facetas de esta labor y del arte de las imágenes en movimiento. A lo largo del libro me iré por las ramas comentando trayectorias profesionales de actores y directores, recordaré anécdotas y curiosidades y hablaré de otras películas que de manera tangencial se relacionen con el tema que tratamos y hayan dejado huella en mi memoria. Las encontraremos ordenadas por fecha de estreno, comenzando con el biopic de la enfermera Kenny y su lucha por poder aplicar su tratamiento físico a los niños enfermos de poliomielitis en *Amor sublime* (*Sister Kenny*, 1946). Treintaicinco títulos, la mayoría con escenas de fisioterapia bien imbricadas en la trama y algunos más anecdóticos, pero de gran interés.

A modo de ejemplo, una de las películas que abordaré será *Warm Springs* (2005). Ambientada en los años 20 del siglo pasado, en la localidad y el balneario de Georgia que da nombre a la cinta, narra la larga estancia de Franklin D. Roosevelt (32.º presidente de los EE. UU.) en este establecimiento para tratar de mejorar la movilidad de sus extremidades inferiores, afectadas por la poliomielitis. Roosevelt (Kenneth Branagh) contrata a la fisioterapeuta Helena Mahoney, papel interpretado por Kathy

Bates, para que le ayude en su recuperación. Y si hablamos de Kathy Bates, cómo no comentar su mítica interpretación de una enfermera desequilibrada en la película *Misery* (1990) de Rob Reiner. Y, ya que nombramos a Reiner, cómo no referirnos a una de las películas más recordadas de los años 80, *La princesa prometida* (*The Princess Bride*, 1987), y de su protagonista femenina, Robin Wright Penn, que años más tarde trabajará a las órdenes de M. Night Shyamalan interpretando a una fisioterapeuta en *El protegido* (*Unbreakable*, 2000). Pero tranquilos, no nos liemos; iremos poco a poco.

La fisioterapia estará presente en el libro a través de películas con protagonismo para la paraplejía (*Hombres, El regreso, Nacido el 4 de julio, Passion Fish, La boda de Muriel, Manual de amor 2*), la tetraplejía o tetraparesia (*Escrito bajo el sol, Intocable*), la parálisis cerebral (*Mi pie izquierdo, Las llaves de casa*), el síndrome de cautiverio (*La escafandra y la mariposa*), la hemiplejía o hemiparesia (*Nadie es perfecto, Amor, St. Vincent*), la poliomielitis (*Amor sublime, Warm Springs*), la amputación de extremidades inferiores (*Planta 4.ª, El hombre que susurraba a los caballos*), las enfermedades raras (*El protegido, Mar adentro*), las enfermedades neurodegenerativas (*Las alas de la vida, Aurora Borealis*), otras enfermedades del sistema nervioso (*100 metros, Despertares, A propósito de Henry*), la patología derivada de la actividad física (*Jugada perfecta, Cisne negro, Mi amor*), la enfermedad neuromuscular (*Los principios del cuidado*), dolor difuso en espalda o zona cervical (*En un lugar solitario, Operación trueno, La habitación de Marvin, La familia Savages*), la geriatría (*El crack*) y las técnicas inclasificables (*El balneario de Batlle Creek*). Marcaré los puntos exactos del metraje de la película donde comienzan las escenas o los planos relacionados con esta disciplina sanitaria para facilitar la búsqueda de los que no se conformen con leer el libro y quieran contrastar mis palabras con imágenes.

El perfil de la persona que ejecuta la técnica fisioterápica en las películas abordadas en este libro es heterogéneo: médico, fisioterapeuta, enfermera, cuidador, profesional de la salud sin identificar, familiar… Mención especial para los dos fisioterapeutas que desarrollan un tratamiento real en pantalla. Por un lado, Michelle Rodriguez tratando a Natalie Portman en *Cisne negro* (*Black Swan*, 2010) y, por otro, Toni Jaume ayudando a Carlos Cristos en *Las alas de la vida* (2006).

He de reconocer que hay películas a las que, por su calidad, me hubiera gustado incluir en el libro. Así, en *Espartaco* (*Espartacus*, 1960), dirigida por Stanley Kubrick, hay una pequeña escena rodada con cámara fija que no fue incluida en el montaje original debido a la censura del código Hays. En ella, el patricio Craso (Laurence Olivier), mientras recibe un masaje de su esclavo Antoninus (Tony Curtis), le pregunta si prefiere las ostras o los caracoles. El diálogo tiene un evidente doble sentido y lo que Craso quiere saber es la orientación sexual de Antoninus. Este último aplica aceite y masajea hombros y espalda de su amo, sin que la maniobra tenga ningún fin terapéutico, puesto que el patricio no refiere ningún dolor ni problema físico. La escena fue incluida en 1991 en las nuevas copias de la película.

Hubiera deseado que la fisioterapia tuviera un papel en la película de Pedro Almodóvar *Dolor y gloria* (2019). Elegida por la revista *Time* como la mejor de 2019, cuenta el bloqueo artístico y el sufrimiento físico de un director de cine, Salvador Mallo (Antonio Banderas), provocado por las intensas algias vertebrales. La escena en la que aparece el cuerpo ingrávido del protagonista sumergido en una piscina tiene gran poder visual, independientemente del poder terapéutico del agua como medio de aliviar la carga articular y el dolor.

Luego están —o, mejor dicho, no están— las películas que nunca llegaron a realizarse con la fisioterapia de protagonista. Qué goce hubiera sido ver a Woody Allen interpretar a un fisioterapeuta. Físicamente sabemos cómo sería: bajito, delgado, gafas de pasta y pelo lacio y escaso. Lo imagino trabajando en un pequeño gabinete en Nueva York y, en una de las escenas, la cámara nos mostraría a una mujer muy atractiva, tumbada en prono sobre una camilla y tapada únicamente por una minúscula toalla. Se quejaría de un fuerte dolor a nivel de cuello y espalda, seguramente por haber cargado muchas bolsas de la compra en su visita a los almacenes Bloomingdale's de la calle 59. Woody Allen se mostraría dubitativo y nervioso, y es posible que rompiera la cuarta pared y hablara directamente a cámara, confesándonos que no se le ocurre cómo tratar a la paciente. Cogería un bote de aceite para masaje que, tras escurrírsele de las manos y caer al suelo, utilizaría para lubrificar la espalda de la señora. Estaría unos segundos mirando la bonita zona dorsal, abriría y cerraría los dedos de las manos varias veces y comenzaría a palpar mediante pellizcos realizados con el índice y el pulgar. La técnica desagradaría a la paciente, consciente en ese momento de la torpeza del supuesto profesional sanitario.

La base de datos IMDb (Internet Movie Database) recoge alrededor de 350 000 títulos de películas. Solo la industria india de Bollywood produce más de 1500 películas al año que, sumadas a la producción de Nigeria —país sin cines, pero con un voraz mercado doméstico— y a la de Estados Unidos, superan los 3000 títulos al año. Sería ingenuo pensar que, ante semejante avalancha productiva, los títulos abordados en este libro fueron los únicos relacionados con la fisioterapia. No lo son, por lo que el trabajo de añadir otros nuevos a la lista sigue abierto.

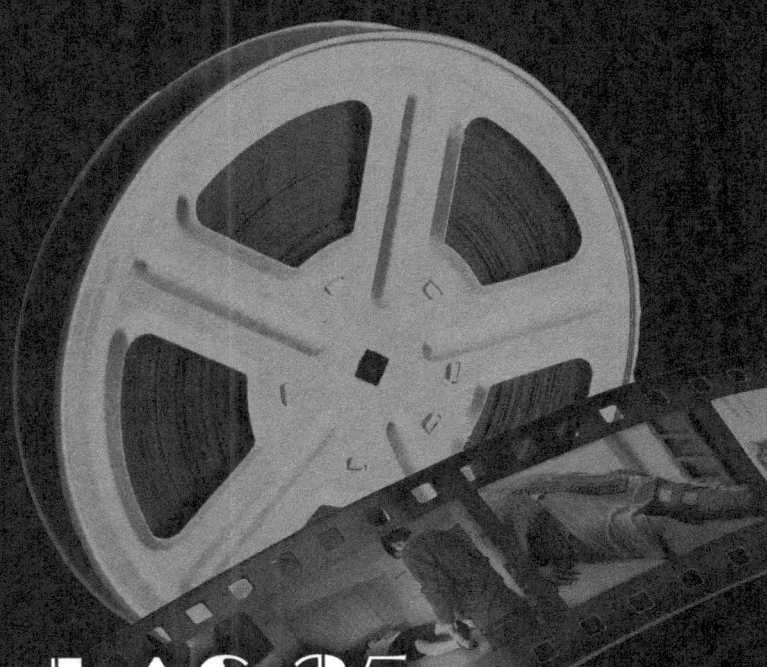

LAS 35 PELÍCULAS

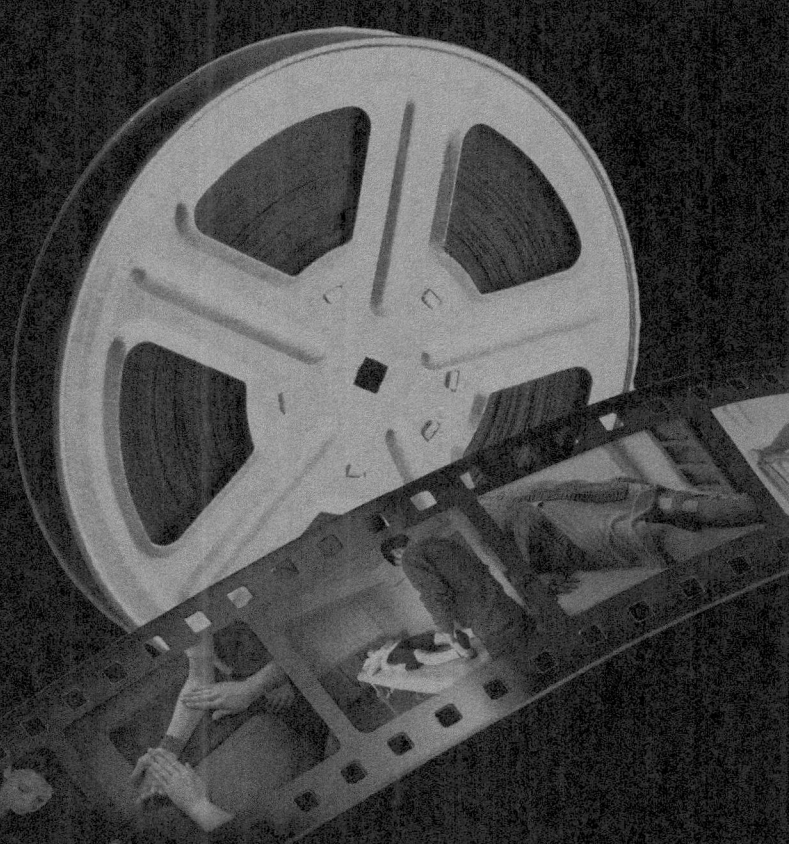

AMOR SUBLIME
(1946)

FICHA TÉCNICA

Amor sublime (***Sister Kenny***, 1946).

Dirigida por Dudley Nichols.

País: Estados Unidos.

Producida por Edward Donahue y Dudley Nichols. Distribuida por RKO Radio Pictures.

Guion de Alexander Knox, Dudley Nichols, Mary McCarthy, Milton Gunzburg, adaptando una novela de Elizabeth Kenny y Martha Ostenso.

Música de Alexander Tansman.

Fotografía de George Barnes.

Montaje a cargo de Ronald Gross.

Interpretada por Rosalind Russell (Elizabeht Kenny), Alexander Knox (Dr. McDonell), Dean Jagger (Kevin Connors), Philip Merivale (Dr. Brack), Beulah Bondi (Mary Kenny), Charles Dingle (Michael Kenny), John Litel (director médico), Doreen McCann (Dorne), Fay Helm (Sra. McIntyre), Charles Kemper (Sr. McIntyre) y Dorothy Peterson (Agnes).

Blanco y negro.

Duración: 116 min.

POLIOMIELITIS Y FISIOTERAPIA

La segunda incursión en la dirección de Dudley Nichols relata, en una película «río», la vida de Elizabeth Kenny, pionera en el tratamiento fisioterápico de la poliomielitis. Nichols fue un afamado guionista de la época dorada de Hollywood, conocido fundamentalmente por sus trabajos para John Ford, Howard Hawks y George Cukor entre otros. Responsable del guion de películas como *La fiera de mi niña* (*Bringing Up baby*, 1938) y *La diligencia* (*Stagecoach*, 1939), es recordado por ser el primer ganador que rechazó un Óscar. Sería por su guion para *El delator* (*The informer*, 1935), premio que no aceptó por encontrarse en plena huelga de guionistas de Hollywood.

La enfermera rural australiana Elizabeth Kenny (Rosalind Russell), tal como vemos en el film, desarrolló un método para tratar las consecuencias de la polio en la población infantil. De caracter empírico, estaba basado en su experiencia diaria con las recurrentes epidemias de esta patología en Australia a principios del siglo XX. Luchó contra la cerrazón de gran parte de la clase médica, que abogaba por un tratamiento ortopédico para minimizar las deformidades asociadas a la enfermedad y no consideraba útil la propuesta terapéutica de Kenny.

Los tratamientos de Kenny en la película

Los primeros años de su trayectoria profesional transcurren en el ámbito rural. Durante una de las visitas domiciliarias se encuentra a una niña de unos seis años (Dorrie) postrada en la cama con fuertes dolores. Discurre el minuto 09:00 del metraje. Kenny desconoce qué enfermedad puede estar atormentando a la joven y envía un telegrama al Dr. McDonell describiéndole los síntomas. El telegrama de respuesta afirma que se trata de parálisis infantil, no hay tratamiento conocido y se debe hacer lo que se pueda según vayan apareciendo los síntomas.

Durante el minuto 13:00 Kenny realiza una exploración exhaustiva de la niña. Un plano general nos la muestra desnuda en la cama y a la enfermera comenzando el examen físico. Sostiene uno de sus miembros inferiores y observa que tiene la rodilla y el pie en *flexus*. La palpación le sugiere que algunos músculos están agarrotados con un importante aumento del tono. Sigue la exploración con los músculos de la zona lumbar y dorsal inferior y descubre que la espalda presenta una hiperlordosis lumbar. Palpa el rígido cuello y quita la almohada donde apoyaba la cabeza. Al tiempo que vuelve a explorar los miembros inferiores de Dorrie y dirige su mano sobre los gemelos, el cuádriceps y los isquiotibiales, se da cuenta de que, mientras los gemelos y los isquiotibiales están con «espasmos o algo parecido», el cuádriceps no está en tensión.

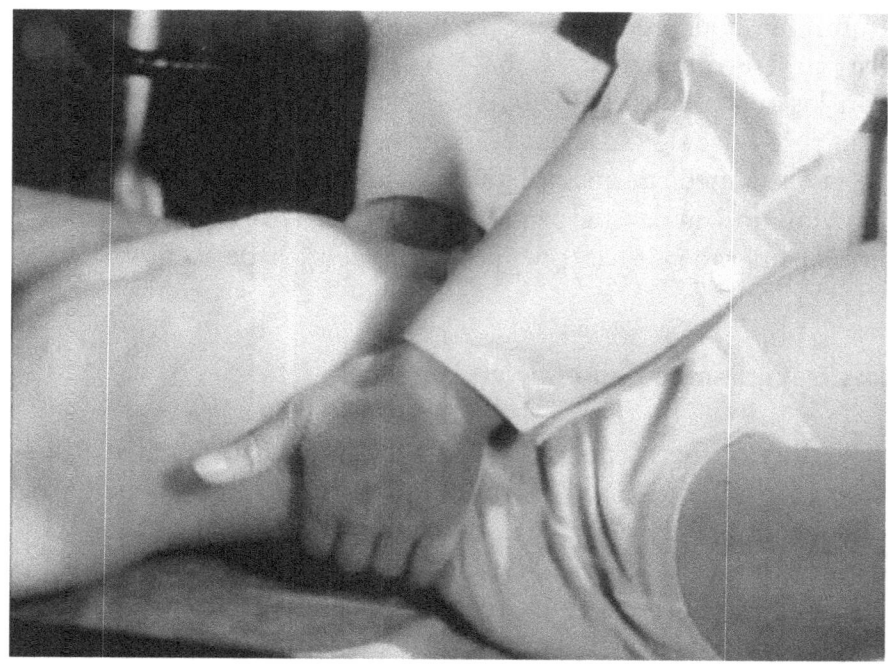

Palpación de la musculatura lumbar a una niña.

Decide aplicar calor a la máxima temperatura que pueda aguantar la niña. Corta una manta de lana a tiras, las sumerge en un caldero con agua hirviendo y las escurre totalmente sin que quede una gota de agua, para evitar quemaduras. Envuelve con esas tiras tanto los miembros inferiores como el tronco y coloca otras debajo del cuello y los trapecios. Con este tratamiento la pequeña consigue conciliar el sueño.

El minuto 23:00 comienza con una nueva visita de Kenny a la niña enferma. Ya no tiene la musculatura espástica. Sin embargo, sigue postrada en la cama sin poder mover los miembros inferiores. La enfermera practica una toma en el hueco poplíteo con la mano derecha y en el talón con la izquierda y realiza pasivamente varias movilizaciones hacia la flexión de la cadera y la rodilla. Nota una pequeña contracción. Sujeta el hueco poplíteo con la mano derecha y realiza suaves deslizamientos con el primer y el segundo dedos de su mano izquierda, desde la inserción del tendón rotuliano hacia el lado medial y lateral de la rótula. Le pide a Dorrie que levante la pierna y, para gran alegría de todos, consigue realizar dos extensiones activas de rodilla. La niña volverá a caminar.

Kenny pasa la Primera Guerra Mundial trabajando para el ejército australiano, tras la cual se desencadena una nueva epidemia de poliomielitis en Towsville (Queensland), donde abrirá su propia clínica. En el minuto 64:45 vemos un patio arbolado que forma parte de la clínica, varios niños en camillas y un grupo de profesionales sanitarias atendiéndolos. Nuestra protagonista entra en plano con una niña de unos cinco años en brazos, la deposita en supino en una camilla y pasa a realizarle una movilización activa asistida del miembro superior derecho con toma y contratoma en la muñeca y el codo. La joven se coloca en prono y con una toalla enrollada a nivel de la zona anterior del tobillo. Intenta subir los hombros juntando las escápulas, pero se muestra incapaz de hacer el movimiento, por lo que Kenny coloca las manos en la zona anterior de la articulación glenohumeral y lleva pasivamente los omóplatos hacia la adducción. En ese punto le pide a la niña que trate de mantener esa postura de aducción de escápulas. La escena termina cuando Kenny tiene que atender una visita y la niña queda al cargo de otra enfermera.

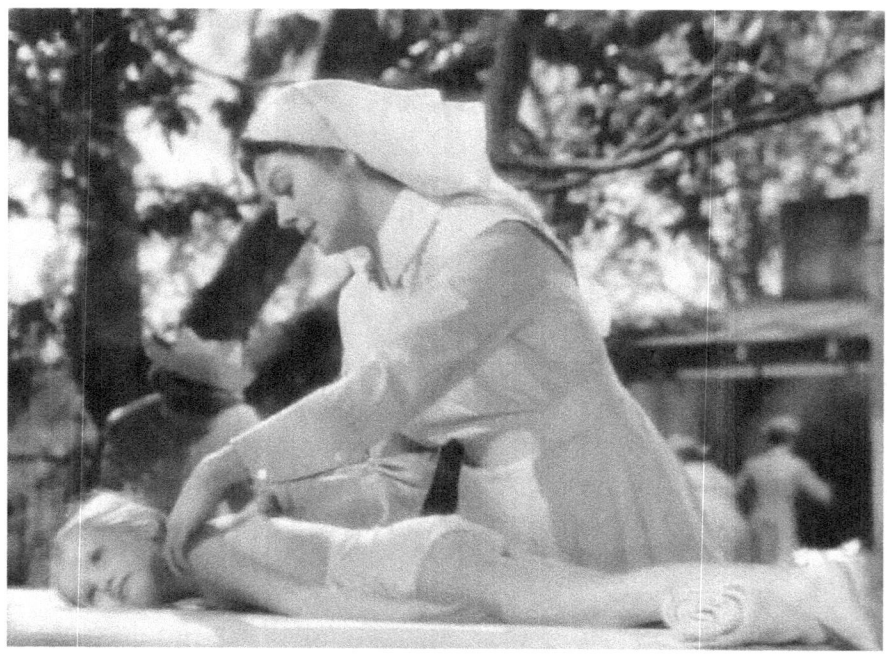

Kenny lleva a la aducción las escàpulas.

Notas sobre la poliomielitis

La polio, como se la conoce vulgarmente, es una enfermedad vírica que está cerca de ser erradicada; solo ciento trece casos notificados en 2019 en el mundo. Según la OMS, de las tres cepas del poliovirus, la cepa tipo 1 es la que sigue siendo endémica en Afganistán, Nigeria y Pakistán. La campaña de vacunación promovida por este organismo a nivel mundial e iniciada en 1988 está siendo un éxito.

Es una enfermedad conocida desde la Antigüedad. Hay constancia de lo que pudo ser poliomielitis en el Antiguo Egipto sobre el año 3700 a. C., aunque su carácter epidémico se comenzó a plantear cuando se dieron varios casos a finales del siglo XIX en Noruega y otras zonas del mundo. Afectaba principalmente a niños, por lo que se empezó a conocer como parálisis infantil.

El primer caso epidémico de poliomielitis en España tuvo lugar en 1896 en Valls (Tarragona) y no existen nuevas referencias hasta 1916, año en el que fueron documentados numerosos casos. La mayor tasa de morbilidad de esta epidemia en nuestro país se sitúa entre los años 1949 y 1963, con una especial incidencia en 1959.

El virus se puede transmitir por las secreciones respiratorias, además de por la vía fecal oral, y su tratamiento más eficaz es la vacunación. La primera vacuna fue descubierta por el virólogo americano Jonas Salk en 1955. Administraba tres dosis de virus vivos por vía intramuscular. Posteriormente, el virólogo americano de origen polaco Albert Sabin utilizó virus atenuados y la vía oral —varias gotitas en un terrón de azúcar— como manera de administrarla. Se comenzó a utilizar dos años después de la vacuna de Salk.

Actualmente en España la vacuna de la poliomielitis está incluida en la vacuna hexavalente y se administra a los menores de un año en varias dosis y por vía intramuscular.

Elizabeth Kenny, una pionera de la fisioterapia

Nacida en 1886, esta australiana es mundialmente reconocida por su novedoso tratamiento fisioterápico de la poliomielitis. Comenzó ejerciendo como enfermera rural (*bush nurse*) a los veintitrés años, sin una formación académica conocida. Sería en 1911, en el contexto de una epidemia de poliomielitis, cuando una familia de granjeros solicitó la ayuda de Kenny ante los fuertes dolores que padecía su hija: una importante rigidez muscular e impotencia para caminar. Entonces comenzó a desarrollar su método terapéutico para el tratamiento de esta enfermedad. Ideó envolver las zonas afectadas con madejas de lana bien escurridas tras introducirlas en agua caliente. Con ello trataba de disminuir el dolor y vencer el espasmo que sucede en la fase más aguda de la enfermedad. Una vez superada esta primera fase, en la que los músculos presentan atrofia e imposibilidad de contraerse, Elisabeth Kenny realizaba movilizaciones pasivas y estimulación táctil en las articulaciones afectadas por la parálisis hasta que el enfermo conseguía ejecutar movimientos activos.

La técnica de aplicar compresas húmedas calientes se perfeccionó con el paso del tiempo. Las conocidas compresas Kenny son paños de lana que se calientan al vapor y luego se elimina el exceso de agua por centrifugación. Se aplican a 60 °C sobre la piel durante 5-7 minutos hasta que baja la temperatura a nivel de la temperatura corporal.

Elizabeth Kenny tuvo que luchar toda su vida contra la incomprensión y la oposición frontal de gran parte del estamento médico, que defendía los métodos tradicionales basados en la inmovilización de las extremidades durante largos periodos mediante el uso de aparatos ortopédicos, lo que provocaba, en algunos casos, importantes secuelas.

Durante la Primera Guerra Mundial, como muestra la película, le concedieron el grado de *Sister*[1] por el que se la conocería el resto de su vida.

Posteriormente abrió varias clínicas en Australia y desarrolló su propio método terapéutico. La falta de respaldo del ámbito médico le impidió tratar casos agudos, por lo que tuvo que ocuparse de los crónicos y de los desahuciados de los tratamientos académicos de la época.

En 1938, un estudio comparó su método con el empleado en la medicina tradicional. Los resultados fueron favorables a Kenny, pero seguirían sin ser validados por la mayoría del estamento médico.

---

[1] *Sister* es un grado militar concedido por el ejército australiano, sin ninguna relación con el ámbito religioso, y equivalente a primer teniente.

Estados Unidos la acogió para dar numerosas conferencias y dio a conocer su método a lo largo de todo el país. El colectivo médico terminó por legitimar su tratamiento, si bien se publicaron estudios que afirmaban la falsedad de los resultados de su trabajo, ya que la comparación entre pacientes que recuperaban la movilidad y los que presentaban secuelas no era válida, al depender los resultados del grado de afectación de la enfermedad en cada individuo.

Fundó en 1942, en Minneápolis, el Sister Kenny Rehabilitation Institute, pionero en la utilización de su método y plataforma para la formación de profesionales. Actualmente continúa su actividad con el nombre de Courage Kenny Rehabilitation Institute, establecido ya como un centro innovador en el campo de la fisioterapia.

Mujer muy admirada en esa época en Estados Unidos, solo superada en popularidad por Eleanor Roosevelt, regresó a Australia en 1950 para morir dos años después debido a las secuelas derivadas de un accidente cerebrovascular. Queda para la posteridad como una pionera en la utilización de la fisioterapia en el tratamiento de las lesiones neurológicas.

Rosalind Russell, una gran comediante

Alta y de complexión atlética, Roz, como la conocían sus amigos, fue una estupenda actriz del Hollywood de los años 30, 40 y 50.

Nacida en Waterbury (Connecticut) en 1908, luchó por hacerse un hueco entre las estrellas de la época realizando todo tipo de papeles para los grandes estudios. Su oportunidad vendría con la película *Mujeres* (*The Women*, 1939), de George Cukor, donde, en un reparto exclusivamente integrado por mujeres, con Joan Crawford y Norma Shearer encabezando los créditos, destacó y supo exprimir su vis cómica interpretando a Sylvia, una impertinente y enloquecida cotilla.

La película que le permitió brillar como una fantástica comediante, mujer independiente y moderna, fue *Luna Nueva* (*His Girl Friday*, 1940) de Howard Hawks. Hildy (Rosalid Russell) es una periodista todoterreno del periódico *The Morning Post*, cuyo editor es su exmarido Walter Burns (Cary Grant). La acción comienza con el anuncio de Hildy de abandonar el periodismo para casarse con un tranquilo vendedor de seguros (Ralph Bellamy). Burns le pedirá que realice un último reportaje con la intención de convencerla de que cambie sus planes. Enredo, diálogos vertiginosos, dobles sentidos y mucha química entre los protagonistas[2].

Nominada al Óscar a mejor actriz en cuatro ocasiones, no lo consiguió por ninguna de ellas: *Los caprichos de Elena* (*My Sister Eileen*, 1942), *Amor sublime* (*Sister Kenny*, 1946), *A Electra le sienta bien el luto* (*Mourning Becomes Electra*, 1947) y *Tía y mamá* (*Auntie Mame*, 1958). El año de *Amor sublime*, Olivia de Havilland, nominada por la película *La vida íntima de Julia Norris* (*To Each His Own*) de Mitchell Leisen, le arrebató la estatuilla.

Nos regaló otra gran actuación en *Picnic* (1955) de Joshua Logan, donde interpretaba el papel de solterona amargada que se enamora de un guapo buscavidas interpretado por William Holden[3]. La productora quiso promocionarla para optar al Óscar a actriz secundaria, pero ella se negó alegando que no quería rebajar su categoría de actriz de primera.

Permaneció en activo hasta pocos años antes de su muerte en 1976 tras luchar con un cáncer de mama. Es muy recordada también por protagonizar una de las películas con el título más

---

[2] La película está basada en la obra de teatro *Primera plana* (*The Front Page*) de Ben Hecht y Charles McArthur. Entre las versiones de la obra destaca la película de Billy Wilder de 1974, con el mismo título que la obra de teatro, y respetando el sexo original de los dos protagonistas, Jack Lemmon y Walter Matthau.

[3] William Holden fue víctima de su adicción al alcohol. Murió en 1981 al desangrarse en su casa por un golpe en la cabeza tras una noche de borrachera.

extraño y largo de la historia del cine: ¡*Oh, papá, pobre papá, mamá te ha metido en el armario, y a mí me da tanta pena!* (*Oh Dad, Poor Dad, Mamma´s Hung You in the Closet and I´m Feelin´ So Sad*, 1967).

Reflexiones y curiosidades

El trabajo que realiza un fisioterapeuta en la actualidad está regido por el paradigma basado en la evidencia científica. Se aplican tratamientos apoyados en el conocimiento científico presente. La labor que desarrolló la enfermera Kenny sería totalmente imposible hoy día, ya que adolecía de la suficiente formación académica y sus tratamientos eran los opuestos al conocimiento científico de la época.

La fisioterapia basada en la evidencia es necesaria, pero supone, en cierta medida, un corsé para toda posibilidad de innovación que no siga los cauces de la investigación académica (es una reflexión, no se me entienda como partidario de un cisma).

Curiosa es la manera en la que Elizabeth Kenny consiguió los fondos para abrir su primera clínica. Diseñó una camilla especial para el transporte de pacientes en estado de *shock* a la que llamó Sylvia Stretcher, en honor a la niña para la que fue ideada. La patente le reportó ingresos durante muchos años.

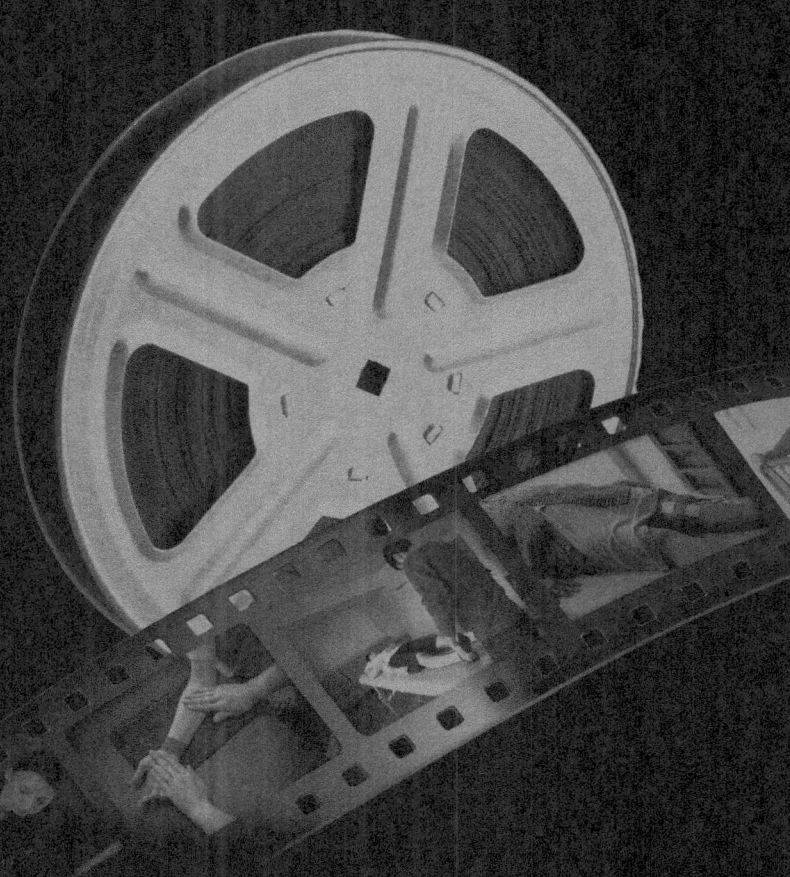

EN UN LUGAR SOLITARIO

EN UN LUGAR SOLITARIO
(1950)

FICHA TÉCNICA

En un lugar solitario (*In a lonely place*, 1950).

Dirigida por Nicholas Ray.

País: Estados Unidos.

Producida por Robert Lord para Santana. Distribuida por Columbia Pictures.

Guion de Andrew Solt, adaptado por Edmund H. North a partir de la novela de Dorothy B. Hugues.

Fotografía por Burnett Guffey.

Música de George Antheil.

Montaje a cargo de Viola Lawrence.

Interpretada por Humphrey Bogart (Dixon Steel), Gloria Grahame (Laurel Gray), Frank Lovejoy (Brub Nicolai), Carl Benton Reid (Capitán Lochner), Art Smith (Mel Lippman), Jeff Donnell (Syvia Nicolai), Martha Stewart (Mildred Atkinson), Robert Warwick (Charlie Waterman) y Ruth Gillette (Martha).

Blanco y negro.

Duración: 94 min.

LOS DOLORIDOS TRAPECIOS DE UNA MECANÓGRAFA

Maravillosa película de Nicholas Ray, mezcla de cine negro e historia de amor, que dibuja de manera sobria, concisa, seca incluso, un Hollywood lejos de cualquier atractivo y glamur. Junto con *Cautivos del mal* (*The bad and the beautiful*, 1952) de Vincente Minnelli y *El crepúsculo de los dioses* (*Sunset Boulevard*, 1950) de Billy Wilder, compone una completa visión de los entresijos de la época dorada de la meca del cine.

Santana era la productora de la película, propiedad de Bogart desde 1949. Serían siete películas las que produciría hasta que la vendió en 1953, cinco de las cuales estuvieron protagonizadas por el propio Humphrey. Nicholas Ray, considerado por la crítica como uno de los últimos directores de estudio de Hollywood y a la vez pieza imprescindible para el nacimiento del cine independiente estadounidense, también dirigiría otra de las joyas de esta productora: *Llamad a cualquier puerta* (*Knock on any door*, 1949).

En un lugar solitario nos cuenta la historia de Dixon Steel (Humphrey Bogart), un guionista de cine en horas bajas que se convierte en el sospechoso número uno del asesinato de la joven Mildred Atkinson (Martha Stewart) con la que se le relaciona. Durante el proceso de investigación, Dix conoce a una hermosa mujer, Laurel Gray (Gloria Grahame), con la que comienza un romance que le proporciona la estabilidad necesaria para centrarse en su trabajo.

La película trata asuntos que todavía hoy siguen siendo muy sensibles, como la soledad y el maltrato físico y psíquico, y durante todo el metraje consigue mantener el equilibrio entre brutalidad y ternura.

Martha trata a la dolorida Laurel Gray

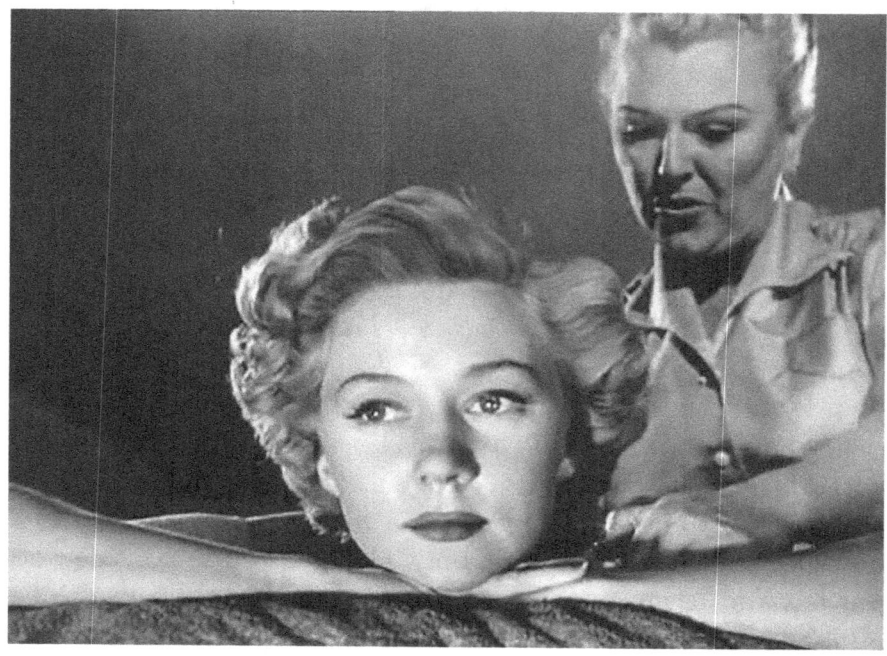

Amasamiento de los trapecios.

Avanzada la película, en el minuto 50:40, vemos a Laurel tumbada en prono sobre una camilla. Una mujer de complexión robusta realiza lo que parecen ser unas maniobras de fricción superficial y amasamiento sobre la zona del trapecio y el hombro izquierdo. La cámara, situada a una altura inferior a la superficie de la camilla, nos muestra un primer plano muy sensual de la cara y los hombros de Laurel y cómo cambia su rostro levemente desde la indiferencia, la satisfacción del tratamiento que está recibiendo y el dolor cuando Martha aprieta fuerte en el amasamiento. Esta, mientras tanto, habla a su paciente sin parar en tono inquisitivo y maternal (la llama «hijita»), advirtiendole que Dixon es un tipo peligroso y que debería buscarse otro novio rico, pues la obliga a pasar a limpio todo su trabajo, lo que hace que su jornada delante de la máquina de escribir sea muy larga y las horas de sueño muy cortas.

El plano siguiente nos muestra a Laurel tumbada en supino. Martha, situada en el lado derecho de la camilla, sostiene el miembro superior derecho de su clienta con una toma entre el codo y la cadera, de manera que tiene las dos manos libres para trabajar la zona del bíceps, tríceps y deltoides mediante deslizamientos superficiales.

La sesión de tratamiento termina abruptamente cuando la robusta masajista realiza unos comentarios muy mordaces que irritan a Laurel, cuya respuesta es levantarse de la camilla y salir de la habitación. Martha, airada, lanza furiosamente la sabanilla lejos de ella y pliega la camilla de manera brusca.

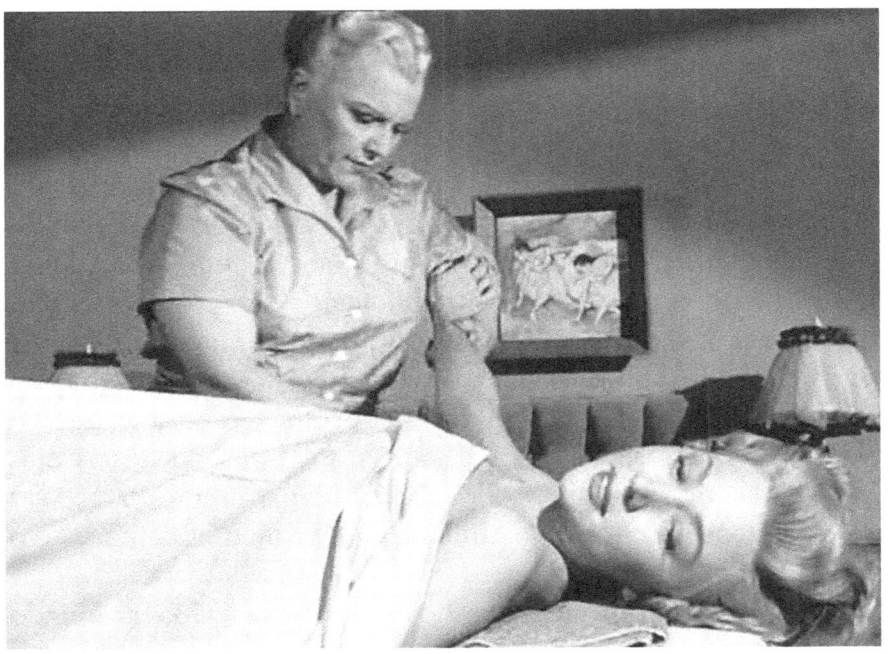

Martha relaja la musculatura del brazo.

La masajista Ruth Gillette

Ruth Gillette tenía cuarenta y cuatro años cuando interpretó a Martha en *En un lugar solitario*. Nacida en Chicago, comenzó su carrera como actriz en los escenarios de Broadway. Realizó su salto a la gran pantalla durante los años 30, en papeles de poco calado. *El gran Ziegfeld* (*The Great Ziegfeld*, 1936), biopic del productor teatral estadounidense Florenz Follies que brilla por la vistosa coreografía de los números musicales, es la película más destacada en la que participó. Se retiró del cine con *En un lugar solitario*, dedicándose desde entonces al teatro y la televisión hasta comienzos de los años 80, cuando hizo alguna breve incursión de nuevo en el cine.

Gloria Grahame: una estrella injustamente olvidada

Trascurría la segunda semana del rodaje de *En un lugar solitario* cuando Gloria Grahame y su segundo marido, a la sazón el director de la película, Nicholas Ray, se separaron. Ocultaron dicha separación al resto del equipo hasta que terminó el rodaje. La Columbia habilitó un camastro en el estudio donde se realizaba la filmación para que Nicholas se instalara allí, con la excusa de poder centrarse mejor en su trabajo. Según Vincent Curcio[4], biógrafo de Gloria Grahame, fue un incidente escandaloso lo que hizo que se terminara su relación. Tony, el hijo que tuvo Nicholas Ray con su primera esposa y que en esa época contaba con catorce años, estaba pasando unos días en la casa que su padre y Gloria tenían en Malibú. Parece ser que Nicholas descubrió a su mujer y su hijo en la cama y acto seguido se fue de casa.

La actriz había nacido en Los Ángeles en 1933. Terminado el instituto, trabajó en los escenarios de Broadway, donde fue fichada por el magnate de la Metro Louis B. Mayer. Gloria comenzó a destacar en el cine con un pequeño papel como pizpireta y coqueta tentación de James Stewart en *¡Qué bello es vivir!* (*It's a wonderful life*, 1946) de Frank Capra. Sería con

---

[4] Autor del libro *Suicide Blonde. The Life of Gloria Grahame.*

Encrucijada de odios (*Crossfire*, 1947), dirigida por Edward Dmytryck, cuando aprovechó su oportunidad, y el papel de cantante de un decadente bar le valdría su primera nominación a los Óscar como actriz secundaria.

Tras realizar *En un lugar solitario*, llegó la película que le supuso su primera y única estatuilla en la categoría de mejor interpretación femenina en papel secundario: *Cautivos del mal* (*The Bad and the Beautiful*, 1952) de Vincente Minelli. Dura competencia la de ese año, entre actrices como Jean Hagen (*Cantando bajo la lluvia*), Colette Marchand (*Moulin Rouge*), Terry Moore (*Vuelve, pequeña Sheba*) y Thelma Ritter (*Cuando el alma sufre*)[5].

Posteriormente realizó dos buenas interpretaciones en películas de cine negro a las órdenes de Fritz Lang. La primera, *Los sobornados* (*The Big Heat*, 1953), forjaría la imagen icónica de Grahame como mantenida de un gánster de poca monta. La cinta incluye una de las escenas más crueles de la historia del cine, cuando un odioso Lee Marvin arroja sobre el rostro de «su chica» un café hirviendo que le causa importantes quemaduras. En *Deseos humanos* (*Human Desire*, 1954), la segunda actuación a las órdenes de Lang, sugiere a su amante (Glen Ford) matar a su marido, el fornido y poco apuesto Broderick Crawford.

La mala relación con la prensa que siempre tuvo, su difícil carácter y, sobre todo, casarse con su hijastro Tony Ray en 1960, formarían un combo mortal que sepultaría su carrera. Durante los doce años que estuvo con Toni su trabajo en el cine fue anecdótico.

---

[5] Merece la pena ver el video de YouTube de 1:27minutos que nos muestra el momento de entrega de la estatuilla. Presenta la gala Bob Hope y es Edmund Gwenn quien descubre a la ganadora del premio. Gloria Grahame se levanta de su asiento al fondo de la sala, camina por el pasillo sujetándose la falda de vuelo con ambas manos, llega al escenario, recoge el galardón de manos de Gwenn y, sin detenerse, se despide con un lacónico «Thank you very much». Bob Hope la mira estupefacto y dice: «Acaba de triunfar».

Un cáncer de mama tratado en los 70 volvió a aparecer en 1980, pero esta vez rechazó el tratamiento pensando de manera fatal que lo superaría sola. No fue así y murió en octubre de 1981. La recordaremos por esos ojos con los parpados ligeramente caídos que siempre parecían mirar con lascivia, por el labio superior paralizado por la cirugía que le dio una vocecilla nasal y por la sensación que provocaba en el espectador de que algún personaje de la película iba a perder la cabeza por ella.

Reflexiones y curiosidades

El personaje que interpreta Humphrey Bogart en *Un lugar solitario* se parece mucho al Bogart real. Tenía un punto violento, era pendenciero y no rehuía nunca una buena bronca en un bar. El año que se rodó la película llevaba cinco años casado con su cuarta mujer, Lauren Bacall, y acababa de tener su primer hijo, lo que seguramente produjo un efecto balsámico para su mal carácter. Un año más tarde, en 1951, conseguiría su óscar interpretando a un borrachín capitán de barco en la película dirigida por su amigo John Huston, *La reina de África* (*The African Queen*). Bacall estuvo a punto de interpretar a Laurel Gray, pero su contrato con la Warner se lo impidió.

¿A qué hace referencia el título de la película? ¿Qué lugar solitario? ¿Será el refugio imaginario del escritor o el refugio del trastornado mentalmente que vive en un mundo distinto del resto de las personas?

Respecto al papel de Martha, realmente no conocemos su formación. Sí que sabemos que en todo momento su actitud es muy poco profesional; se inmiscuye en la vida privada de Laurel, criticándola, dándole consejos que no le ha pedido y tratándola de manera maternal. Las técnicas que utiliza son maniobras básicas de masoterapia: deslizamiento superficial y amasamiento. Se acercaría a lo que podríamos llamar «fisioterapeuta marcial». El modelo de este estereotipo sería una mujer de mediana edad, complexión fuerte, pelo corto o recogido, bata o pijama de trabajo impecablemente planchado, modales dictatoriales, voz grave, que sabe imponerse al paciente y al que considera un títere, el cual posiblemente sienta miedo, pero dejará que la profesional ejecute el tratamiento que tenía pensado. Espero, por el bien de los pacientes, que este estereotipo no exista.

Una escena similar a la de Martha trabajando la espalda de Laurel —idéntica posición de la cámara— la podemos ver también en la película de Hitchcock *La ventana indiscreta* (*Rear Window*, 1954). Thelma Ritter realiza unos enérgicos amasamientos y deslizamientos sobre la espalda y los hombros de un dolorido James Stewart, convaleciente de una fractura en su miembro inferior izquierdo.

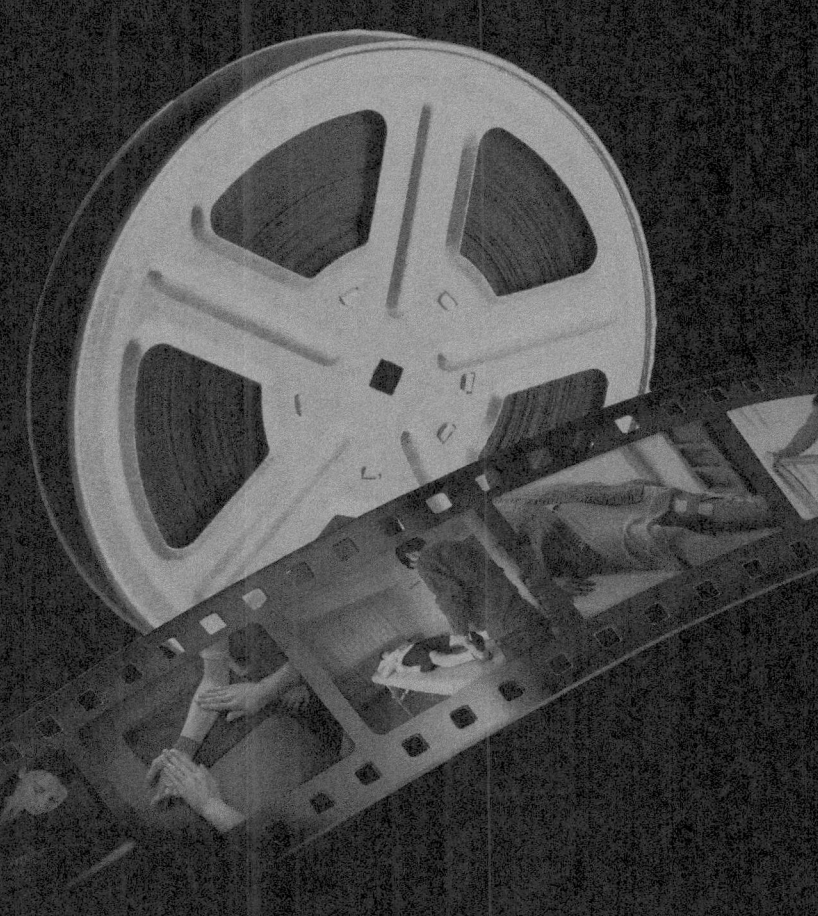

HOMBRES

HOMBRES
(1950)

FICHA TÉCNICA

Hombres (*The Men*, 1950).

Dirigida por Fred Zinnemann.

País: Estados Unidos.

Producida por Stanley Kramer.

Guion de Carl Foreman.

Música de Dimitri Tiomkin.

Fotografía de Robert De Grasse.

Interpretada por Marlon Brando (Ken), Teresa Wright (Ellen), Everett Sloane (Dr. Brock), Jack Webb (Norm) y Richard Erdman (Leon).

Blanco y negro.

Duración: 85 min.

REHABILITACIÓN EN SOLDADOS CON PARAPLEJÍA

El debut en la pantalla de un joven Marlon Brando fue apadrinado por el director austriaco Fred Zinnemann. Este cineasta es recordado por tres grandes películas que rodó después de *Hombres*: *Solo ante el peligro* (*High Noon*, 1952), *De aquí a la eternidad* (*From Here to Eternity*, 1953), con Óscar al mejor director, y *Un hombre para la eternidad* (*A Man for All Seasons*, 1966), con doblete incluido, Óscar al mejor director y a la mejor película.

Brando interpreta en *Hombres* a un soldado herido en la guerra de Corea[6] que sufre paraplejía. Ingresado en el hospital de veteranos de su ciudad natal, convivirá con otros soldados que también han perdido la movilidad de las piernas. Su novia Ellen (Teresa Wright) tratará de que Ken se abra a la vida y salga de la amargura en la que se encuentra inmerso.

La película comienza con la cámara a ras de tierra mostrando el avance en formación de un pelotón de soldados americanos. Caminan despacio sobre territorio hostil: una llanura polvorienta salpicada de resecos matorrales. En cabeza de la formación se encuentra Ken, pertrechado con casco y fusil de asalto. La música de redoble de tambor de Tiomkin avisa al espectador de que esos soldados están condenados por la guerra, como si caminaran hacia una probable ejecución. Ken es alcanzado en la espalda por el primer disparo enemigo y cae al suelo. Consciente en todo momento, tumbado en supino, sabe de la gravedad de su

---

[6] La guerra de Corea fue uno de los conflictos más sangrientos del siglo XX. Enfrentó, entre 1950 y 1953, a Corea del Sur con apoyo de Estados Unidos y a Corea del Norte, respaldada por la Unión Soviética y la República Popular China. Tres millones de civiles muertos para que ambos bloques se dieran por ganadores de la guerra. La película *MASH* (1970) de Robert Altman y su serie de TV posterior (1972-1983) se desarrollan en un hospital quirúrgico de campaña situado en plena zona de guerra.

lesión: no siente las piernas. Recordará más adelante que en esos momentos tenía miedo de morir, pero luego lo tendría de vivir.

Fisioterapia clásica

El proceso de rehabilitación de Ken y sus compañeros tiene lugar en el Birmingham Army Hospital de Van Nuys, Los Ángeles, California[7].

Depresión, rabia contenida y miedo al futuro dominan completamente su vida durante el primer tercio de la película. Poco a poco empezará a trabajar su cuerpo. En el minuto 35:00, una secuencia nos enseña la progresión de ejercicios gracias a la cual pasará de su apático encamamiento a una situación cercana a la independencia. Las imágenes fluyen sin diálogo alguno, con el único acompañamiento de la música de Tiomkin hasta su finalización en el minuto 37:45.

Está tumbado en la cama y otro paciente-compañero de la sala le incorpora el cabecero y consigue, con gran esfuerzo, flexionar el tronco y sentarse con las rodillas extendidas. La inmensa habitación se encuentra llena de pacientes tumbados o en silla de ruedas. El siguiente plano nos muestra a un sanitario sin identificar que ayuda a nuestro protagonista a realizar abdominales sobre la cama, cogiéndole de las manos y tirando para que incorpore el tronco. Conseguida la sedestación, el siguiente ejercicio consiste en la elevación simultánea de los miembros superiores hasta los noventa grados de flexión de ambos hombros,

---

[7] Hospital construido durante la Segunda Guerra Mundial ante la gran cantidad de soldados heridos en el conflicto. Llegaban al hospital en vagones de ferrocarril o largos convoyes de ambulancias que desembarcaban en Long Beach. Las secuelas de la guerra, en forma de miles de víctimas con amputaciones y veteranos parapléjicos, llegaron a las puertas de Hollywood. Muchas estrellas del celuloide ayudaron presencial o económicamente al mantenimiento del hospital que, en 1950, pocos meses después de rodarse *Hombres*, se convirtió en el Birmingham High School

seguida de extensión horizontal y flexión completa. La persona que le ayuda le sujeta las piernas y su imagen se aproxima a un monitor deportivo joven de fornida complexión vestido con ropa ligera y ajustada.

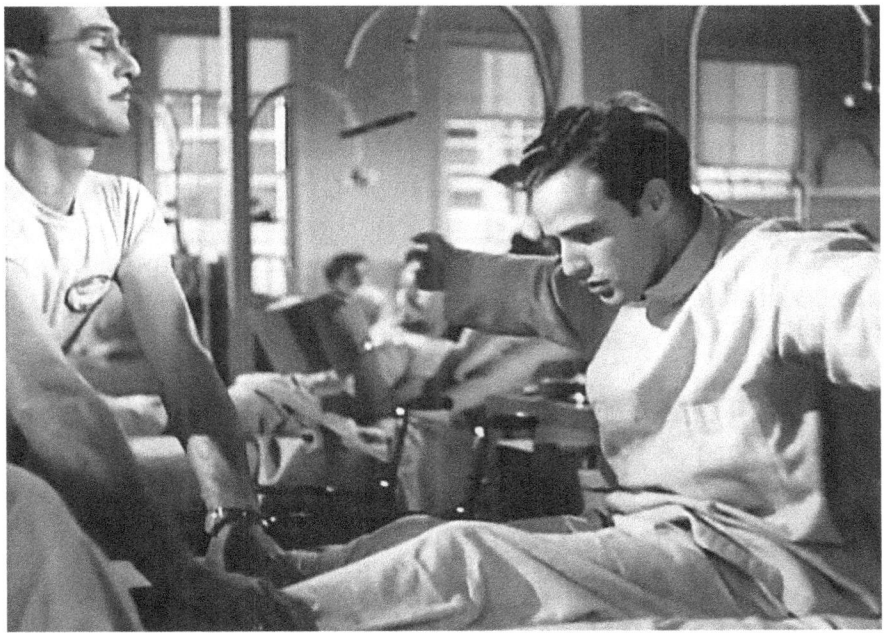

Los primeros ejercicios.

Continua Ken con su progresión de ejercicios supervisados, sosteniendo unas alteras de uno o dos kilos en cada mano y realizando en decúbito supino circunducción simultánea con ambas extremidades superiores. Manteniendo la misma postura, pasa a realizar *press* de banca[8]: sujeta una barra con pesas en los extremos con los codos estirados, para a continuación bajarla despacio hacia el pecho y finalmente devolverla a su posición inicial.

---

[8] El *press* de banca es un ejercicio muy utilizado por culturistas y como rutina en los gimnasios de musculación. Trabaja, entre otros, pectoral mayor, dorsal ancho, tríceps braquial y deltoides anterior.

Un nuevo plano, esta vez a ras de suelo, muestra cómo el protagonista realiza flexiones de brazos elevando el tronco, practica el volteo desde el decúbito supino al prono y pasa de sedestación en la cama a la silla de ruedas. A continuación, trabaja con los tensores clásicos de tres gomas. Presentan un asidero para la mano en cada extremo y el ejercicio consiste en separarlos a la altura del pecho y excéntricamente controlar el destensaje de las gomas hacia la posición de inicio.

Siguiendo con la progresión de ejercicios, el minuto 36:25 nos sitúa en la piscina de rehabilitación. Nuestro héroe de guerra, tumbado en una plataforma horizontal, es transportado hasta su inmersión en el agua. Dos sanitarios y un flotador alrededor del cuello le ayudan a mantenerse a flote.

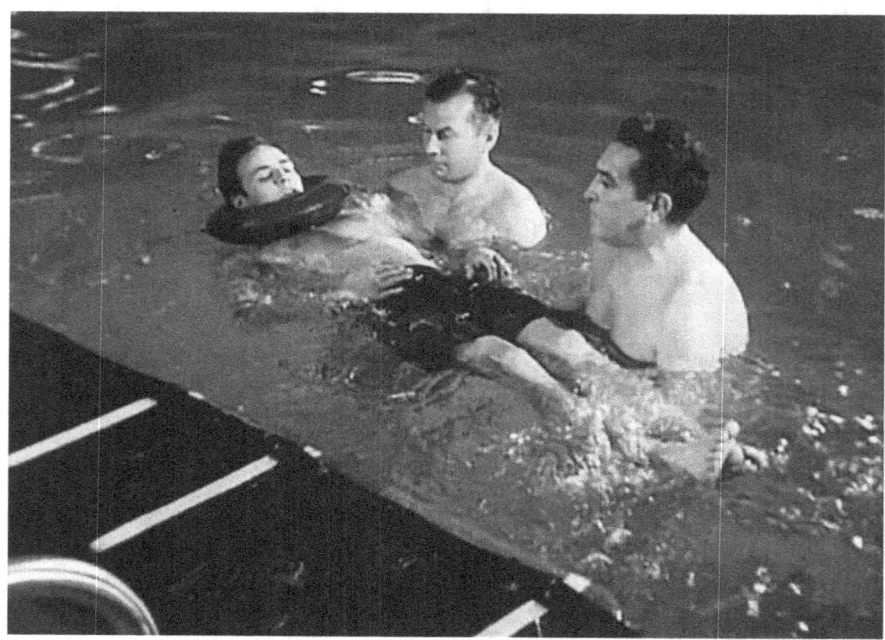

Ken trata de mantenerse flotando.

Fuera de la piscina y junto a un compañero, realiza en una camilla, en supino, un ejercicio desde noventa grados de flexión de hombro hacia la extensión, y flexión excéntrica hasta la posición inicial con sistema peso-cuerda-polea. Ambos, sentados en sus respectivas colchonetas, son entrenados en la recepción y el lanzamiento de un balón medicinal.

Otro nuevo plano para descubrirlo en supino con una altera en cada mano y realizando el gesto de *press* de banca. Tiene tintes cómicos, ya que su compañero porta unas alteras muy pesadas y realiza el ejercicio a gran velocidad; Ken lo hace muy despacio y le cuesta mucho esfuerzo; y una tercera persona sentada tranquilamente en su silla de ruedas, con un gran cigarro en la boca y un periódico sobre el regazo, sostiene con la mano derecha una altera muy pequeña para, a continuación, realizar un amago de ejercicio.

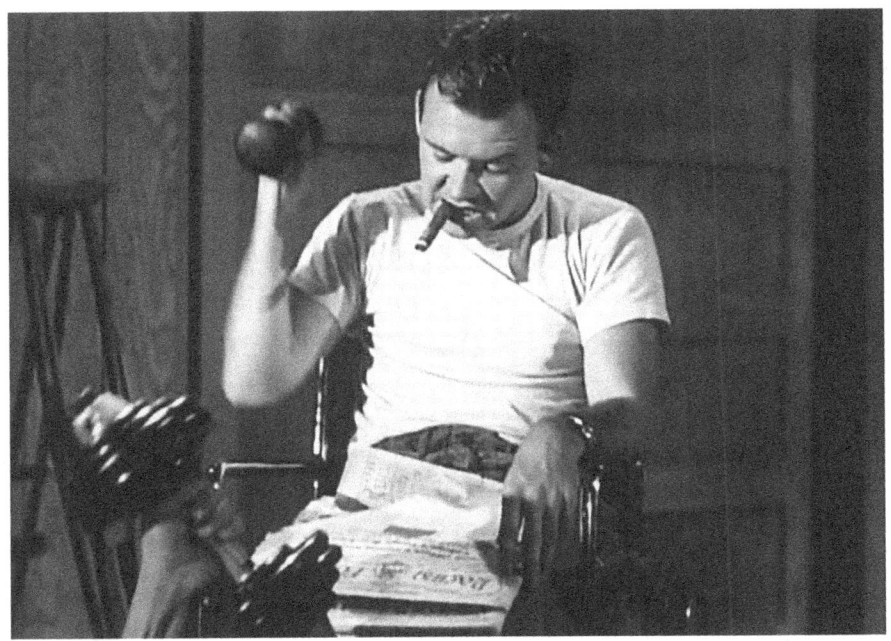

Un futuro atleta.

Los dos últimos planos de la secuencia recalcan la mejoría física que ha ido consiguiendo: gatea con éxito sobre una colchoneta y trepa por una soga colgada del techo.

El doctor Brock pasa consulta visitando a sus pacientes ingresados. Minuto 46:40. Se detiene junto a la cama de Ken para realizarle una exploración de la sensibilidad. Para ello dispone de un imperdible. Deberá discriminar si es la punta o la cabeza del imperdible lo que le toca la piel. En el pecho y el abdomen discrimina bien, mientras que en el muslo y la pierna no muestra ninguna reacción.

Llega un momento en el que consigue manejarse perfectamente con la silla de ruedas. La nueva secuencia que comienza en el minuto 59:30 nos lo muestra caminando con bitutores dentro de unas barras paralelas. El protagonista se va a casar con su novia y durante la ceremonia quiere mantenerse en bipedestación. Repite los mismos ejercicios que realizaba en las primeras sesiones de recuperación, pero con mucha más fuerza y velocidad: abdominales, peso-polea para hombros, ejercicios con mancuernas, *press* de banca, balón medicinal, flexiones en suelo y subir la soga hasta el final a gran velocidad. Vemos las actividades cada vez más complejas que realiza: se introduce y conduce un coche adaptado, juega un partido de baloncesto en silla de ruedas, otro de baloncesto con flotador en la piscina[9] y finalmente un ejercicio de equilibrio con bitutores, intentando permanecer estable en bipedestación como último preparativo para su boda.

Teresa Wright, la chica de al lado

Si durante muchos años se adjetivó a Sandra Bullock como el prototipo de vecina de al lado, no es menos cierto que durante los años 40 y 50 brilló una actriz en Hollywood a la que se encasilló en papeles de mujer hogareña y de buenos sentimientos. Se trata de la neoyorquina del Bronx Teresa Wright.

---

[9] Seguramente las primeras imágenes en la historia del cine de baloncesto en silla de ruedas y baloncesto en piscina.

Nació en 1918 y tras estudiar arte dramático actuó en Broadway con solo veinte años. Descubierta por el productor Samuel Goldwyn, comenzó una carrera llena de éxitos en el cine. Fue candidata a los Óscar en sus tres primeras películas. Debutó con el film de William Wyler, *La loba* (*The Little Foxes*, 1941), donde brilla Regina (Bette Davis), esa mala-malísima de cine que niega la medicina a su marido (Herbert Marshall) en pleno infarto de corazón. Wright se reservó el papel de hija adorable. Su siguiente candidatura como mejor actriz fue por interpretar a Eleanor, esposa del mítico jugador de beisbol Lou Gehring[10] en el biopic *El orgullo de los Yanquis* (*The Pride of the Yankees*, 1942), película que recibió diez nominaciones a los Óscar. Ese mismo año consiguió su estatuilla formando parte de una típica familia británica amenazada por la aviación nazi en la Segunda Guerra Mundial. Se trata de otra gran película de William Wyler, *La señora Miniver* (*Mrs. Miniver*, 1942), espacio para que se luzca la reina de la Metro en esos momentos, Greer Garson, que también sería premiada con un Óscar, en este caso en la categoría de mejor actriz principal.

Fue la sobrina de Joseph Cotten en *La sombra de una duda* (*Shadow Of a Doubt*, 1943) de sir Alfred Hitchcock, en la que idolatra a su excéntrico y aventurero tío, si bien esa admiración se irá transformando en sospecha de que pueda ser un asesino de viudas acaudaladas.

Como broche de su carrera, participó en la multipremiada *Los mejores años de nuestra vida* (*The Best Years of Our Lives*, 1946) dirigida también por William Wyler, una de las

---

[10] Jugador de beisbol de los New York Yankees entre 1923 y 1939. Famoso por ser uno de los mejores jugadores de este deporte de la historia y por ser diagnosticado de una enfermedad muy poco conocida en le época, la esclerois lateral amiotrófica o enfermedad de Lou Gehring, nombre que se le puso en su honor. Murió a los pocos meses de su diagnóstico sin cumplir los treinta y ocho años de edad. Fue Gary Cooper quien lo interpretó en la gran pantalla. Nominado al Óscar como mejor actor, fue superado por el torbellino llamado James Cagney, genial en *Yanqui Dandy* (*Yankee Doodle Dandy*, 1942).

primeras y mejores películas que abordaban la vuelta a casa de los soldados tras la Segunda Guerra Mundial y su difícil reinserción. En dicho film interpreta a Peggy, la ideal hija de Al y Mili (Myrna Loy y Fredric March), que se enamora de Fred, un veterano de guerra interpretado por Dana Andrews[11] y amigo de su padre. La película se llevaría siete Óscar, incluido el de mejor actor secundario para Harold Russell[12], veterano de la Segunda Guerra Mundial en la vida real, que perdió ambas manos cuando estalló una carga de TNT que sostenía, debido a un detonador defectuoso.

Teresa Wright siempre fue una mujer de fuerte personalidad. Impuso en las cláusulas de sus contratos que no se difundirían rumores falsos sobre ella para promocionarla, ni se prestaría a posar en traje de baño. Intentó, una vez conseguida la fama, desembarazarse de su papel de estrella para trabajar con productores que la trataran con respeto, aunque le pagaran menos. Lo consiguió en parte, pero se cansó de ser encasillada en el papel de mujer bondadosa y se retiró del cine en 1959. Solo volvió por Francis Ford Coppola, que la contrató para su película *Legítima defensa* (*The Rainmaker*, 1997). Murió en 2005, a los ochenta y seis años, tras un infarto de miocardio.

Reflexiones y curiosidades

Lo que realizan el protagonista de la película y el resto de sus compañeros son en parte ejercicios de calistenia y en parte

---

[11] Debía tener no más de doce o trece años cuando descubrí que Dana Andrews no era la actriz que me había imaginado, sino que era un hombre. Tal vez había oído su nombre en algún programa de radio o en alguna tertulia de televisión y daba por hecho que Dana era un nombre de mujer. Descubrí la verdad con *Laura* (1944) de Otto Preminger, donde interpreta a un enamoradizo detective.

[12] Único actor en recibir dos Óscar por el mismo papel: al mejor actor de reparto y otro honorífico por su labor a favor de los soldados veteranos.

tonificación con pesas. Aparecen brevemente algunos profesionales que marcan la pauta de las sesiones, sin que sepamos a qué categoría laboral pertenecen.

Hombres no es la primera película que trata la dura adaptación de los veteranos de guerra a la vida civil tras la contienda. Ya hemos visto cómo el asunto ya había sido tratado en *Los mejores años de nuestra vida*. La diferencia es que en *Hombres* se aborda el tema de manera más pedagógica, poniendo el foco de atención en el regreso de los soldados heridos de gravedad, muchos de los cuales tienen que pasar una larga temporada en hospitales antes de afrontar la reinserción social desde su discapacidad física.

Marlon Brando llegó a Hollywood procedente de Broadway, donde había conseguido excelentes críticas en su papel de Stanley Kowalsky en *Un tranvía llamado deseo*. Para preparar su papel en *Hombres*, pasó alrededor de un mes en el hospital en el que se rodaría la película, familiarizándose con el uso de la silla de ruedas, la rutina de ejercicios, el trabajo con los bitutores y la convivencia con pacientes parapléjicos. Cuarenta y nueve de estos pacientes aparecen en el film de Zinnemann.

Me he referido a Harold Russell al comentar *Los mejores años de nuestra vida*. Meses antes de trabajar en dicha película, había protagonizado un cortometraje de propaganda del ejército americano, *Diary of a Sargeant* (1945), donde se sigue todo el proceso de recuperación de su accidente, desde la cirugía, el tratamiento de los muñones, la fabricación a medida de las prótesis que se adaptarán a sus antebrazos y el manejo de los ganchos. Constituye en sí mismo un catálogo de terapia ocupacional, ya que lo vemos practicar actividades de la vida diaria como encender un cigarro, atarse los botones de un chaleco, vestirse, encender una bombilla…

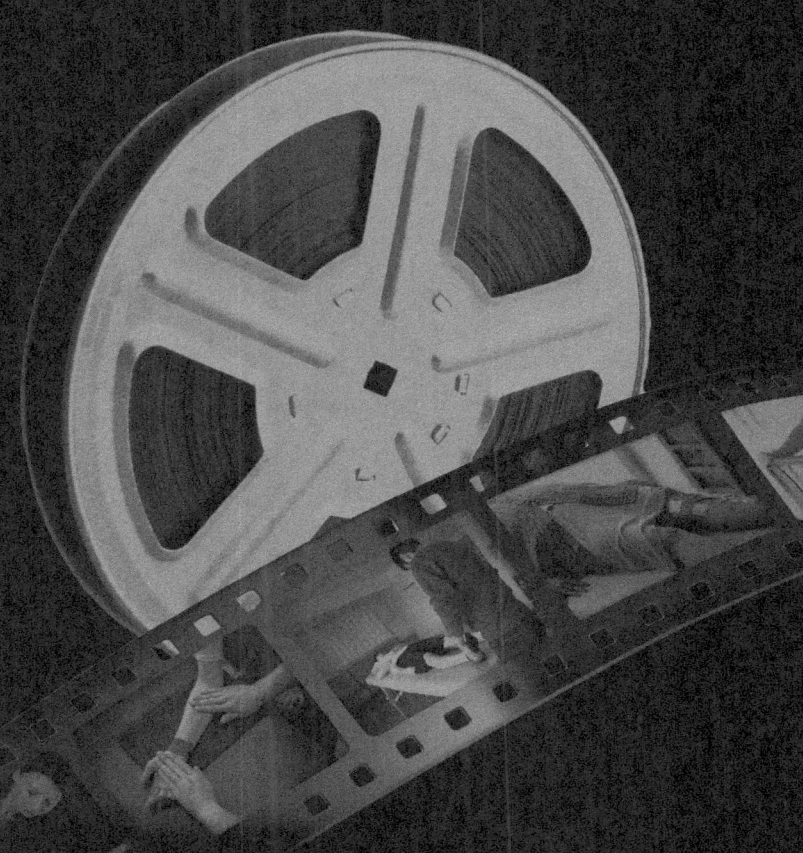

ESCRITO BAJO EL SOL

ESCRITO BAJO EL SOL (1957)

FICHA TÉCNICA

Escrito bajo el sol (*The Wings of Eagles*, 1957).

Dirigida por John Ford.

País: Estados Unidos.

Producida por James E. Newcom y Charles Schnee. Distribuida por Metro-Goldwyn-Mayer.

Guion de Frank Fenton y William Wister Haines sobre la vida y escritos del comandante Frank W. Wead.

Música de Jeff Alexander.

Fotografía de Paul Vogel.

Montaje a cargo de Gene Ruggiero.

Interpretada por John Wayne (Frank W. Wead), Maureen O'Hara (Minnie Wead), Dan Dailey (Jughead Carson), Ward Bond (John Dodge), Ken Curtis (John Dale Price), Kenneth Tobey (Capitan Hazard) y Tige Andrews (Pincus).

Color.

Duración: 109 min.

DURO PROCESO DE RECUPERACIÓN DE UNA TETRAPARESIA

Basada en la vida de Frank W. «Spig» Wead (John Wayne), amigo personal del director. John Ford formaba parte, junto a Raoul Walsh y Fritz Lang, del trío de grandes directores con parche en un ojo[13]. Ganador de cuatro premios Óscar al mejor director, es uno de los grandes genios de la historia del cine, no solo por su larga carrera de más de ciento cuarenta películas, con obras maestras indiscutibles como son *¡Qué verde era mi valle!* (*How Green Was my Valley*, 1941), *El hombre tranquilo* (*The Quiet Man*, 1952), *Centauros del desierto* (*The Searchers*, 1956), *El hombre que mató a Liberty Balance* (*The Man Who Shot Liberty Balance*, 1962) y *Siete mujeres* (*Seven Women*, 1965), sino también por haber influido en grandes cineastas posteriores como Orson Welles e Ingmar Bergman.

Escrito bajo el sol aborda todos los temas recurrentes en la filmografía de Ford, como es el sentido del deber por encima de todo, la camaradería entre amigos, la familia, las peleas de hombres, las borracheras y la superación personal frente a la adversidad.

Cuenta la historia de este pionero de la aviación militar de los Estados Unidos al que un accidente doméstico deja parapléjico, y cómo logra reconducir su vida como escritor de obras de teatro y guiones cinematográficos. Importante papel el de su mujer Min (Maureen O'Hara) y el de las dos hijas de su matrimonio, que sufren las idas y venidas de nuestro «héroe», cuando antepone a su familia la carrera militar y el deber hacia la patria.

---

[13] Llevó el parche los últimos años de vida y no se sabe realmente la razón, ya que unas veces lo llevaba en el ojo izquierdo y otras en el derecho. Otros tres directores importantes de la industria de Hollywood que durante una parte de sus vidas llevaron parche son André de Toth, Nicholas Ray y Sam Fuller.

Un peculiar «fisioterapeuta»

Frank Wead se encuentra en casa descansando. Es de noche y oye llorar a una de sus hijas. Al bajar las escaleras, se apoya en la barandilla de madera y esta cede. Cae peldaños abajo y se fractura la 5.ª vértebra cervical, lo que le provoca una parálisis de las cuatro extremidades. Operado inmediatamente en el hospital naval de San Diego, consigue salvar su vida.

Transcurre el minuto 51:40 del film y se encuentra tumbado en prono en su habitación del hospital, la espalda desnuda con un apósito sobre zona cervicodorsal, la cabeza en posición neutra, descansando la frente en un soporte y las extremidades inferiores suspendidas en una hamaca de tela que abarca hasta los tobillos con los dedos de los pies hacia abajo. Le acompaña en la habitación un compañero de la marina —un tanto alocado— que le va a ayudar en su proceso de rehabilitación. Jughead Carson o Cabeza de Chorlito (Dan Dailey) —así le llama Frank Wead— acude en ayuda de su amigo y compañero de peleas y borracheras, ataviado con un ukelele, un espejo y una botellita de güisqui. El espejo lo coloca en el suelo, orientado de forma que su amigo pueda verse los dedos de los pies; el güisqui lo esconde para cuando lo pueda «necesitar»; y utilizará el ukelele como medio de motivación. «I'm gonna move that toe»[14], repite Carson una y otra vez en voz alta a modo de mantra, acompañado de su instrumento de cuerda hawaiano y de la voz de su paciente, al que consigue enredar con su vitalidad y verborrea.

Han pasado ocho meses desde la operación. Minuto 58:30. La misma habitación del hospital y el protagonista en decúbito prono y mirando por la ventana. Una enfermera le pone un cigarrillo en la boca para que dé una calada (no solo no hay restricciones para fumar, sino que es frecuente entre los pacientes y el personal del hospital). Entra Carson como un

---

[14] En la versión doblada al castellano, la frase se traduce como «tengo que mover ese dedo».

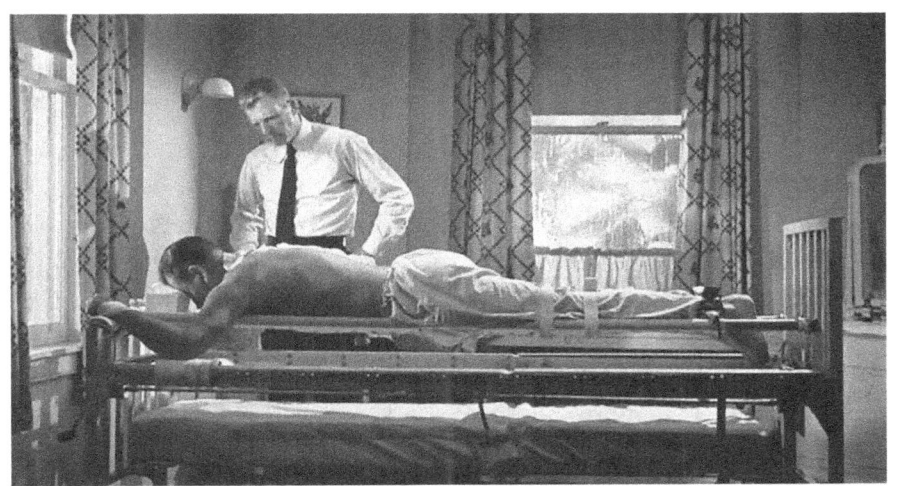

Frank descansa después de la cirugía de columna.

huracán, descubre el libro que ha estado leyendo Wead y le incita a escribir, ya que, en su opinión, solo es necesario saber mentir, y su amigo es el mayor embustero que ha conocido. La escena continúa y Carson saca el cheque del ejército para que lo firme. Plano de la mano derecha sujetando el bolígrafo y completando lentamente su firma sobre el papel.

Un nuevo plano con Cabeza de Chorlito fumando un puro y el ukelele entre las manos. Comienza otra sesión de trabajo explicando a Wead que tiene que concentrarse y utilizar el cerebro como un generador que aplicará su fuerza motriz a lo largo del cuerpo para que los nervios accionen los músculos del pie. La cámara no muestra el efecto de la estimulación, pero vemos a Carson que estalla de alegría al percibir un pequeño movimiento en uno de los pies.

Cambio de escenario. Nos encontramos en el servicio de hidroterapia. Vemos un tanque clásico de Hubbard en acero inoxidable, provisto de dos turbinas y de una camilla de metal —colocada en ligero declive— sobre la que Wead está tumbado en supino. Está sumergido en el agua de cintura para abajo y dos sanitarios, situados en los huecos del contorno del tanque, realizan sobre los miembros inferiores del paciente alguna maniobra subacuática que no podemos ver por el burbujeo del agua.

La escena que comienza en el minuto 62:23 muestra al futuro escritor ligeramente incorporado en la cama de su habitación. Los dos médicos y las dos enfermeras que le atienden habitualmente le examinan la movilidad de las extremidades inferiores. Levanta —no sin esfuerzo— el miembro inferior izquierdo con la rodilla en extensión y luego hace lo mismo con el derecho. Su jefe médico dice creer ahora en los milagros. Carson aparece de la nada, trayendo una silla de ruedas con la que lo saca al exterior del pabellón.

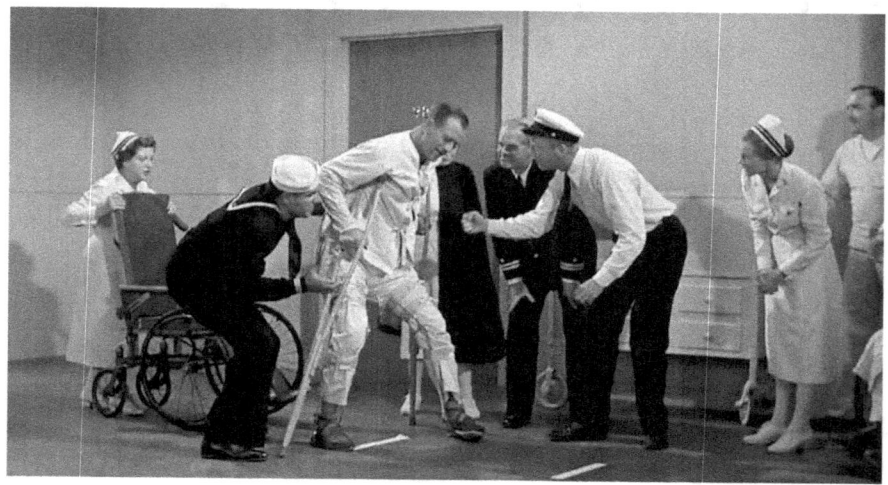

Unos pocos pasos son una gran victoria.

La acción transcurre en uno de los pasillos del hospital. Wead sentado en su silla de ruedas con los bitutores colocados y las muletas axilares en la mano. Carson y Pincus —otro jovial compañero de armas— le ayudan a levantarse y colocan un esparadrapo como señal en el suelo. Deberá caminar hasta superar la marca, con el aficionado al ukelele de nuevo erigido en «director de orquesta» y repitiendo en voz alta la consigna de levantar el pie y después apoyarlo en el suelo. Lo consigue, arrastrando la punta y el borde externo de los pies, hasta llegar a la siguiente marca colocada un metro más adelante. La escena termina con los presentes —cuatro enfermeras, dos médicos, cuatro pacientes, Carson y Pincus—, y nuestro protagonista sentándose en la silla de ruedas con ayuda de Cabeza de Chorlito.

Las últimas imágenes de interés para la fisioterapia nos dan información de cómo camina Wead. Minuto 70:10. Vestido de paisano, se encuentra en bipedestación apoyado en dos bastones clásicos de madera con mango en C, esperando pasar al despacho de un director de cine con el que va a trabajar como guionista. El director es John Dodge (Ward Bond), ataviado con pipa y gafas de sol, como *alter ego* de John Ford. Wead se mueve con una marcha robótica, adelantando bastón y miembro inferior del mismo lado simultáneamente; con los miembros superiores, en todo momento, pegados al tronco.

John Wayne, más que un actor

Nacido en 1907 y bautizado como Marion Mitchell Morrison, este americano de pura cepa representó como nadie los valores tradicionales de su país. Una beca de fútbol americano le llevó a California, donde pronto empezaría a realizar películas de bajo presupuesto, muchas de ellas seriales del oeste. Tras trece años de carrera, John Ford le dio la oportunidad de protagonizar *La diligencia* (*Stagecoach*, 1939)[15]. Trabajarían juntos en diecinueve películas, algunas verdaderas joyas del séptimo arte.

Actor que transmitía como nadie fuerza y poder, supo interpretar en numerosos wésterns y películas bélicas a personajes íntegros y amantes de la justicia. Ultraconservador y anticomunista acérrimo, se destacó en la «caza de brujas» del senador McCarthy[16] apoyando la lista negra elaborada por el

---

[15] Los productores querían a Gary Cooper de protagonista.
[16] Joseph Raymond McCarthy (1908-1957) fue político y senador de los Estados Unidos, famoso por su persecución del comunismo y por aplicar la presunción de culpabilidad ante cualquier denuncia, infundada o no, de simpatizar

Comité de Actividades Antiamericanas. Fue tanta su fama de perseguidor del comunismo que el líder soviético Stalin y el chino Mao Zedong pusieron precio a su cabeza.

Recibió la nominación a los Premios Óscar en dos ocasiones en la categoría de actor principal: *Arenas sangrientas* (*Sands of Iwo Jima*, 1949) y *Valor de ley* (*True grift*, 1969). Por esta última consiguió el premio interpretando a un amargado *marshall* (Rooster Cogburn), tuerto y adicto a la botella, que es contratado por una joven muy despierta para que capture al forajido que mató a su padre. Campos abiertos, güisqui, compañeros de armas, enfrentamientos, serpientes y mucho humor son la base de esta cinta, que tendría una continuación con Rooster como nexo seis años más tarde, teniendo en esta ocasión como réplica a Katherine Hepburn (*El rifle y la biblia*, 1975).

Su primera película como director, *El Álamo* (1960), fue aspirante a siete galardones en los Óscar, entre ellos el de mejor película. Lo tenía muy difícil ese año, ya que competía con *El apartamento* (*The Apartment*, 1960) de Billy Wilder, que finalmente se llevaría el premio.

Su última película es un testamento cinematográfico. Se trata de *El último pistolero* (*The Shootist*, 1976), donde encarna a un viejo hombre de frontera que sabe que le queda poco tiempo de vida por el cáncer que padece, pero decide enfrentarse a tres malvados pistoleros en un duelo desigual. John Wayne moriría poco después de terminar la película. El epitafio en castellano escrito en su tumba «Feo, fuerte y formal» es un homenaje a sus tres esposas de origen latino.

Escrito bajo el sol supone una oportunidad casi única de ver a un John Wayne muy vulnerable; renunció incluso a llevar el mítico bisoñé que utilizaba en sus películas para tapar la calva de su coronilla. En una emotiva escena de la película,

---

con movimientos izquierdistas. Desarrolló su labor entre 1950 y 1956, en plena guerra fría, con la paranoia generalizada de la población estadounidense hacia el «demonio» del comunismo.

Frank Wead, terminado su proceso de rehabilitación, visita por sorpresa a su esposa Minnie. Se sienta en un sillón y Minnie, muy despacio, sin articular palabra y con la música como único acompañamiento, se acerca a Wead y le acaricia suavemente la cabeza, besándole cariñosamente la incipiente calva, mostrándonos en imágenes lo irremediable del paso del tiempo.

Con Maureen O'Hara aparecería en otras cuatro películas: *Rio Grande* (1950), *El hombre tranquilo* (1952), *El gran McLintock* (*McLintock*, 1963) y *El gran Jack* (*Big Jake*, 1971). *El hombre tranquilo* es la mejor de todas y narra la historia de amor entre Sean Thornton —un boxeador retirado— y Mary Kate Danaher —una joven ama de casa—, en un pequeño pueblo de la Irlanda utópica *fordiana*. La química entre ellos es explosiva y se manifiesta en dos escenas de amor que sobrecogen por su belleza. En la primera, Mary Kate está limpiando la casa de Sean, cuando este entra, ella intenta salir y Sean la coge bruscamente del brazo, la estrecha contra su cuerpo y se besan con pasión. La segunda escena se desarrolla en el campo con los protagonistas dando un paseo. Un gran aguacero tormentoso les sorprende. Refugiados en la capilla de un cementerio, la lluvia los empapa, adhiriéndose la ropa de ambos a la piel. Se besan y abrazan, mientras lluvia, viento y relámpagos los acompañan.

Dan Dailey es un tipo elegante

Hombre elegante, de movimientos suaves y fluidos a pesar de superar el metro ochenta de estatura, participó en cincuenta y dos películas y es conocido por su faceta de bailarín; la respuesta actoral de la 20th Century Fox en la década de 1940 a Gene Kelly y Fred Astaire.

Nació en Nueva York en 1915 y debutó en Broadway apenas cumplidos los veinte años. Contratado por la MGM, comenzó su carrera de actor de cine interpretando a un nazi en *La hora fatal* (*The Mortal Storm*, 1940).

El ejército lo llamó a filas para luchar en la Segunda Guerra Mundial, tras la cual volvió a Hollywood para rodar musicales. Con *Siempre en tus brazos* (*Mother Wore Tights*, 1947) formó pareja con Betty Grable, fórmula que repetiría en varias comedias musicales, pero sin llegar a superar el éxito de esta película.

Su papel en *When My Baby Smiles at Me* (1948) le valió una nominación al Óscar al mejor actor, premio que ese año se llevó Laurence Oivier por *Hamlet*. En 1952 interpretó a la estrella de béisbol Dizzy Dean en *The Pride of St. Louis* (1952).

Buen papel en *Luces de candilejas* (*There's No Business Like Show Businnes*, 1954), —no confundir con *Candilejas* (*Limelight*, 1952) de Chaplin—, trabajando con Donald O'Connor, cuya mujer pidió el divorcio en esas fechas para casarse posteriormente con Dailey.

Siempre hace buen tiempo (*It's Always Fair Weather*, 1955), codirigida por Gene Kelly y Stanley Donen, fue de los últimos musicales de gran presupuesto que tuvo éxito. Con la pérdida de público de las películas musicales a finales de la década de 1950, su carrera se resintió y comenzó a trabajar en grandes salas de cabaré de los Estados Unidos. Compaginó la televisión con el teatro hasta su muerte en 1978. Lo recordaremos siempre como un grande del musical americano.

Reflexiones y curiosidades

El papel de Carson como motivador para la evolución favorable de Wead es fundamental. Utiliza como arma terapéutica la palabra. Ese arma es tradicionalmente patrimonio de los psicólogos, pero no exclusivo de ellos. ¿Qué sería de nuestro trabajo si no utilizáramos nuestra voz como complemento a las técnicas físicas que aplicamos en los pacientes?

El centro médico naval de San Diego, actualmente conocido como Hospital Naval Bob Wilson, es un hospital tecnológicamente puntero de la armada estadounidense. Durante la Segunda Guerra Mundial, debido al gran número de heridos provenientes de las operaciones de guerra en el Pacífico, amplió sus instalaciones y llegó a acoger simultáneamente a 12 000 soldados a finales de 1944. La guerra de Vietnam lo coronó como el hospital militar más grande del mundo.

El tanque de Hubbard o tanque de remolino es un accesorio de hidroterapia de alto coste de adquisición y mantenimiento, por lo que no son muchos los hospitales o las clínicas de fisioterapia que incluyen en sus tratamientos este dispositivo.

Hemos comentado que *¡Qué verde era mi valle!* es una de las grandes películas de John Ford, pero además tiene una escena importante relacionada con la fisioterapia. Narra la vida de una familia de mineros del carbón en la Gales de finales del siglo XIX. El menor de la familia y narrador de la historia, Huw, sufre un accidente al caer en una laguna helada. Vivirá encamado durante varios meses sin poder hacer uso de sus extremidades inferiores. La primavera llega y el sacerdote de la localidad y buen amigo de la familia lo traslada a la espalda, ladera arriba, hasta un campo de narcisos con vistas al valle. Se para y deposita al niño de pie en el suelo, se aleja y le dice que ande, que si se esfuerza lo conseguirá. Y este camina unos pasos como por arte de magia. Sobre el minuto 54:28 se desarrolla la escena importante para la fisioterapia. Encima de la mesa de la cocina, el joven Huw Morgan[17] se encuentra tumbado en prono, desnudo y con una toalla ocultando las nalgas y los muslos. Agarra con ambas manos un pequeño taburete, que puesto en horizontal le sirve de reposacabezas. Sus tres hermanos varones, de manera simultánea, se afanan en realizar sobre el niño distintas técnicas de fisioterapia. Uno de ellos le realiza un amasamiento en la musculatura dorsolumbar; otro

---

[17] El papel de Huw Morgan es interpretado por Roddy McDowall (1928-1998), actor británico que, en 1968, de la mano del director Franklin J. Schaffner, se convirtió en Cornelius, el mono más «mono» de *El planeta de los simios* (*Planet of the Apes*, 1968).

moviliza pasivamente a la flexión máxima la rodilla izquierda; y el tercero le aplica con la rodilla en flexión de noventa grados un enérgico masaje en los gastrocnemios de la pierna derecha. Toda la escena se desarrolla en clave de comedia, con uno de los hermanos fumando en pipa, los otros dos con una jarra de cerveza en la mano, el padre observando sentado y con los pies metidos en un barreño de agua y la hermana riéndose del niño y dándole un azote cariñoso en las nalgas, lo que provoca la hilaridad de todo el grupo.

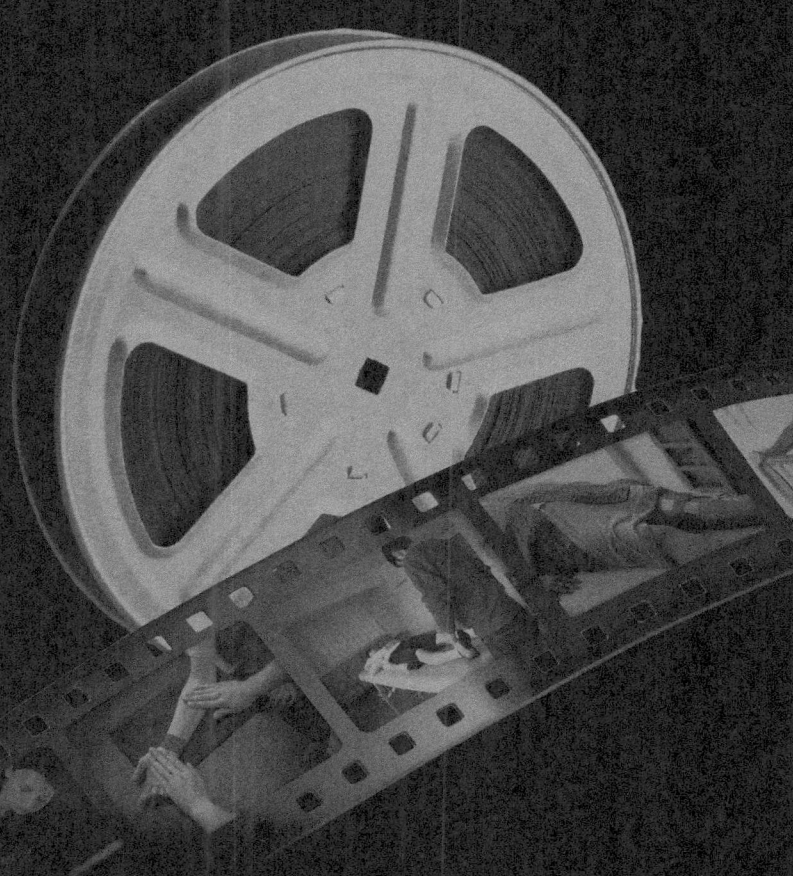

OPERACIÓN TRUENO

OPERACIÓN TRUENO (1965)

FICHA TÉCNICA

Operación Trueno (***Thunderball***, 1965).

Dirigida por Terence Young.

País: Gran Bretaña.

Producida por Kevin McClory, Albert R. Broccoli y Harry Saltzman, para Danjaq y Eon Productions. Distribuida por United Artists.

Guion de Richard Maibaum y John Hopkins sobre la novela *Thunderball* de Ian Fleming, basada en una idea de Kevin McClory, Jack Whittingham y Iam Fleming.

Música de John Barry.

Fotografía de Ted Moore.

Montaje a cargo de Ernest Hosler.

Interpretada por Sean Connery (Jame Bond), Adolfo Celi (Emilio Largo), Claudine Auger (Domino Vitali), Luciana Paluzzi (Fiona Volpe), Bernard Lee (M), Martine Beswick (Paula Caplan) y Molly Peters (fisioterapeuta Patricia Fearing).

Color.

Duración: 129 min.

TRATAMIENTO ESPECIAL PARA JAMES BOND

Operación Trueno es el cuarto film de la saga dedicada al agente secreto 007 y también el cuarto de Sean Connery interpretando al personaje salido de la pluma de Ian Fleming. Terence Young repite en la silla de director, como ya hizo en las dos primeras, *Agente 007 contra el Dr. No* (*Dr. No*, 1962) y *Desde Rusia con amor* (*From Russia with Love*, 1963).

Thunderball es la novena novela de James Bond escrita por su creador e iba a ser la primera película en rodarse, pero los productores se decantaron por *Agente 007 contra el Dr. No*, debido a las disputas legales del escritor con Kevin McClory y Jack Whittingham. Fleming, de manera unilateral, decidió convertir el guion cinematográfico redactado junto a McClory y Whittingham en una novela y así poder cobrar los derechos de autor sin permiso de los otros dos guionistas. Lío legal que no impidió que el largometraje fuera un éxito de taquilla y llegara a tener un *remake* no oficial en 1983[18].

James Bond se recupera en una clínica de las lesiones de su última misión. Allí le informan que SPECTRE[19] tiene en su poder dos cabezas nucleares que lanzará sobre alguna ciudad muy poblada, a menos que se le pague una considerable cantidad de dinero. La película transcurre entre escenas submarinas en Las Bahamas y los devaneos amorosos de 007.

---

[18] *Nunca digas nunca jamás* (*Never Say Never Again*, 1983), dirigida por Irvin Kershner, hace referencia en su título a la frase atribuida a Sean Connery. Se dice que, tras terminar el rodaje de *Diamantes para la eternidad* (*Diamonds Are Forever*, 1971), acabó tan harto del personaje (seis veces lo había interpretado hasta esa fecha) que dijo que «nunca más» volvería a dar vida al agente 007. Parece que se tragó sus palabras.

[19] SPECTRE (Special Executive for Counter-Intelligence, Terrorism, Revenge and Extorsion).

Fisioterapia a 007

La película comienza de manera accidentada para Bond, que resuelve la misión, pero se lleva unas buenas magulladuras. Será enviado a una clínica de salud para recuperarse de sus dolencias. Fuera de la ficción la clínica es la Shrubland Health Club. Se trata de una casa de campo inglesa que data de 1770 y que fue utilizada durante la segunda mitad del siglo xx como sanatorio. Se encuentra en Suffolk, Inglaterra, y en la actualidad está cerrada, tras ser reconvertida en hotel-spa.

Una de las fisioterapeutas de la clínica es Patricia Fearing, papel interpretado por Molly Peters. Transcurre el minuto 14:10 y la atractiva terapeuta está explorando en una consulta de la clínica las magulladuras que presenta Bond en el tronco. James, fiel a su fama, intenta besarla. Ella se resiste y le propone un tratamiento que le mantendrá las manos quietas. Descorre unas cortinas y vemos un primer plano de una camilla eléctrica de tres secciones con cinchas. La fisioterapeuta la presenta como una mesa de tracción para la columna dorsal y comenta que algunos pacientes la llaman «el potro».

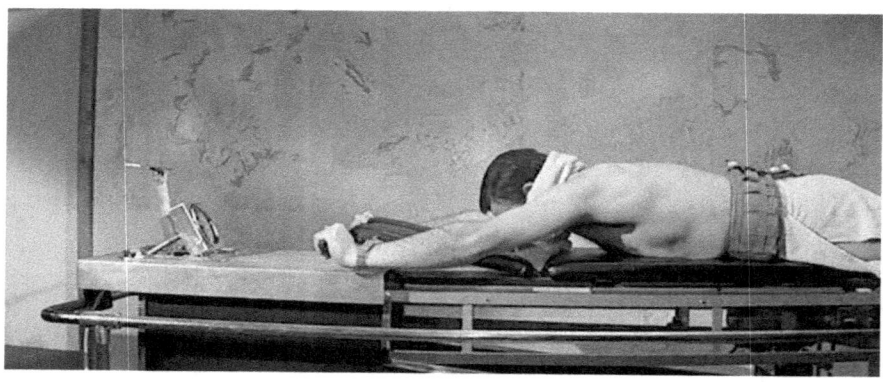

James en la mesa de tracción.

James Bond, sentado encima de la mesa de tracción, se hace el gracioso e imita a un motorista. Patricia pone orden y le dice que se ponga boca abajo para poder atar una cincha ceñida a la pelvis y provista de una cuerda dirigida hacia caudal. Le cierra alrededor de las muñecas otras dos correas para que pueda agarrar un asidero con cada mano, manteniendo sus hombros en flexión de ciento ochenta grados. Acciona finalmente una palanca y comienza la tracción intermitente a una velocidad lenta, manteniendo como punto fijo las manos y muñecas cinchadas y, como punto móvil, el estiramiento hacia caudal de la sujeción pélvica.

La fisioterapeuta abandona la sala de tracción y el siguiente plano nos muestra una misteriosa mano enguantada que mueve a la posición máxima la palanca que gradúa la intensidad de tracción. Bond grita de dolor. La escena dura unos enloquecidos segundos, a cámara rápida y con efectos de sonido estridentes que intentan transmitir la gravedad de la situación. Patricia vuelve, apaga rápidamente la tracción y le pide disculpas a 007. Nuestro agente secreto se recupera milagrosamente, se incorpora y quiere cobrarse «en carne» el mal rato que ha pasado. Entran los dos en la cabina del baño turco y vemos a través del cristal la silueta desnuda de la fémina, difuminada por el vapor de agua, tras haber sido ayudada a despojarse de la bata[20].

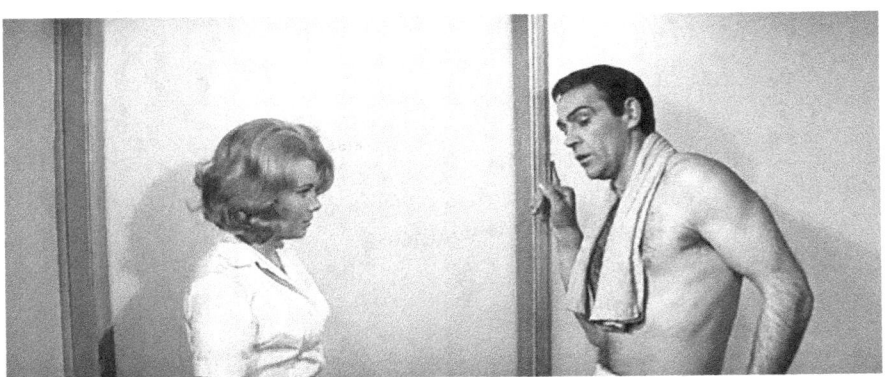

Patricia es persuadida para tomar un baño turco.

---

[20] Varias escenas «subidas de tono» fueron eliminadas del montaje final, a petición del Consejo Británico de Clasificación de Películas.

Don Erre que erre, siguiendo en su labor investigadora, volverá a entrar en la sala de tracción en el minuto 23:26. La puerta tiene rotulado: Osteopathic Traction and Turkish Bath. En la mesa de tracción encontrará un cadáver con la cara vendada, pero, como diría Moustache en *Irma la dulce* (*Irma la Douce*, 1963) de Billy Wilder, «eso es otra historia».

Molly Peters, chica Bond

Actriz británica nacida en 1942, Peters trabajó al comienzo de su carrera profesional como modelo, especialmente para revistas destinadas al segmento masculino. Fue descubierta para el cine por el director Terence Young, que le ofreció el papel de atractiva fisioterapeuta en *Operación Trueno*. Tiene el dudoso honor de ser la primera «amiga» de Bond que se desnuda en pantalla.

Tras el éxito de *Operación Trueno* participó con pequeños papeles en otras dos películas de los años 60: *Operación gigante* (*Target for Killing*, 1966) y una floja película de Jerry Lewis, *¡No suban el puente, bajen el río!* (*Don't Raise the Bridge, Lower the River*, 1968). Fue portada de la revista *Playboy* en noviembre de 1965 en un número dedicado a las «chicas Bond».

Su carrera como actriz no tuvo más recorrido. Fueron fugaces sus apariciones en algún programa de televisión. Desavenencias con su representante, cuyos detalles no han sido revelados, pudieron influir en su corta carrera. Murió en 2017 a los setenta y cinco años de edad.

Sean Connery es algo más que un agente secreto

Este escocés de pura cepa nacido en 1930 no se cansaba de pregonar su origen y el orgullo que sentía por su tierra. Nada apuntaba hacia su dedicación al cine cuando, antes de cumplir los veinte años, ya había trabajado como repartidor de leche, marinero, modelo artístico, socorrista, camionero, culturista y pulidor de ataúdes. Desempeñó pequeños papeles hasta que llegó su oportunidad como el primer actor que le ponía cara a James Bond, personaje que repetiría en otras seis películas. Seguramente, para la elección como agente con licencia para matar influyó su interpretación de un joven seductor que daba la réplica a la rubia Lana Turner en *Brumas de inquietud* (*Another Time Another Place*. 1958).

Lejos de encasillarse, supo cambiar de registro y pudo trabajar con grandes directores en películas de calidad. Hitchcock lo eligió para que interpretara al marido que intenta corregir la cleptomanía de su esposa en *Marnie la ladrona* (*Marnie*, 1964); viajó y fue interrogado por Poirot en *Asesinato en el Orient Express* (*Murder on the Orient Express*, 1974); exhibió taparrabos y aspecto desaliñado en *Zardoz* (1974), la distopía de John Boorman; y se lo pasó en grande con su amigo Michael Caine en la adaptación de un cuento de Kipling, *El hombre que pudo reinar* (*The Man Who Would Be King*, 1975).

Interpretó en *Robin y Marian* (*Robin and Marian*, 1976) a un Robin Hood avejentado, que vuelve de las cruzadas para encontrarse con que el mundo que dejó ha cambiado y su querida Marian es ahora abadesa de un convento. El responsable de la película, Richard Lester, venía de dirigir dos largometrajes para Los Beatles: *¡Qué noche la de aquel día!* (*A Hard Day's Night*, 1964) y *¡Socorro!* (*Help!*, 1965). Con *Robin y Marian* consigue crear una película redonda, auténtica, en la que nada es fingido, no hay efectos especiales, los castillos son reales (castillos españoles, ya que fue rodada en España), las espadas pesan en los combates, a Sean Connery se le ven las posaderas al descender de un árbol, hay sudor, cansancio, melancolía. Una banda sonora maravillosa se imbrica con las tomas de paisajes bellísimos y unas interpretaciones que te dejan boquiplático (permítaseme el neologismo) ponen el lazo a esta genial película. Además de Audrey Hepburn como Lady Marian, Richard

Harris como Ricardo Corazón de León y Robert Shaw como el *sheriff* de Nottingham, una muy joven Victoria Abril tuvo un pequeño papel en la película justo antes de convertirse en azafata del concurso *Un, dos, tres... responda otra vez.*

Tras la exitosa *El nombre de la rosa* (*Le nom de la rose*, 1986), el reconocimiento en forma de Óscar como actor de reparto le llegó con *Los intocables de Elliot Ness* (*The Intouchables*, 1987), gran cinta de *gansters* dirigida por Brian de Palma, en la que Sean Connery interpretaba a un honrado policía irlandés que, junto con sus jóvenes compañeros Kevin Kostner y Andy García, tienen que tratar de detener a Al Capone.

En 1989 acepta la proposición de Steven Spielberg y se coloca el traje de viejo profesor que comparte aventuras con su hijo Indi. *Indiana Jones y la última cruzada* (*Indiana Jones and the Last Crusade*, 1989) es la tercera entrega de la serie, en la que el famoso arqueólogo de largo látigo y sombrero Fedora busca con su padre el Santo Grial.

Títulos como *La roca* (*The Rock*, 1996) y *La trampa* (*Entrapment*, 1999), destacan entre los *blockbusters* de sus últimos años como actor. Murió mientras dormía en 2020 a los noventa años de edad.

Reflexiones y curiosidades

Era a principios de los años 90 cuando comencé a ejercer de fisioterapeuta. Por protocolo, en el pequeño hospital comarcal donde trabajaba, a los pacientes diagnosticados de hernia discal lumbar que presentaban dolor irradiado y componente radicular se les aplicaba un tratamiento que consistía en sesiones de 15-20 minutos de tracción lumbar mecánica en decúbito supino, con caderas y rodillas a noventa grados de flexión. Avanzada la década, pude ver más camillas de tracción en otros hospitales, pero su utilidad estaba siendo cuestionada por la comunidad científica y en la práctica su utilización decaía en anecdótica o se limitaba a tracciones cervicales en personas que aguantaban mal la sedestación.

La necesidad de innovación y de dar al paciente el mayor abanico de posibilidades terapéuticas ha devuelto en los últimos años el protagonismo a la tracción lumbar mecánica. Frente a la mecanización, me gustaría poner el foco en nuestras manos como potente arma terapéutica y en cómo la tracción lumbar manual y los ejercicios de autotracción bien indicados pueden ayudar en la resolución de la patología.

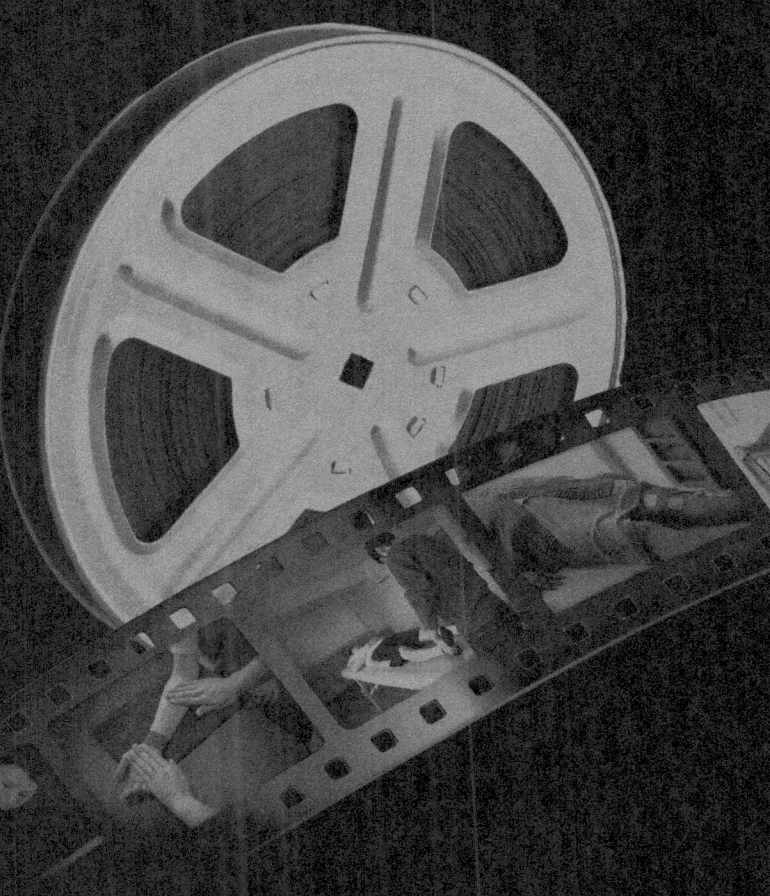

EL REGRESO

EL REGRESO (1978)

FICHA TÉCNICA

El regreso (**Coming Home**, 1978).

Dirigida por Hal Ashby.

País: Estados Unidos.

Producida por Jerome Hellman y Bruce Gilbert.

Guion de Waldo Salt, Robert C. Jones, Rudy Wurlitzer y Nancy Down.

Música de George Brand.

Fotografía de Haskell Wexler.

Montaje a cargo de Don Zimmerman.

Interpretada por Jane Fonda (Sally Hyde), Jon Voight (Luke Martin), Bruce Dern (Capitan Bob Hyde), Penélope Milford (Viola Munson) y Robert Carradine (Bill Munson).

Color.

Duración: 127 minutos.

LAS SECUELAS DE LA GUERRA

Película denuncia sobre la guerra de Vietnam y las secuelas físicas y psíquicas de los soldados estadounidenses que intervinieron en ella.

Luke (Jon Voight) se encuentra en un hospital de veteranos a consecuencia de sus heridas de combate. Ha perdido la movilidad de ambas extremidades inferiores. Jane Fonda (Sally) colabora como voluntaria en el hospital mientras su marido Bob (Bruce Dern) está destinado en Vietnam. Entre los pacientes reconoce a Luke como antiguo compañero de estudios y comienza un romance en el que Sally se enamora por primera vez y Luke recupera las ganas de vivir.

Fisioterapia en los títulos de crédito

Los títulos de crédito del comienzo de la película acompañados por la canción *Out of Time* de los Rolling Stones se simultanean con imágenes de dos realidades distintas. Por un lado, lo que parece un hospital de veteranos con pacientes jóvenes en sillas de ruedas o tumbados en camillas, que presentan alguna amputación o parálisis de extremidades inferiores. Por otro, vemos a Bob, ataviado con ropa deportiva y corriendo en el interior de una base militar. En este contexto contemplamos, en el minuto 4:35, un plano ligeramente picado de las extremidades inferiores de dos personas en bipedestación dentro de unas barras paralelas. La persona que está a la izquierda es una mujer sanitaria —viste falda, medias y zapatos, todo de color blanco— y justo delante de ella hay un hombre con bitutores, que trata de realizar a pasos cortos la marcha basculante.

Hacia el final de los créditos, minuto 5:07, un plano general muestra a dos jóvenes dentro del agua en una piscina de rehabilitación, cada uno ayudado por una sanitaria que rodea con sus brazos el tronco y sujeta la cabeza evitando su inmersión. Se desplazan por la piscina trabajando brazos e intentando flotar. Remata la escena un último plano, en toma cenital, de las extremidades inferiores sumergidas de uno de los jóvenes con un dispositivo de flotación atado a ellas.

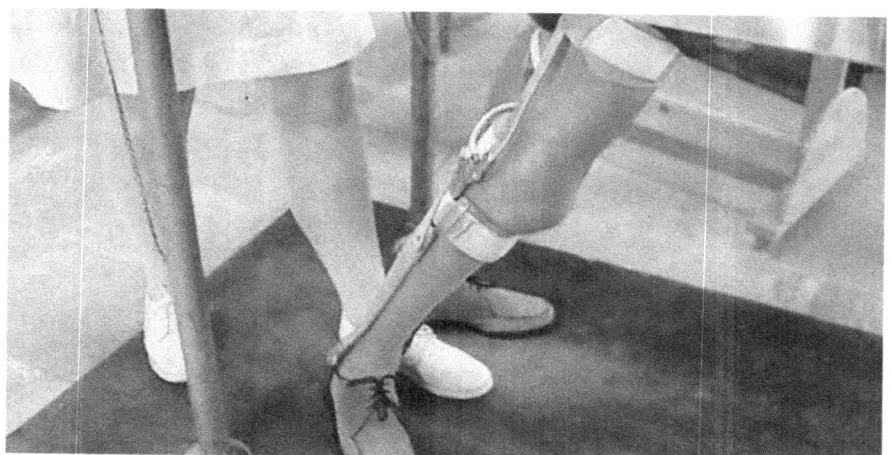

Marcha basculante en paralelas.

Ashby, director a reivindicar

Hal Ashby (1929-1988) brilló como uno de los mejores directores estadounidenses de la década de los setenta. Antes de ejercer como director, trabajó como montador en el sistema clásico de los estudios de Hollywood y recibió un Óscar al mejor montaje por *En el calor de la noche* (*In the Heat of the Night*, 1967).

Tal vez ninguna de sus películas pueda catalogarse de obra maestra, pero todas ellas te dejan el regusto del buen cine. Es el caso de *Esta tierra es mi tierra* (*Bound for Glory*, 1976), biopic del cantante de folk Woody Guthrie durante el periodo posterior a la Gran Depresión americana de 1929. La película es historia del cine por ser la primera que utilizó la

Steadicam[21]. Otro gran film es *Bienvenido Mr. Chance* (*Being There*, 1979), una corrosiva crítica al mundo de la política y a los que manejan el poder. Fantástico Peter Sellers regalándonos el papel de un inocente jardinero que se convierte, sin querer, en un supuesto experto en economía y política.

Ashby es el autor de una de mis debilidades cinéfilas: *Harold y Maude* (1971). La película cuenta —a modo de sátira— la historia de amor de un joven de diecinueve años (Harold) con una octogenaria (Maude). Harold es introvertido y está obsesionado con la muerte, mientras que Maude desborda optimismo y ganas de vivir. Se conocerán practicando el *hobby* que tienen en común: asistir a entierros de desconocidos. La película es una sátira social, una comedia negra políticamente incorrecta y está acompañada durante todo el metraje por la música de Cat Stevens y su canto a la libertad: «If you want to sing out, sing out, and if you want to be free, be free...»[22].

Reflexiones y curiosidades

El regreso es una buena película de actores: Jon Voight recibió su único Óscar como mejor actor y Jane Fonda repitió galardón como mejor actriz tras el conseguido en 1971 por *Klute*. Bruce Dern se quedó a las puertas como secundario, al igual que le pasaría con su nominación a mejor actor en 2013 por *Nebraska*.

La película contiene una escena de sexo entre Luke y Sally que rompe el tabú de explicitar la sexualidad de una persona con paraplejía. Escena muy realista que podemos contraponer a la artificiosa y esteticista escena de sexo en la silla de rue-

---

[21] El Steadicam es un estabilizador de cámara inventado por Garrett Brown en 1976 que consta de un brazo con contrapesos y un arnés que sujeta la cámara al operador.

[22] «Si quieres cantar alto, canta alto, y si quieres ser libre, sé libre...».

das entre Monica Bellucci y Ricardo Scamarcio en *Manuale d'amore 2*.

Las dos películas que se llevaron los principales galardones de la ceremonia de los Óscar de 1979 hablan de la irracionalidad de la guerra de Vietnam: *El cazador* (*The Deer Hunter*, 1978) y *El regreso*. La diferencia entre ambas es que Ashby no representa directamente la guerra, mientras que Michael Cimino en *El cazador* se adentra en el horror de la contienda en la selva vietnamita. *Apocalypse Now* (1979) completaría el trío de títulos de finales de los setenta que hacen autocrítica de esta intervención armada. Sería Rambo en *Acorralado* (*First Blood*, 1982), con su camiseta sucia, cinta para el pelo, un enorme cuchillo y un discurso algo fascistoide, quien justificaría —a su modo— la guerra de Vietnam y devolvería el respeto a los veteranos de la guerra.

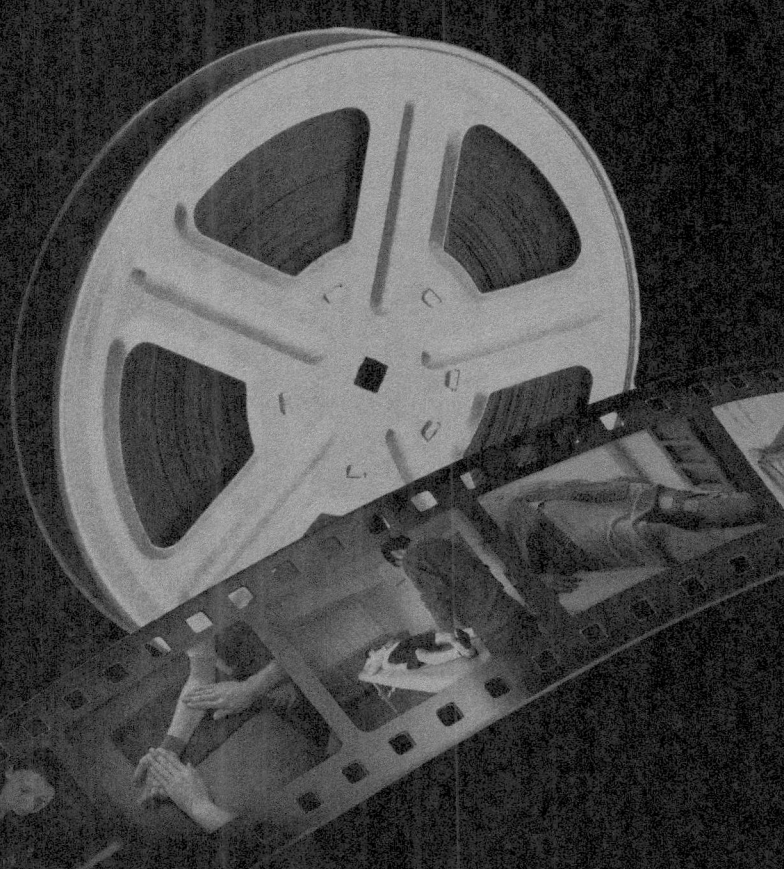

EL CRACK
(1981)

FICHA TÉCNICA

El crack (1981).

Dirigida por José Luis Garci.

País: España.

Producida por José Luis Garci.

Guion de José Luis Garci y Horacio Valcárcel.

Fotografía por Manuel Rojas.

Música de Jesús Gluck.

Montaje a cargo de Miguel Gonzalez Sinde.

Interpretada por Alfredo Landa (Germán Areta), María Casanova (Carmen), Manuel Tejada (Don Alberto el Guapo), Miguel Rellán (Cárdenas el Moro), Raúl Fraire (Francisco Medina), José Bódalo (Don Ricardo), José Manuel Cervino (Vareta), Mónica Emilió (Maite) y Emilio Fornet (Miguelito).

Color.

Duración: 119 min.

REHABILITACIÓN CLÁSICA A UN ANCIANO

José Luis Garci es mucho más que el director de la éxitosa *Volver a empezar* (1982). Desde su debut con *Asignatura pendiente* (1977) hasta su última película, *El crack cero* (2019), han sido diecinueve los largometrajes que ha dirigido. Películas pausadas, reflexivas —no confundir con lentas—, con cierta carga de melancolía y gusto por épocas pretéritas.

El crack bebe de la mejor tradición del cine negro americano: se vive de noche, se habla de boxeo, pero con un toque español, ya que en lugar del póker se juega al mus y a las quinielas, prescindiendo de la tan socorrida mujer fatal y la voz en *off*. La película sería el epítome de toda esta cosmología garciniana, con un Alfredo Landa (Germán Areta) que logra una interpretación austera, contenida, dejando atrás todos los tópicos del género cinematográfico que lleva su nombre, el landismo. Garci repitió estructura dramática y protagonista en *El crack dos* (1983) y remató la trilogía con *El crack cero*, llevando esta vez la trama al Madrid de 1975.

Germán Areta (Alfredo Landa) trabaja como detective privado en un despacho cercano a la Gran Vía madrileña. Es un hombre que, según sus propias palabras, «duerme poco, anda mucho y lo que ve no le gusta nada». Recibe un encargo para encontrar a la hija de un importante empresario y la investigación le llevará a molestar a personas con mucho poder que tratarán, por todos los medios, de hacerle desistir en su objetivo. Germán se apoya en su novia Carmen (María Casanova) y en un exdelincuente, Cárdenas (Miguel Rellán), reciclado a confidente.

Fisioterapia para Miguelito

Un plano americano de Carmen introduce la escena en el minuto 18:01. Viste uniforme sanitario de casaca y pantalón blanco. Ayuda a Miguelito, un anciano enjuto y desdentado, a levantarse de la silla de ruedas. Le sujeta de las axilas por detrás hasta conseguir la bipedestación. Camina por el interior de las barras paralelas, agarrado a ellas y controlado por su terapeuta, que lo tiene sujeto con ambas manos por el codo derecho. Miguelito se muestra reacio a continuar la marcha, alegando dolor y falta de fuerza, mientras Carmen le llama quejica, señala a otra paciente que lo hace mejor y le dice que se enfadará si no continúa caminando. Llega al extremo de las paralelas y, no sin dificultad y con algo de ayuda, da media vuelta. Los vemos en un plano medio corto, contraplano del anterior y necesario para que los actores estén frente a cámara. La escena termina con un primer plano de ambos conversando y donde intuimos un alto grado de complicidad, al recordar la profesional a su paciente la promesa que le hizo de llevarla a la plaza de toros dando un paseo por la calle de Alcalá.

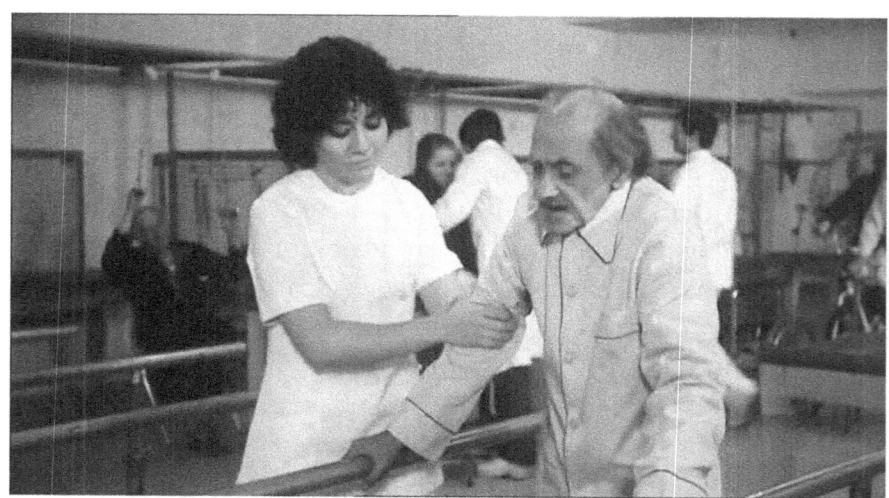

Carmen «controla» la marcha de Miguelito.

La escena anterior se desarrolla en una sala de grandes dimensiones. Muchos pacientes uniformados con pijama de hospital realizan distintas actividades en un segundo plano: marcha con andador, pedaleo en bicicleta estática, autopasivos de miembros superiores en una jaula de Rocher, tonificación con alteras de los flexo-extensores de codo, trabajo en banco de cuádriceps con circuito peso-cuerda-polea y marcha en paralelas. Dos profesionales ayudan a sendos pacientes: uno coge por el brazo a su par mientras camina por las barras paralelas y el segundo ayuda a una mujer a subir y tumbarse en la camilla de madera, sobre la que comienza a realizar terapia manual en el miembro inferior izquierdo.

La penúltima escena de la película (minuto 116:44) se localiza en las instalaciones de una piscina de rehabilitación. Miguelito, dentro del agua con flotador, realiza ejercicios de miembros superiores con una paleta de madera en cada mano para aumentar la resistencia al movimiento. La cámara en plano general sigue a Germán Areta que, tras entrar en la sala, se dirige con mirada fija hacia uno de los extremos de la piscina. Carmen supervisa a Miguelito, aparece en plano y queda enfrentada a Germán. Ambos, inmóviles durante unos segundos, se miran fijamente y sus rostros —primer plano— trasmiten

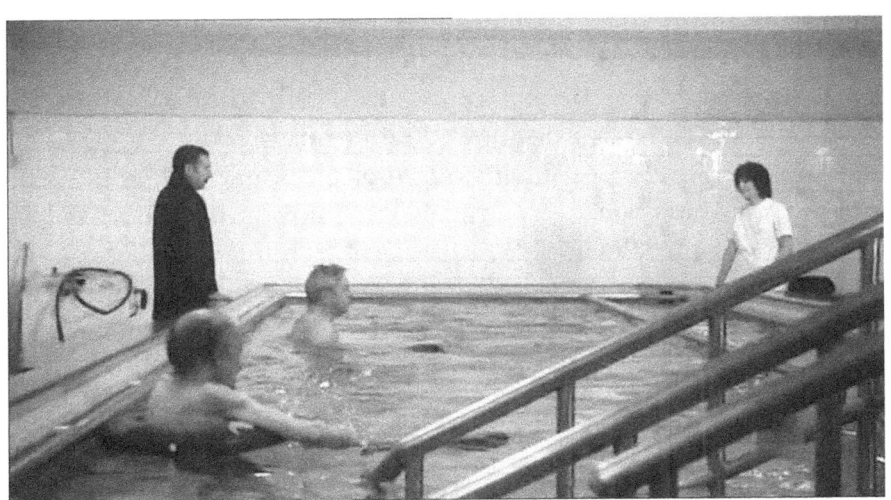

La vida sigue.

una infinita pesadumbre, una melancolía que arrastrarán toda la vida, pero también consuelo por el amor que los une[23].

Landa, el landismo y María Casanova

Debutar en el mundo del cine a los veintinueve años con *Atraco a las tres* (1962) fue un golpe de suerte. Esta exitosa parodia de la italiana *Rufufú* (1958) permitió a Alfredo Landa convertirse en un rostro habitual en el cine de los años 60. A finales de esta década y principios de los 70 fue el representante del macho ibérico en clave de comedia en películas como *El turismo es un gran invento* (1968) y *Vente a Alemania, Pepe* (1970). Nació así un fenómeno sociológico, un género cinematográfico en sí mismo, el landismo. *No desearás el vecino del 5.º* (1970) es un ejemplo perfecto de este género. Landa interpreta a un ginecólogo con pocas pacientes por los celos que despierta en sus maridos. Se da cuenta que su amanerado vecino modisto tiene mucho éxito y decide aparentar ser homosexual para atraer clientela. Exitazo de taquilla que tardaría treinta y un años en ser superado. Lo hizo Santiago Segura con *Torrente 2: Misión en Marbella* (2001).

El landismo hace referencia a un cine machista, rancio, de comedia de enredo con un toque picante. El director aragonés José Luis Borau, en su discurso de ingreso en la Real Academia Española, reivindicó su inclusión en el diccionario para equipararlo a otros términos con raíces cinematográficas que sí son admitidos como charlotada, cantinfleo o buñueliano.

Hacia finales de los años 70, Alfredo Landa cambia de registro y comienza con José Luis Garci una colaboración que les uniría en diez películas. *Las verdes praderas* (1979) siempre

---

[23] La escena está acompañada por la melodía *Merci Cherie* de Udo Jurgens, interpretada al piano por Jesús Gluck, a la flauta por José Oliver y a la guitarra por Fernando López. Esta canción, interpretada por el propio Jurgens, le había dado la victoria a Austria en el Festival de la Canción de Eurovisión de 1966.

ha estado tapada por el éxito de *El crack* y *El crack 2*, pero tanto Landa como su pareja en el film, María Casanova, están brillantes como representantes de la clase media que intentan descansar el fin de semana en su chalé de la sierra, pero lo único que consiguen es trasladar la misma vida de entre semana a otro escenario.

María Casanova acompañó a Landa en cuatro ocasiones, siempre como su pareja en la ficción. La última coincidencia en escena fue en *Las autonosuyas* (1984), una parodia del estado de las autonomías, con Alfredo Landa interpretando a Austrasigildo, alcalde de Rebollar de la Mata y aspirante a constituir su pueblo en autonomía para beneficiarse económicamente, tener chofer, secretaria y todas las prebendas del cargo.

De la mano de Mario Camus, el director de *Los santos inocentes* (1984), consiguió el mayor galardón de su carrera, premio al mejor actor en el Festival de Cine de Cannes. Otro de los papeles por los que se recuerda a Landa es por interpretar al bandido Fendetestas en *El bosque animado* (1987) de José Luis Cuerda, impagable imagen de la candidez con su cara tiznada para pasar desapercibido cuando asalta los caminos —vano esfuerzo, ya que todo el mundo le reconoce—.

Alfredo Landa murió a los ochenta años con ciento veinte películas en la talega, tres Premios Goya a la mejor interpretación, otro honorífico por toda su carrera, su premio en Cannes y el reconocimiento de todo el mundo como un grande en la interpretación española.

María Casanova fue un rostro popular en la breve carrera cinematográfica que la ocupó desde 1978 a 1984. Comenzó y terminó a las órdenes de José Luis Garci con *Asignatura pendiente* (1978) y *Sesión continua* (1984) respectivamente. Participó en comedias ligeras de la mano de Mariano Ozores —*Padre no hay más que dos* (1982), *El currante* (1983) y *El pan debajo del brazo* (1984)— y se retiró del cine para dedicarse al periodismo en la radio y la televisión.

Reflexiones y curiosidades

Las escenas de fisioterapia se rodaron en el antiguo Centro Nacional de Rehabilitación, trasformado años más tarde en el Instituto Provincial de Rehabilitación, dependiente del Hospital Gregorio Marañón de Madrid.

No se menciona en ningún momento la categoría laboral de Carmen. Por las funciones que desarrolla en el film de control de la marcha en paralelas y supervisión de los pacientes que se encuentran en la piscina de rehabilitación, podría ajustarse a la de auxiliar de gimnasio de rehabilitación del extinto Instituto Nacional de la Salud (INSALUD).

Al atender a Miguelito, Carmen comete cuatro errores de manual:

1. Chantaje emocional. Le dice al paciente que se va a enfadar si no hace lo que le manda.
2. Comparación negativa. Evalúa el trabajo que realiza Miguelito con el de otra paciente que, según Carmen, lo hace mejor.
3. Insultar. Llamar quejica a un paciente es una conducta que cualquier trabajador sanitario debe evitar.
4. Agarrarlo del codo con ambas manos cuando camina por las paralelas. Si se hubiera tropezado o perdido el equilibrio, escaso control tenía Carmen con esa toma; incluso puede provocarle una luxación de hombro al tirar para evitar su caída.

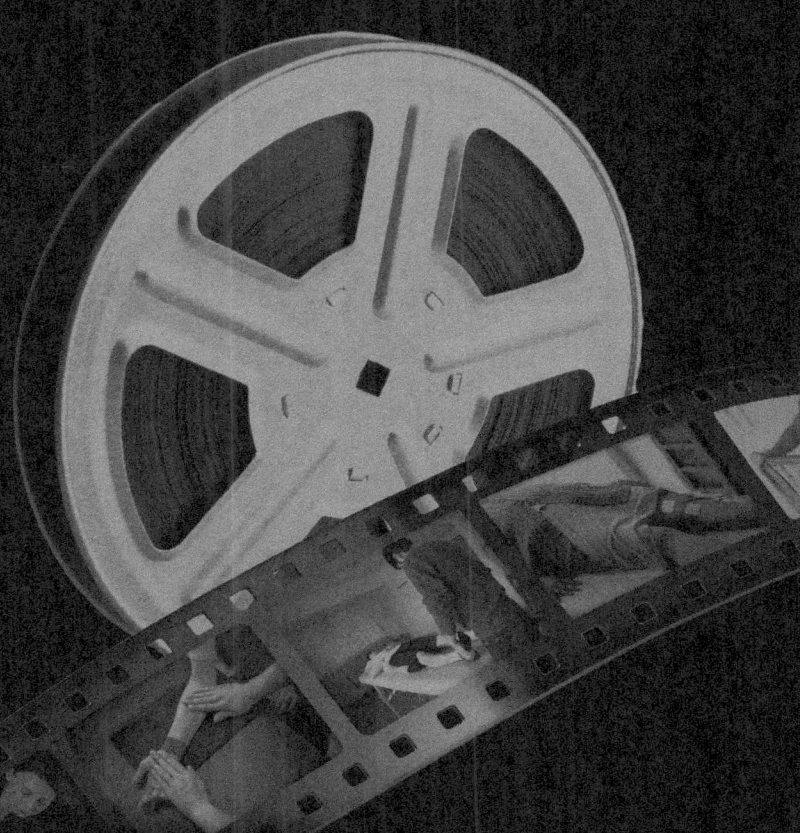

NACIDO EL CUATRO DE JULIO (1989)

FICHA TÉCNICA

Nacido el cuatro de julio (**Born on the Fourth of July**, 1989).

Dirigida por Oliver Stone.

País: Estados Unidos.

Producida por A. Kitman Ho y Oliver Stone para Ixtlan Corporation. Distribuida por Universal Pictures.

Guion de Oliver Stone y Ron Kovic basado en su libro homónimo.

Música de John Williams.

Fotografía de Robert Richardson.

Montaje a cargo de David Brenner y Joe Hutsing.

Interpretada por Tom Cruise (Ron Kovic), Willem Dafoe (Charlie), Raymond J. Barry (Sr. Kovic), Caroline Kava (Sra. Kovic), Kyra Sedgwick (Donna), Bryan Larkin (Ron de adolescente), Frank Whaley (Timmy), Tom Berenger (sargento Hayes), Oliver Stone (reportero) y Rocky Carroll (fisioterapeuta Willie).

Color.

Duración: 144 min.

LA VIDA DE UN PACIENTE CON PARAPLEJÍA

Oliver Stone se ha convertido en un cronista excepcional de la convulsa historia de Estados Unidos en la segunda mitad del siglo xx. *Nacido el cuatro de julio* es la segunda película del director dentro de la llamada Trilogía de la guerra de Vietnam, que inició con *Platoon* (1986) y cerró con *El cielo y la tierra* (*Heaven and Earth*, 1993).

En *Nacido el cuatro de julio*, Stone —segundo Óscar como mejor director tras el conseguido por *Platoon*— narra la vida de Ron Kovic (Tom Cruise), joven americano que, en un acto de patriotismo, se alista en 1967 para luchar en la guerra de Vietnam. Herido de importancia, queda parapléjico y, tras una larga temporada en el centro de rehabilitación del Bronx, decide volver a casa. Su adaptación es difícil y en lo ideológico empezará a plantearse la utilidad de su sacrificio y la de sus compañeros de armas, pasando a convertirse, poco a poco, en un activista político antibelicista.

La película es de principio a fin un *tour de forcé* de Tom Cruise. La mayoría de las escenas están cortadas para que el protagonista se luzca, y Cruise lo hace con matrícula de honor. Le vemos como soñador, patriota, luchador, vulnerable, derrotado y, al final, comprometido y salvado para la vida con un objetivo: el pacifismo.

Fisioterapia en *Nacido el cuatro de julio*

Ron Kovic se encuentra ingresado en el hospital de veteranos del Bronx (Nueva York). Trascurre el minuto 46:40, sentado delante de la televisión, está atento a la noticia sobre las manifestaciones en contra de la guerra de Vietnam. Un sanitario, posiblemente fisioterapeuta, interpretado por Rocky Carroll, le pregunta si está preparado. A continuación, lo vemos en un primer plano realizando con mucha dificultad dominadas en una barra horizontal con el mismo sanitario (Willie) animandole a que realice, por lo menos, tres repeticiones. El plano se hace más general para mostrarnos una sala de tratamientos abarrotada de pacientes en silla de ruedas, algunos realizando trabajo con alteras, muchos trabajadores del hospital y Kovic agarrado a la barra y con los miembros inferiores inertes. Acompaña como música extradiegética el *American Pie* de Don McLean.

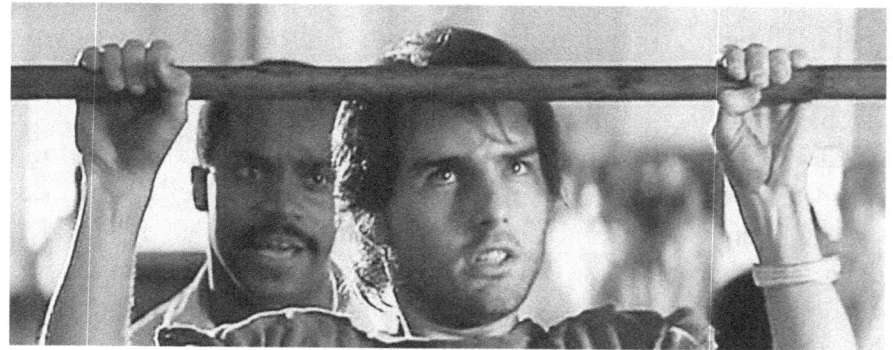

Duro trabajo en la barra horizontal.

Sin solución de continuidad, en el plano siguiente, el doctor —interpretado por Bob Gunton[24]— le explica al protagonista su imposibilidad de volver a andar en el futuro debido a la rotura de la médula espinal. El lenguaje corporal del médico nos trasmite falta de empatía, ya que se encuentra en bipedestación, con brazos cruzados, rostro serio y mirando a su paciente, que se encuentra fuera de plano. El personaje de Cruise vuelve a estar en plano y defiende de manera vehemente desde su cama

---

[24] Entre los muchos papeles que ha interpretado Bob Gunton (1945-) en cine y televisión, destaca su interpretación de un alcaide de prisiones corrupto y sádico en *Cadena perpetua* (*The Shawshank Redemption*, 1994).

que el diagnóstico es incorrecto y conseguirá caminar —vana esperanza que no se materializará—.

Una nueva vista general nos lleva a la sala de fisioterapia abarrotada de bicicletas estáticas, sillas de ruedas, andadores y alteras, pero solo un paciente trabajando. Un Kovic sudoroso y desaliñado camina dentro de las barras paralelas, y la cámara, en plano americano, muestra el intenso esfuerzo que tiene que realizar para conseguir una marcha pendular con los bitutores colocados. El fisioterapeuta, en lugar de estar centrado en su trabajo, se muestra indolente, con ambos codos apoyados en las barras y justificando no haber ido a Vietnam a luchar por un país que niega los derechos de las personas de color como él.

Minuto 49:40. La secuencia comienza centrada en la cara de Kovic, que está contento. Se desplaza por la sala de rehabilitación con dos muletas y bitutores en ambos miembros inferiores, arrastrando los pies con dificultad al realizar la marcha pendular. Se tropieza ligeramente y Willie le sujeta por la pelvis para que mantenga el equilibrio. En el siguiente plano está eufórico y marcha rápidamente con sus dos muletas, sorteando camillas y saludando a los compañeros con los que se cruza. Todos desarrollan alguna actividad física: una persona maneja un pedalier de manos, otro ejercita los bíceps con alteras en la silla de ruedas y un fisioterapeuta moviliza los miembros infe-

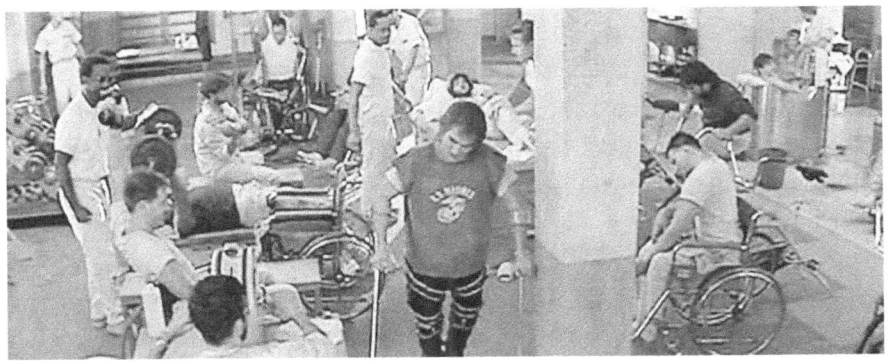

Ron Kovic pasea en una atestada sala de rehabilitación.

riores de un paciente tumbado en supino. Se tropieza, pierde el equilibrio y llama a Willie con angustia ante la inminente caída al suelo que no podrá evitar. Asustado porque ha oído un chasquido y desmadejado sobre el piso, piensa que se ha hecho daño en el cuello. Llega su fisioterapeuta, rompe el pantalón a la altura del muslo y descubre una fractura abierta que intentará taponar con una gasa a la espera de ayuda médica.

El departamento de asuntos de veteranos

Cuando Ron Kovic tuvo que pasar una larga temporada en el hospital de veteranos del Bronx, el edificio presentaba un importante deterioro material y asistencial. Se trata de una institución que empezó su actividad en 1922 y que depende del Departamento de Asuntos de Veteranos (VA) de los Estados Unidos. Fue reformado y pasó a llamarse en 2002 James J. Peters VA Medical Center, en honor al militar que le da nombre y que colaboró activamente en mejorar las condiciones de los pacientes con lesión de médula espinal.

La Administración de Salud para Veteranos (VHA), que no depende del sistema de salud militar del Ministerio de Defensa de Estados Unidos, es la sección principal del VA y dispone de numerosos centros médicos, clínicas para pacientes ambulatorios y centros de convivencia comunitaria.

Las principales coberturas de la VHA son las enfermedades mentales, el trastorno de estrés postraumático, los servicios específicos para la mujer veterana, la atención primaria y la especializada. Dentro de la atención especializada, las personas que necesitan tratamiento de fisioterapia, terapia ocupacional o logopedia reciben esta prestación en los servicios de rehabilitación, en los centros de cuidados a largo plazo o mediante el programa de atención domiciliaria.

Tom Cruise no nació el cuatro de julio

El cuatro no, pero si el tres de julio de 1962. Mucho ruido y oropel rodea a esta megaestrella de Hollywood: romances, matrimonios y divorcios con mujeres guapas y famosas, interés por los misterios de la cienciología y plataformas en los zapatos para aumentar unos centímetros su estatura. Su carrera como actor ha ido de la mano de películas de gran éxito comercial, pero cuando ha podido explotar sus cualidades interpretativas y lucirse en un papel ha demostrado que debajo de su bonita cara hay un gran profesional.

Comenzó como protagonista en la comedia *Risky Business* (1983) haciendo de inocente chico de pueblo que trata de conseguir el éxito. *Top Gun* (1986) fue la película que le lanzó directamente al estrellato, gracias en buena medida a las gafas Ray-Ban y a la cazadora de aviador que vestía buena parte del metraje. Este film le perfiló con el estilo de actor que ha tratado de mantener desde entonces: atractivo, dinámico y aventurero.

Muy buen ojo tuvo al elegir trabajos en 1988. *Rain Man* obtuvo el Óscar a la mejor película y *Cocktail* fue otro pelotazo de taquilla al que, sin embargo, la crítica premió con el Razzie al peor film de ese año.

Ha conseguido tres nominaciones a los Óscar a lo largo de su carrera. La primera en 1989 gracias a Oliver Stone, que creyó en sus posibilidades de interpretar con solvencia a Ron Kovic en *Nacido el cuatro de Julio*. También fue nominado a mejor actor en 1996 por *Jerry Maguire*, dirigida por Cameron Crowe, donde borda el papel de agente de deportistas que se centra en promocionar a un joven y alocado jugador promesa de futbol americano.

En 1999 le llegaría su única nominación al Óscar como actor de reparto por *Magnolia*, de Paul Thomas Anderson. Película coral, heredera en la estructura narrativa de *Short Cuts* (1993) de Robert Altman, y en la que las historias de varios personajes se van relacionando entre sí. Asombroso guion, impresionantes actores en estado de gracia (es imposible destacar a un aspecto por encima del otro) y esplendida banda sonora. Cruise interpreta a Frank Mackey, un desagradable y misógino creador de un método cuyo único objetivo es que los hombres puedan manipular a las mujeres para tener relaciones sexuales con ellas. Expone su teoría en seminarios abarrotados de hombres encantados con la posibilidad de dominar y tener el control. Posiblemente el mejor papel de Cruise hasta la fecha.

Tres apuntes finales. *Eyes Wide Shut* (1999), obra póstuma de Stanley Kubrick —falleció tras su rodaje—, supuso un importante desgaste psicológico para el actor y quien en esos momentos era su pareja, Nicole Kidman, que pudo influir en su posterior separación. La película tiene escenas eróticas bastante explícitas, no repetidas por el actor en ningún otro film.

En *Collateral* (2004), largo de acción en el que comparte protagonismo con Jamie Fox, interpreta a un asesino a sueldo; rol en las antípodas de la bonhomía habitual que suele mostrar en la pantalla.

Finalmente, la serie de películas de *Misión imposible* le sigue manteniendo como una estrella muy taquillera y a pleno rendimiento. Actualmente cuenta con seis entregas. Seguramente el personaje que interpreta, Ethan Hunt, seguirá «repartiendo justicia» en próximas secuelas.

Reflexiones y curiosidades

Rocky Carroll, Willie en la película, es un actor estadounidense nacido en 1963. Ha participado en pequeños papeles para la pantalla grande: *Con la poli en los talones* (*The Chase*, 1994), *Un plan perfecto* (*Best Laid Plans*, 1999), *Di que sí* (*Yes Man*, 2008). Es más conocido por su trabajo en televisión, puesto que ha intervenido en series de prestigio como *NCIS*, *NCIS: Los Ángeles*, *Boston Legal*, *El ala oeste de la Casa Blanca* y *Anatomía de Grey*.

La función que realiza Willie como fisioterapeuta presenta algunos déficits importantes. Cuando su paciente, Ron Kovic, marcha dentro de las paralelas, se dedica a estar apoyado en una de las barras opinando sobre derechos raciales, no a centrarse en su labor principal. En otra ocasión, Kovic camina con muletas y bitutores libremente por el gimnasio sin ser controlado de cerca, lo que indirectamente provocará que no pueda agarrarlo cuando se desequilibra y evitar así su caída al suelo.

Mucho se ha escrito sobre las etapas del duelo de un enfermo terminal o de un enfermo crónico, incluso del duelo de los familiares o allegados de estos pacientes. La psiquiatra y escritora suizo-estadounidense Elisabeth Kübler-Ross publicó en 1969 el libro *On Death and Dying* donde describe las que *a posteriori* se han llamado las cinco etapas del duelo:

1. Negación (me encuentro bien, esto no me está pasando).
2. Ira (no es justo, ¿por qué a mí?).
3. Negociación (si me curo haré cualquier cosa).
4. Depresión (para qué continuar si voy a estar así toda la vida).
5. Aceptación (debo seguir adelante con lo que tengo).

Según Kübler-Ross, no todos los pacientes pasan por todas las etapas ni en el mismo orden y algunas fases pueden repetirse en distintos momentos del proceso. Ron Kovic, durante la película, pasa por las cinco fases. Al final consigue aceptar su situación tal como es.

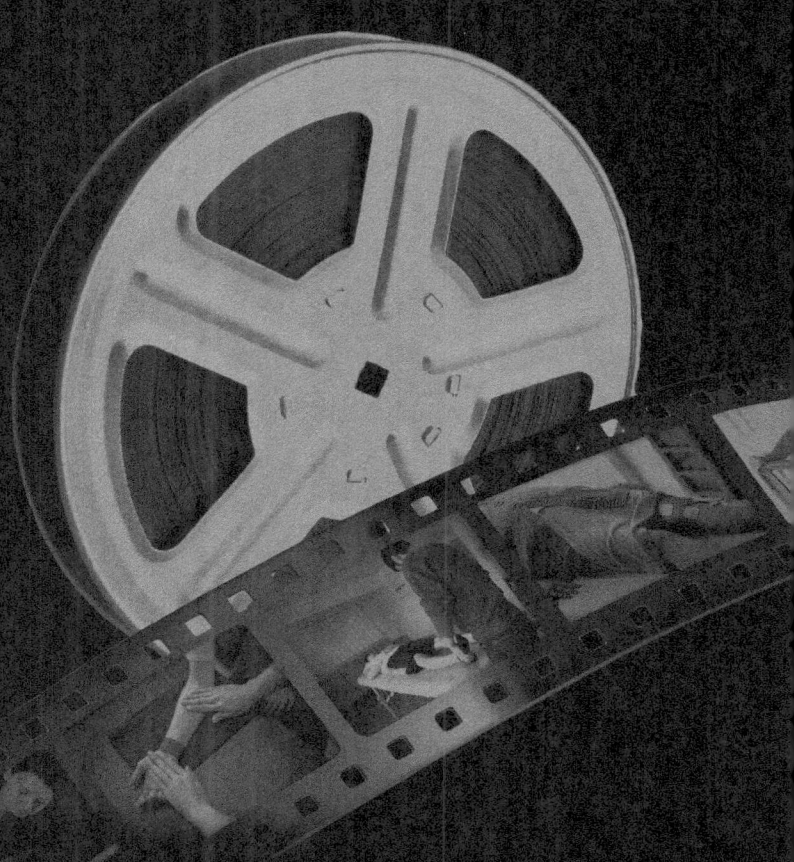

MI PIE IZQUIERDO

MI PIE IZQUIERDO
(1989)

FICHA TÉCNICA

Mi pie izquierdo (*My Left Foot*, 1989).

Dirigida por Jim Sheridan.

País: Irlanda.

Producida por Noel Pearson, Steve Morrison, Paul M. Heller y Arthur Lappin.

Guion de Shane Connaughton y Jim Sheridan, basado en la novela autobiográfica *My left foot* de Christy Brown.

Música de Elmer Bernstein.

Fotografía de Jack Conroy.

Montaje a cargo de J. Patrick Duffner.

Interpretada por Daniel Day-Lewis (Christy Brown), Brenda Fricker (señora Brown), Hugh O'Conor (Christy Brown niño), Fiona Shaw (Dra. Eileen Cole) y Ray McAnally (señor Brown).

Color.

Duración: 119 minutos.

LA PARÁLISIS CEREBRAL DE CHRISTY BROWN

La película fue la ópera prima del director dublinés Jim Sheridan, que consiguió con este trabajo reconocimiento internacional. Nominada en cinco categorías a los Óscar, fue para Daniel Day-Lewis el galardón al mejor actor principal y para Brenda Flicker el de mejor actriz de reparto. Propia de un gran actor es, también, la interpretación llena de matices de un joven Hugh O'Conor dando vida a Christy Brown en edad adolescente.

No se ha prodigado mucho en la dirección Jim Sheridan desde *Mi pie izquierdo*, pero en su selecta carrera destacan el drama intimista *En el nombre del padre* (*In the Name of the Father*, 1993) y más recientemente el *thriller* paranormal *Detrás de las paredes* (*Dream House*, 2011).

Christy Brown nació con parálisis cerebral en 1932, en el seno de una humilde familia de Dublín. Era el décimo de veintidós hermanos, de los que sobrevivieron trece. Sin poder hablar y moviendo únicamente el pie izquierdo, fue tratado los primeros años de su vida como un retrasado mental. La fortaleza de su madre, la ayuda de su entorno más próximo y sus enormes ganas de vivir le permitieron relacionarse con los demás y dedicarse con éxito a la pintura y la escritura.

La doctora Cole trata a Chirsty Brown

Una de las personas que mayor influencia ejercieron en la vida de nuestro protagonista fue la doctora Cole. Interpretada por la actriz Fiona Shaw, el film nos la presenta como una joven médica especialista en parálisis cerebral y muy implicada con su trabajo. Conoce a Christy cuando este tiene dieciocho años y le propone ingresar en una clínica recién inaugurada de Dublín que trata a personas con esta patología. Acepta después de muchas dudas y es trasladado a la clínica para comenzar el tratamiento.

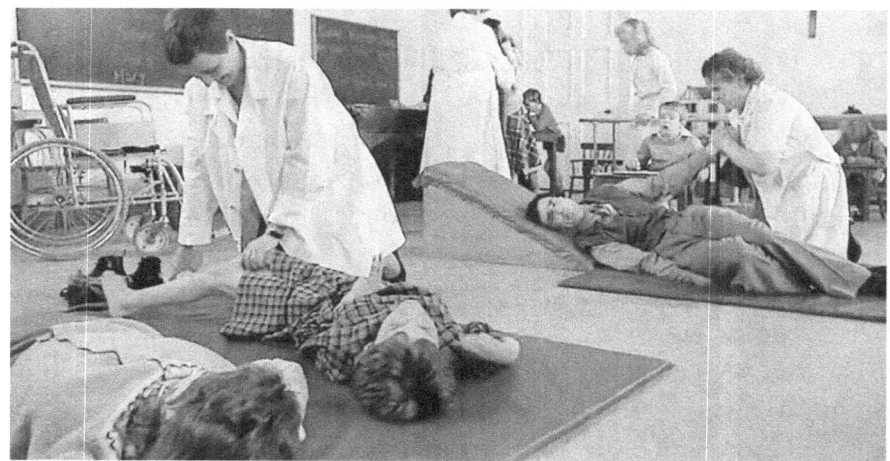

Tratamiento en la clínica de Dublín.

Minuto 52:57. Primer plano de la cabeza de Christy, que se encuentra apoyada sobre una cuña de fisioterapia. Fuera de campo le realizan alguna movilización pasiva que le resulta dolorosa, lo que provoca que su cuello se contorsione y se crispen sus rasgos faciales. A continuación, gracias a un plano general, lo vemos tumbado en supino sobre una colchoneta, mientras una fisioterapeuta, de rodillas, le realiza un estiramiento pasivo de los dedos y la muñeca izquierda. La doctora Cole, también arrodillada e inclinada sobre una niña con parálisis cerebral, estira la musculatura flexora de sus dedos y su muñeca.

Christy protesta y dirige una mirada de súplica hacia la doctora, que sigue tratando a la niña estirando, en este caso, la rodilla y la cadera izquierda. La mano zurda de la doctora empuja la rodilla hacia suelo, utilizando su propio peso corporal, mientras que con la derecha tracciona el tobillo hacia caudal. Cuando termina de tratar a la infanta, presta atención a Christy y accede a su petición de abandonar la clínica.

La vista de la sala de tratamientos se completa con una joven andando por unas paralelas, un niño sentado en un pupitre con mirada ausente y un lápiz de color en la mano, además de una sanitaria que ayuda en la marcha a su paciente.

Minuto 54:44. Los protagonistas se encuentran en el domicilio de la familia Brown. La doctora Cole, en primer plano y bipedestación, cuenta despacio del uno al cinco. La cámara se desplaza lentamente hacia abajo hasta encuadrar la cara de su pupilo, sentado en una silla, al que intenta realizar una movilización activa ayudada de rotación cervical. Las manos, una a cada lado de la cara, los pulgares en la frente y el resto de los dedos y la palma sobre las mejillas empujan hacia el giro izquierdo (fuera de plano) y hacia el derecho, completando unos ochenta grados de rotación. El contaje hasta cinco es el tiempo que necesita para realizar el giro hacia uno de los lados.

Minuto 54:58. Los mismos personajes, con el paciente sentado en una silla de ruedas y su terapeuta agachada a la izquierda. Sujeta con la mano derecha la izquierda de Christy, que permanece en ligera flexión palmar. Cuenta hasta cinco y sopla con suavidad sobre el dorso, a la vez que apoya la derecha

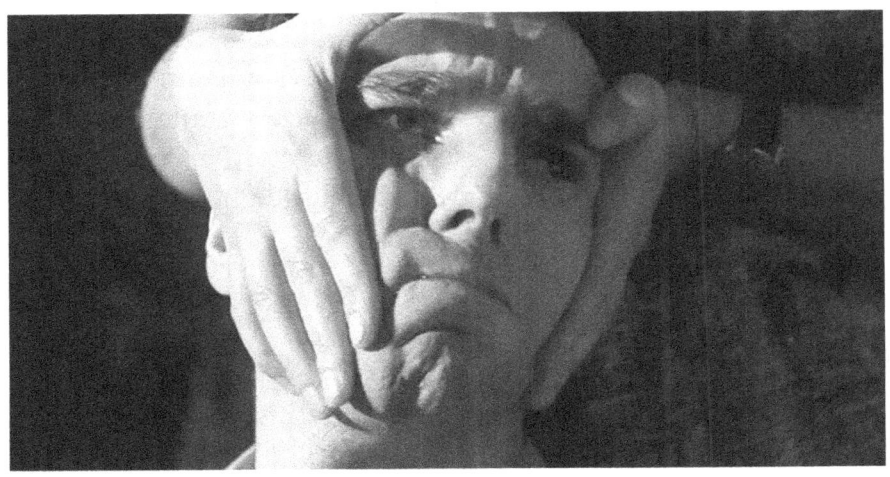

Movilización pasiva del cuello de Christy.

sobre la zona lateral de las últimas costillas. Le pide que sienta el estímulo aplicado y respire con normalidad.

Minuto 55:08. Durante esta escena se encuentran sentados frente a dos botellas de cristal medio llenas, colocadas sobre una mesa y unidas por un tubo fino de plástico. Christy realiza un gran esfuerzo y sopla por otro tubo conectado a una de las botellas. La doctora le comenta que tiene débiles los pulmones. La vemos, por último, sujetando un pompero delante de la boca de su paciente hasta que consigue fabricar burbujas de jabón.

Notas sobre la parálisis cerebral

La parálisis cerebral (PC) es un trastorno neurológico que afecta a la función motora y provoca en el paciente alteraciones de la postura, el movimiento y el equilibrio. Este trastorno motor se acompaña con frecuencia de sintomatología sensorial, cognitiva, conductual, crisis epilépticas y problemas para la comunicación.

La prevalencia en los países occidentales se sitúa en dos casos por cada mil nacidos vivos.

Las causas de la PC son muy diversas y pueden afectar al desarrollo cerebral del niño antes, durante o después del parto: malformaciones del feto, prematuridad, infecciones en el embarazo o después de él, intoxicaciones y traumatismos.

Existen distintas maneras de clasificar la PC. Suele ser un cuadro clínico heterogéneo y dependiendo del trastorno motor predominante se clasifican en:

1. Parálisis cerebral espástica. La más frecuente y cursa con un aumento de tono general.
2. Atetoide o discinética. Fluctuación brusca del tono muscular, movimientos involuntarios y reflejos arcaicos.
3. Atáxica. Generalmente cursa con alteración cerebelosa, trastornos del equilibrio e incoordinación.

4. Hipotónica. Poco frecuente y se caracteriza por hipotonía muscular e hiperreflexia osteotendinosa.
5. Mixta. Ataxia y distonía o distonía con espasticidad son las formas más frecuentes.

El tratamiento de la PC es siempre multidisciplinar y debe ser individualizado en función de la situación en la que se encuentra el niño. Para el tratamiento del trastorno motor son cuatro los pilares básicos a los que se puede recurrir: fisioterapia y terapia ocupacional, tratamiento ortopédico, farmacología y tratamiento quirúrgico.

El otro pie izquierdo

Gaby Brimmer fue una escritora mexicana nacida en 1947. Con parálisis cerebral espástica grave de origen perinatal, su vida fue llevada al cine por Luis Mandoki en la película *Gaby, una historia verdadera* (*Gaby, a True Story*, 1987). Podía mover únicamente el pie izquierdo, por lo que en su infancia se comunicaba señalando con él las letras del alfabeto colocadas en un tablero junto a su silla de ruedas. Esto le permitió cursar estudios de primaria, secundaria y asistir a la universidad.

Al igual que hizo Christy Brown, aprendió a manejar una máquina de escribir eléctrica con los dedos de su extremidad móvil. Como se ve en la película de Mandoki, tuvo la ayuda y protección de su nana Florencia durante casi toda la vida. Norma Alesandro interpretó a su cuidadora y logró por este papel una nominación al Óscar como mejor actriz de reparto[25].

___

[25] Olympia Dukakis (1931-2021) le arrebató el Óscar a la mejor actriz de reparto por la película *Hechizo de luna* (*Moonstruck*, 1987).

¿El mejor actor de la historia?

Daniel Day-Lewis está considerado por la crítica como uno de los mejores actores —como mínimo— de su generación. Respaldando esta teoría está el hecho de que es el único actor ganador de tres Óscar en la categoría de mejor actor. Jack Nicholson y Walter Brennan tienen tres estatuillas, pero no todas como mejor actor principal.

Tiene una relación muy cercana con la literatura, ya que su padre es el poeta irlandés Cecil Day-Lewis y el padre de su mujer, Rebecca Miller, es el dramaturgo Arthur Miller. Nacido en Londres en 1957, tuvo un debut temprano en el cine a los catorce años, haciendo de gamberro en *Sunday, Bloody Sunday* (1971). Sería años después cuando, gracias a su trabajo en *Mi hermosa lavandería* (*My Beautiful Laundrette*, 1985) y en *Una habitación con vistas* (*A Room with a View*, 1985), conseguiría el favor de la crítica.

Tras lograr su primera estatuilla dorada en 1989 con *Mi pie izquierdo*, la segunda premió su recreación de la vida de un magnate del petróleo sin escrúpulos de comienzos del siglo XX en *Pozos de ambición* (*There Will Be Blood*, 2007). Para hacerse merecedor del tercer galardón que otorga la Academia de las Artes y de las Ciencias Cinematográficas se mimetizó como el decimosexto presidente de los Estados Unidos en *Lincoln* (2012).

Si consiguió el reconocimiento de la Academia en tres ocasiones, se quedó a las puertas en otras tantas. Nominado por *En el nombre del padre* (*In the Name of the Father*, 1993), da vida a Gerard Conlon, un ladrón irlandés de poca monta que es acusado injustamente, junto a su padre y unos amigos, de un atentado del IRA cometido en Guilford en 1974. Las otras dos nominaciones son fruto de dos interpretaciones dispares: un mafioso violento en *Gangs of New York* (2002) y un glamuroso diseñador de ropa en *El hilo invisible* (*Phantom Thread*, 2017).

Day-Lewis se ha caracterizado durante toda su carrera por el perfeccionismo —rayando en la obsesión— con que prepara sus personajes. Para convertirse en Bill el Carnicero de *Gangs of New York*, aprendió a lanzar cuchillos y a ver con un solo ojo; pasó semanas en silla de ruedas con el tronco inclinado para preparar *Mi pie izquierdo*, hasta el punto de dañarse dos costillas; vivió durante meses en un bosque, cazando y pescando como lo hacía el protagonista de *El último mohicano* (*The Last of the Mohicans*, 1992); permaneció sin salir varios días de una celda, pidiéndole al equipo que le echara agua y le insultara. Durante el rodaje de *En el nombre del padre* llegó a perder hasta trece kilos.

Tras el estreno de *El hilo invisible* anunció públicamente que se retiraba de la actuación y que no deseaba ser absorbido por ningún otro proyecto cinematográfico. Esperamos por el bien del séptimo arte que no cumpla su palabra, ya que cada personaje que crea es pura magia.

Reflexiones y curiosidades

La muerte de Christy Brown se produjo en 1981 a los cuarenta y nueve años a causa de un atragantamiento durante una cena. La autopsia encontró varios hematomas en su cuerpo que pudieron ser resultado de malos tratos físicos antes de su muerte.

Christy Brown y la escritora mexicana Gaby Brimmer tuvieron en la vida real que superar importantes obstáculos para poder comunicarse con su entorno. En la actualidad el desarrollo de la informática posibilita una comunicación mucho más fácil, por muy severa que sea la discapacidad.

Las películas en las que el protagonista es una persona con parálisis cerebral suelen narrar historias de superación. Lo hemos visto en *Mi pie izquierdo* y en *Gaby: A True Story*. Una tercera, basada también en hechos reales y en un libro autobiográfico, es la que relata la película australiana *Annie's Coming Out* (1984). Recoge la historia de una joven que, en

1964, con tres años de edad, fue ingresada en un centro para niños con deficiencias psíquicas en Melbourne. Annie no tenía ningún déficit intelectual, pero no podía hablar por la parálisis cerebral atetósica que presentaba. Estuvo once años catalogada como deficiente psíquica profunda hasta que Jessica Hathaway (Angela Punch McGregor) comenzó a trabajar en el centro y se dio cuenta de que la niña había sido diagnosticada erróneamente como retrasada. Tuvo que impulsar una petición ante los tribunales para que se reconocieran los derechos de la niña, en contra de la opinión de los médicos y los padres. Es una película difícil de digerir por la injusticia cometida con Annie y por las condiciones de vida que sufrió durante tantos años, prácticamente encarcelada en una cuna, desnutrida y falta de cariño y de cualquier estímulo intelectual.

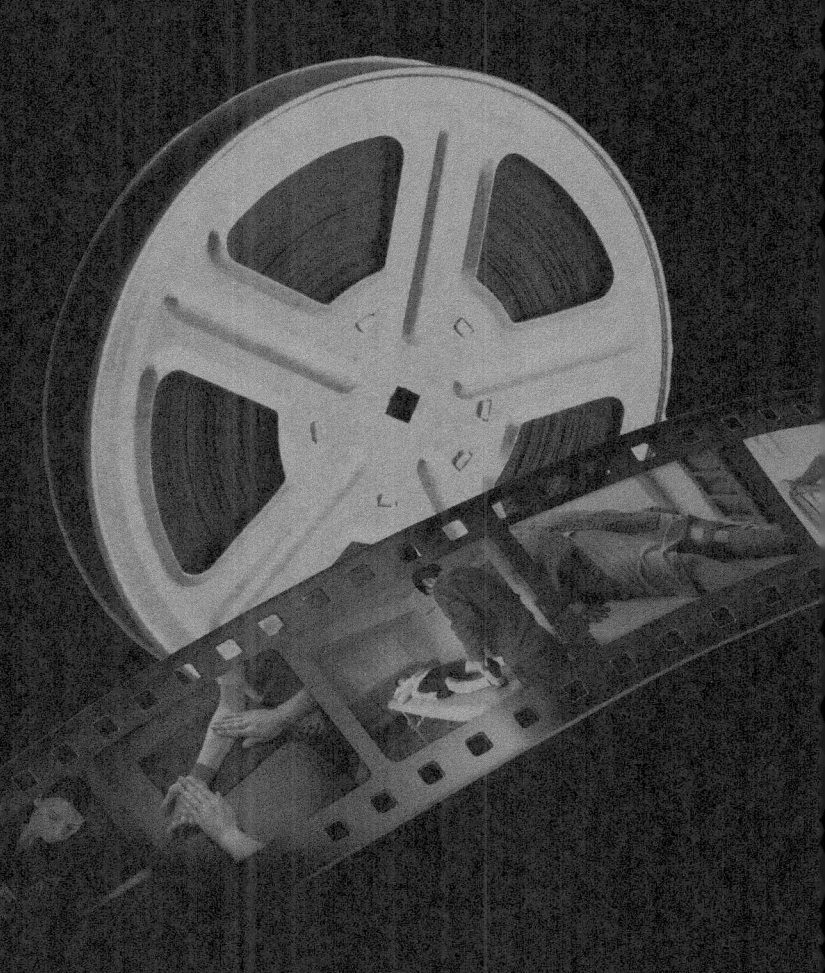

DESPERTARES

DESPERTARES (1990)

FICHA TÉCNICA

Despertares (***Awakenings***, 1990).

Dirigida por Penny Marshall.

País: Estados Unidos.

Producida por Elliot Abbott, Lawrence Lasker, Amy Lemisch, Penny Marshall, Walter F. Parkes y Arne Schmidt.

Guion de Steven Zaillian, basado en el libro homónimo de Oliver Sacks.

Música de Randy Newman.

Fotografía de Miroslav Ondricek.

Montaje a cargo de Battle Davis y Gerald B. Greenberg.

Interpretada por Robert de Niro (Leonard Lowe), Robin Williams (Dr. Malcolm Sayer), Penelope Ann Miller (Paula), Julie Kavner (Eleanor Costello), Ruth Nelson (Mrs. Lowe) y John Heard (Dr. Kaufman).

Color.

Duración: 121 minutos.

FISIOTERAPIA A UN ENFERMO DE CATATONÍA

Tercera película como directora de Penny Marshall (1943-2018), hermana del también director Garry Marshall (*Pretty Woman*, 1990) y esposa hasta 1981 de uno de mis directores favoritos: Rob Reiner (*La princesa prometida*, 1988). Fue la primera mujer en dirigir un film que recaudara más de cien millones de dólares. Lo consiguió con *Big* (1988), comedia para el lucimiento de un jovencito Tom Hanks.

Despertares se sustenta en la novela homónima y autobiográfica del prestigioso neurólogo Oliver Sacks. Un grupo de pacientes afectos de catatonía, secundaria a una epidemia en Estados Unidos de encefalitis letárgica o enfermedad de Von Ecónomo, son tratados experimentalmente con L-dopa —droga utilizada para el tratamiento del Parkinson— por el doctor Malcom Sayer (Robin Williams). La droga despierta a muchos de ellos de su estado catatónico y la película centra su atención en el caso de Leonard Lowe, interpretado magistralmente por Robert de Niro.

Fisioterapia para Leonard

La última escena muestra a Leonard en estado catatónico tras fracasar el tratamiento con L-dopa, sentado frente a una mesa con un tablero de comunicación alfabético y al doctor Sayer en bipedestación junto a él (minuto 111:51). Sayer estira muy despacio los dedos de la mano derecha de su paciente, que presenta una flexión espástica en garra. Una vez relajada la zona, coloca la mano en el marcador deslizante que se encuentra sobre el tablero. Realiza el mismo trabajo con los dedos de la mano izquierda, para terminar posando sus dos manos sobre las de Leonard, animándole a que intente comunicarse moviendo el marcador del tablero.

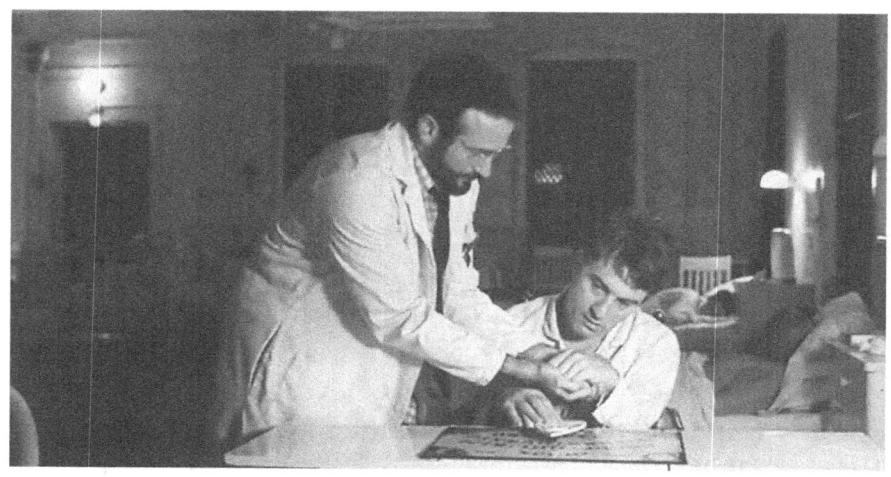

Sayer trata de relajar los dedos espásticos de Leonard.

Minutos antes de los créditos finales, concretamente en el 103:10, Leonard se despide de Paula (Penelope Ann Miller), la joven de la que se había enamorado. El tratamiento con L-dopa está dejando de tener efecto y presenta discinesias y movimientos involuntarios que anticipan una vuelta al estado catatónico. La escena es muy poética y cargada de emotividad. Se dan la mano para despedirse, Paula le sujeta la mano y la dirige para que le agarre la cintura. Pone la zurda sobre el hombro derecho de Leonard y con la derecha coge su izquierda. Música dulce de piano. Sus cuerpos se acercan. Sus mejillas se tocan. Comienzan a bailar muy despacio mientras los movimientos involuntarios de Leonard cesan por completo. Este último sonríe mientras se humedecen los ojos de Paula. EL PODER DEL TACTO, uno de los superpoderes de que dispone el fisioterapeuta y cualquier persona que sepa utilizarlo.

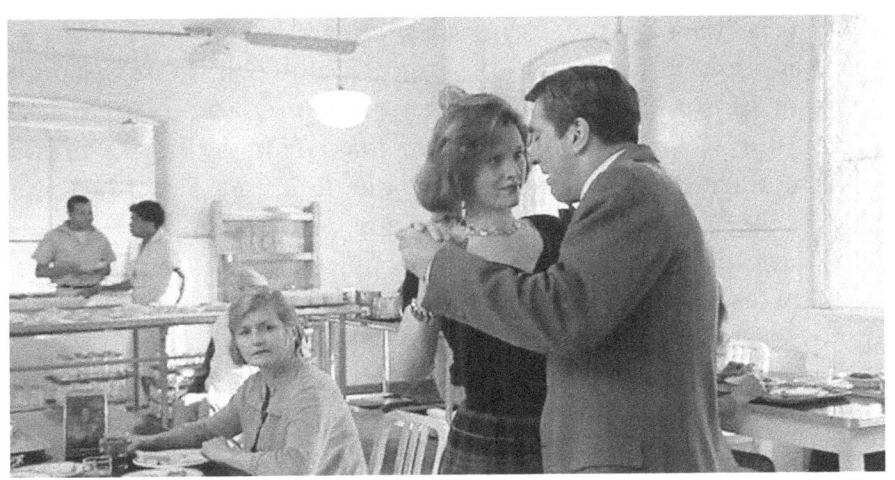

Desaparecen por unos instantes las discinesias.

Oliver Sacks y el cine

Gafas de montura redonda, barba y bigote de color blanco, frente amplia, sonrisa perenne que trasmite afabilidad; es la imagen de la madurez de Oliver Sacks. El director de cine estadounidense Wes Anderson homenajeó al doctor Sacks en la película *Los Tenenbaums. Una familia de genios* (*The Royal Tenenbaums*, 2001), caracterizando a Bill Murray como un psiquiatra algo inestable, pero con el físico del famoso neurólogo. Solo por disfrutar del hieratismo característico de Murray merece la pena su visionado.

Oliver Sacks nació en Londres en 1933, en el seno de una familia dedicada a la medicina. Graduado en Oxford, se especializó en neurología en la Universidad de California. Destacó pronto en la investigación, pero alcanzaría la fama por su faceta de divulgador científico, publicando numerosos libros y ensayos en los que humanizaba el mundo de la neurología. Murió en Nueva York en agosto de 2015 a los ochenta y dos años.

Se han adaptado para el cine y la televisión varios de sus relatos y ensayos. Tres años antes de llevar a la pantalla su novela-libro de memorias *Despertares*, se produjo para la televisión un largometraje de título idéntico a su relato más famoso: *El hombre que confundió a su mujer con un sombrero* (*The Man Who Mistock His Wife for a Hat*, 1987). El protagonista sufre de prosopagnosia, lo que le impide identificar los rostros de las personas a no ser que algún detalle de lo que está mirando pueda relacionarlo cognitivamente con un todo. El actor estadounidense Brad Pitt ha reconocido públicamente que padece este trastorno.

A primera vista (*At First Sight*, 1999), drama romántico dirigido por Irvin Winkler, se basa en otro de sus relatos, *Ver y no ver*. Virgil (Val Kilmer), ciego desde los tres años, lleva una vida apacible como masajista en un balneario, hasta que se enamora de una de sus clientes, Amy (Mira Sorvino). Esta conseguirá que un famoso oftalmólogo le opere para que pueda ver de nuevo. Lo que en un principio podría ser una bendición se convierte en un calvario, ya que Virgil presenta graves problemas para interpretar y comprender todos los estímulos visuales que se presentan. La película se deja ver sin grandes pretensiones. Lo que nos retiene en la butaca es la incertidumbre por el futuro del protagonista. Cierto interés tienen las dos escenas en el gabinete de masajes de Virgil; la primera muestra unas manos realizando suaves maniobras decontracturantes sobre la espalda de Amy que provocan su desbloqueo emocional y una crisis de llanto de efecto catártico; y la segunda comienza con un trabajo de la zona suboccipital, trapecios superiores y pectorales con la futura novia en decúbito supino, para terminar con deslizamientos profundos en muslos, que no deviene en una escena «más carnal» por el timbre que da por terminada la sesión.

El ultimo hippie, relato que al igual que *Ver y no ver* forma parte del libro recopilatorio *Un antropólogo en Marte*, sirve como hilo argumental a la película *La música nunca dejó de sonar* (*The Music Never Stopped*, 2011). Gabriel es encontrado en la calle en estado catatónico. Se avisa a sus padres, que llevaban dos décadas sin saber nada de él, y es operado de un tumor cerebral.

Gabriel ha perdido toda capacidad de retener en su memoria información a largo plazo. Su padre, interpretado por un magnífico J. K. Simmons, conseguirá, junto a una terapeuta musical, que Gabriel pueda comunicarse utilizando la música que le impactó emocionalmente en su juventud. Cinta muy recomendable y con una banda sonora plena de grandes canciones de Los Beatles, Bob Dylan y los Grateful Dead entre otros.

Reflexiones y curiosidades

Robert de Niro se luce con su papel en *Despertares*, especialmente en las escenas en las que los movimientos incontrolados y la marcha atáxica dominan el cuerpo de Leonard. Nominado al Óscar, se lo arrebató ese año Jeremy Irons por su interpretación en *El misterio Von Bülow (Reversal of Fortune*, 1990).

Si hay un símbolo o una parte del cuerpo humano que identifique al fisioterapeuta son las manos. Manos que pueden realizar punción, manejar los ganchos de fibrólisis, vendar, aplicar un ultrasonido... Manos que por encima de todo pueden tocar, y lograr que ese tacto sea terapéutico. Tal vez su utilidad no siempre viene determinada por nuestra intención. Podemos desarrollar una técnica de contacto que hayamos razonado científicamente, pero en ocasiones los mecanismos por los que se produce la mejoría o la curación de una patología son un misterio. La fisioterapia no debe olvidar el tacto como arma fundamental de tratamiento.

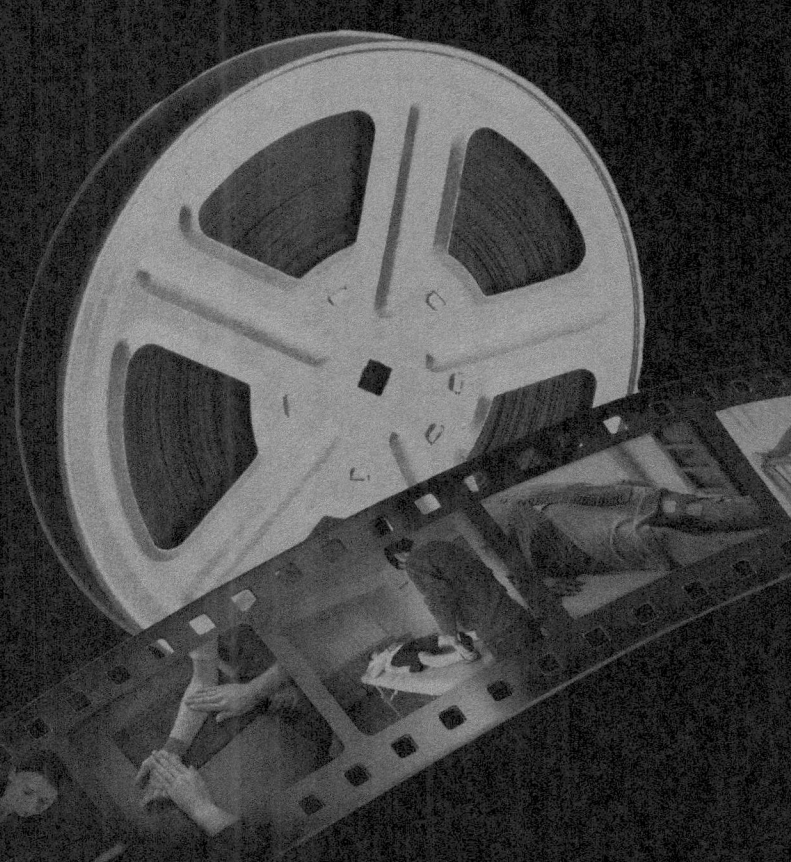

A PROPÓSITO DE HENRY

A PROPOSITO DE HENRY
(1991)

FICHA TÉCNICA

A propósito de Henry (***Regarding Henry***, 1991).

Dirigida por Mike Nichols.

País: Estados Unidos.

Producida por J. J. Abrams, Mike Nichols y Scott Rudin para Paramount Pictures.

Guion de J. J. Abrams.

Fotografía por Giuseppe Rotunno.

Música de Hans Zimmer.

Montaje a cargo de Sam O'Steen.

Interpretada por Harrison Ford (Henry Turner), Annette Bening (Sarah Turner), Donald Moffat (Charlie Cameron), Bill Nunn (Bradley), Mikki Allen (Rachel Turner), Rebecca Miller (Linda), Bruce Altman (Bruce), Elizabeth Wilson (Jessica), John Leguizamo (atracador tienda de licores) y Jeffrey Abrams (repartidor).

Color.

Duración: 108 minutos.

A PROPÓSITO DE UN FISIOTERAPEUTA MUY ENROLLADO

Este drama familiar fue dirigido por el estadounidense Mike Nichols, al que tenemos que agradecer un puñado de buenas películas como *¿Quién teme a Virginia Woolf?* (*Who's afraid of Virginia Woolf?*, 1966), *El graduado* (*The Graduate*, 1967), *Armas de mujer* (*Working Girl*, 1988), *Postales desde el filo* (*Postcards from the Edge*, 1990), *Lo que queda del día* (*Remains of the Day*, 1993) o *Closer* (2004).

Un abogado de éxito y sin escrúpulos (Henry Turner), interpretado por Harrison Ford, recibe accidentalmente dos disparos durante un atraco a un supermercado. Consigue sobrevivir, pero su cerebro presenta secuelas permanentes: no puede caminar, no puede hablar, ha olvidado quién era, a qué se dedicaba, cómo era su relación con los demás e, incluso, las actividades de la vida diaria más básicas. Deberá empezar de cero, pero tendrá la ayuda de un fisioterapeuta (Bill Nunn) que se implicará más allá de sus funciones, de su mujer Sarah (Annette Bening) y de su hija (Mikki Allen).

En la película podremos ver cómo se trabaja con el paciente mediante la estimulación cognitiva, la logoterapia y la fisioterapia, con el objetivo de recuperar la movilidad y el patrón de marcha normal.

Fisioterapia para Henry

El médico que atiende a Henry tras despertar del coma informa a su mujer de que la bala alojada en la cabeza produjo daño en el córtex frontal y la del pecho afectó a la arteria subclavia, provocando una hemorragia intensa y anoxia cerebral. «La rehabilitación va a ser larga y dura», afirma como conclusión.

El hospital al que es trasladado para comenzar su proceso de rehabilitación es el Lawrence Hospital, un centro situado a las afueras de Nueva York, en el condado de Westchester, cuyo nombre real es Burke Rehabilitatión Hospital.

Sobre el minuto 22:50 se presenta el fisioterapeuta en la habitación que ocupa Henry. Bradley, un hombre corpulento, experimentado y que no se anda por las ramas, se dirige a su paciente de manera clara y le informa de que será su fisioterapeuta durante el proceso de recuperación —«su profesor de gimnasia particular»— y que le va a importar muy poco que le hable o no.

Empujando la silla de ruedas lo traslada a la sala de fisioterapia para comenzar su tratamiento. El plano general muestra una amplia estancia en la que se vislumbran hasta ocho profesionales sanitarios. Cerca de cámara, un fisioterapeuta realiza pasivamente flexo-extensión de los dedos de la mano derecha a un paciente en supino; en el pasillo central, otro controla la marcha sujetando la cintura a un señor con andador y problemas de movilidad. Muy cerca se realizan ejercicios de abducción-aducción con la cadera en suspensión, una señora sentada ejecuta movimientos activos asistidos a la flexo-extensión de hombro y un último paciente trabaja con una altera la flexo-extensión de codo.

La secuencia continúa con un plano centrado en nuestros protagonistas. Henry se encuentra en supino encima de una camilla y Bradley trabaja pasivamente varios arcos de movilidad del miembro inferior izquierdo: flexo-extensión conjunta de la cadera y la rodilla, rotación interna y externa de la cadera con la rodilla en noventa grados de flexión. Por último, estira los isquiotibiales con apoyo del talón sobre su hombro, controlando la flexión de la rodilla con la mano izquierda y descansando la derecha en la zona anterior del tobillo. El estiramiento lo realiza con la zapatilla de Henry calzada —vemos claramente el logotipo de la marca— y no elonga de manera simultánea el tendón de Aquiles y los músculos gastrocnemios.

La siguiente escena con interés para la fisioterapia comienza en el minuto 30:45. Bradley está sentado sobre un taburete de cuatro patas frente a su paciente, situado al borde de la camilla y con los pies apoyados en el suelo. Le controla las rodillas y las caderas en el paso de sedestación a bipedestación hasta que se encuentra estable y agarra el andador. Simultáneamente, en un segundo plano, vemos a otro fisioterapeuta que realiza en una colchoneta ejercicios de desequilibrio a un paciente en sedestación que tiene los miembros inferiores inertes. También le ayuda a la flexión de tronco para estirar la musculatura dorsal.

Continúa la escena con Henry en bipedestación apoyado en el andador y Bradley controlando el tronco con una mano en la espalda y otra en el abdomen. Le da instrucciones para que deslice el andador hacia delante a la vez que avanza el pie izquierdo, sin olvidar flexionar la rodilla. Consigue hacerlo con mucho esfuerzo, deslizando el pie en ligero equino-varo. Siguiendo las indicaciones de su fisioterapeuta, se esfuerza en mantener el tronco erguido, sonríe satisfecho de su avance y comienza a dar pasos de manera más fluida.

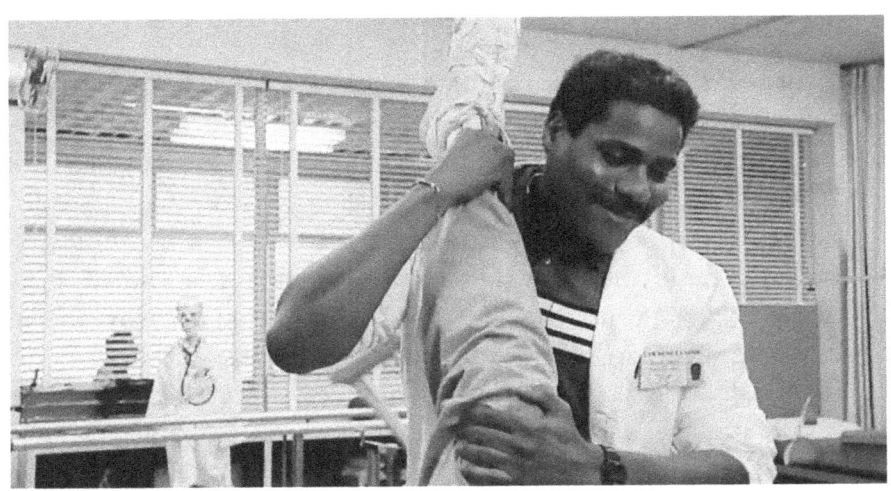

Estiramiento pasivo de los isquiotibiales.

Los planos que se suceden a continuación resumen en unos segundos cómo evoluciona su motricidad para la marcha. Camina en solitario a lo largo de un pasillo con ayuda del andador, más tarde lo vemos ejercitar los brazos con pesas, marcha con ayuda de un bastón de cuatro apoyos, y finalmente sin ningún tipo de ayuda técnica, con una ligera cojera y la mano izquierda pegada a cadera.

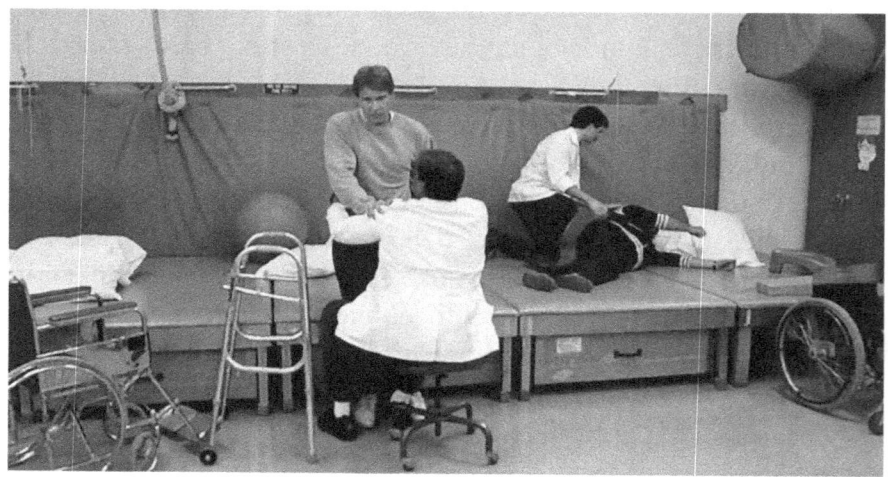

Hay que controlar la pelvis para conseguir una bipedestación estable.

Bradley le ayudará también a tomar la decisión de abandonar el hospital. Henry está institucionalizado, se siente cómodo entre los muros del centro. Tiene sus rutinas con las que disfruta y se siente a salvo: pinta al óleo, pasea y, sobre todo, su entorno es predecible y conoce a todo el mundo. Nuestro fisioterapeuta le dice que el hospital es un taller de reparaciones y que tiene una mujer y una hija que le esperan fuera. Henry está confuso. No reconoce a su familia y tiene mucho miedo de lo que se va a encontrar fuera. Finalmente será un recuerdo fugaz de su pasado el que le lleve a salir: el momento en que enseñaba a su hija a atarse los cordones encima de una alfombra gris. Esa alfombra es un vínculo con el pasado perdido, el hilo que le despertará la ilusión de retomar la vida que tenía con su familia.

Una vez instalado en su domicilio familiar, invita a su terapeuta a tomar una cerveza y charlar. Le revela que se ha reincorporado al bufete de abogados, pero siente que su trabajo es totalmente insatisfactorio y no le gusta el tipo de hombre que era antes del accidente. Bradley, a modo de cuento con moraleja, le describe cómo descubrió su vocación de fisioterapeuta. Era un buen jugador de fútbol americano. Durante un importante partido, al realizar una recepción, un defensa le golpeó las rodillas y la lesión que sufrió le impidió volver a los terrenos de juego. Su proceso de recuperación fue largo. El fisioterapeuta que le ayudó a caminar de nuevo también abrió la puerta de su futuro. Era eso a lo que se dedicaría en adelante: ayudaría a otras personas. Su lesión fue a la larga buena para él.

Bradley, a modo de corolario, le dice a su paciente y amigo que no debe hacer caso al que quiera decirle quién es. Puede que tarde un poco, pero lo averiguará por sí solo.

Bill Nunn es nuestro Bradley

Conocido por la trilogía *Spider-Man* de Sam Raimi (2002, 2004 y 2007), en la que da vida a Joseph *Robbie* Robertson, editor del *Daily Bugle*, ha desarrollado una larga carrera desde que debutara con su valedor, Spike Lee, en *Aulas turbulentas* (*School daze*, 1988).

El trabajo que, según sus propias palabras, más le marcó como actor es el de joven callejero de Brooklyn en la magnífica película de Spike Lee *Haz lo que debas* (*Do the Right Thing*, 1989). Su personaje, Radio Raheem, es enorme, fuerte, orgulloso, tranquilo, viste camiseta de Stuyvesant y deambula por las calles de su barrio con su enorme radiocassette, escuchando una y otra vez *Fight the Power* de Public Enemy. Sobre sus nudillos, dos anillos gigantes con las palabras «love» en una mano y «hate» en la otra; posible homenaje al predicador interpretado por Robert Mitchum en *La noche del cazador* (*The Night of the Hunter*, 1955), que las llevaba tatuadas en las manos. Radio Raheem es el contrapunto del personaje interpretado por el propio director, un neurótico extrovertido, pequeño y pendiente de cualquier lío para meterse en él.

William Goldwyn Nunn III murió en 2016 a los sesenta y dos años en Pittsburgh, la ciudad que también le vio nacer.

Annette Bening es una estrella

Una actriz que ha sido nominada en cuatro ocasiones al Óscar no puede ser una intérprete vulgar. No lo ha conseguido hasta ahora, quedándose a las puertas con *Los timadores* (1990), *American Beauty* (1999), *Conociendo a Julia* (2004) y *Los chicos están bien* (2010). Por la primera fue nominada a mejor actriz de reparto y por las otras tres a mejor actriz.

Su carrera dio un fuerte acelerón con su primera nominación, pero sería *Bugsy* (1991), película de Barry Levinson, la que le cambiaría la vida. Durante el rodaje conocería al que es su marido en la actualidad, Warren Beatty. Conquistador de corazones femeninos, no pudo resistirse a los encantos de Annette y hoy en día siguen siendo una sólida pareja con cuatro hijos en común.

En 2018 estuvo en las quinielas para ser nominada por interpretar a la actriz de *En un lugar solitario* (*In a Lonely Place*, 1950), Gloria Grahame, en el biopic *Las estrellas de cine no mueren en Liverpool* (*Film Stars don´t Die in Liverpool*, 2018). La película está basada en la novela homónima y autobiográfica de Peter Turner, y narra los dos últimos años de vida de la estrella de Hollywood, cuando se instala en la ciudad de Los Beatles. Gloria conocerá a Peter, actor de teatro como ella en esos momentos, y se enamorará de él, pero será una recaída de un antiguo cáncer mal tratado la que mediatice la historia de amor hasta el fatal desenlace. Annette borda el papel, hasta el punto de fundir actriz con personaje.

Reflexiones y curiosidades

Harrison Ford fue un famoso actor del cine silente que falleció en 1957 y que puso nombre a una estrella del paseo de la fama de Los Ángeles, tiempo antes de que lo hiciera, en 1993, el responsable de personajes como Han Solo e Indiana Jones. En sus primeros trabajos, nuestro Indi, tuvo que firmar como Harrison J. Ford para evitar la confusión con su antecesor. Más adelante le permitieron quitar la J de su nombre.

Un año antes de interpretar a Henry Turner en *A propósito de Henry*, Harrison Ford había participado en el film de Alan J. Pakula *Presunto inocente* (*Presumed Innocent*, 1990), desempeñando el papel de abogado. Se negó en un principio a interpretar a Henry, ya que no quería protagonizar dos películas consecutivas repitiendo perfil profesional. Consiguieron convencerle argumentando que su rol como letrado en la película no duraría más allá de diez minutos.

J. J. Abrams, guionista y productor de la película, realiza un cameo interpretando a un repartidor de comida a domicilio. Son solo unos breves segundos en los que se le ve dejar las bolsas en la puerta de casa de la familia Turner.

La práctica del cameo[26] está muy extendida en el séptimo arte. Famosas son las apariciones del director británico Alfred

---

[26] Según el *Diccionario de la lengua española* de la RAE, el término cameo hace referencia a la intervención breve de un personaje célebre, actor o no, en una película o serie de televisión. El origen del la palabra parece encontrarse en las representaciones teatrales de la época victoriana inglesa. Se solía invitar a algún personaje importante de la sociedad a aparecer en escena, donde permanecía quieto o se movía fugazmente. Se empezó a llamar cameo a esas apariciones, tal como los ingleses llaman a los camafeos, por parecerse esas apariciones inmóviles y casi siempre de perfil a la figura humana que aparece en esas piedras talladas insertadas en un broche.

Hitchcock en treinta y siete de las cincuenta y ocho películas que dirigió, incluida la imagen de su persona en un anuncio para perder peso de un periódico que sostiene el protagonista de *Naúfragos* (*Lifeboat*, 1944). James Cameron pone voz a muchos de los personajes de sus películas que se encuentran fuera de cámara. En *Titanic* (1997), por ejemplo, dobla a la persona que grita «¡Iceberg!» cuando el barco comienza a hundirse. Night Shyamalan es otro aficionado a aparecer brevemente en sus películas. Los cameos en las películas de la saga *Torrente* de Santiago Segura son también muy numerosos. Junto con Hitchcock, el rey del cameo es Stan Lee. Hasta su muerte en 2018, este editor de cómics había aparecido en todas las películas de la factoría Marvel.

Respecto a la intervención de Bradley como fisioterapeuta en la película, el trabajo que se muestra en pantalla es bastante digno, preocupándose, en todo momento, por el bienestar de su paciente. Comete algún pequeño error en las tomas de las manos cuando moviliza el miembro inferior a Henry y en permitirle llevar las zapatillas calzadas durante el tratamiento en camilla.

Toda relación terapéutica implica dos realidades distintas: la del terapeuta y la del paciente. Durante la terapia los participantes intercambian información verbal, corporal, gestual. En la película vemos que predomina el proceso de transferencia sobre el de contratransferencia. Henry no solo ve a Bradley como un profesional, sino desde una perspectiva personal. «Cuando me vaya a casa tú no estarás allí», le comenta al fisioterapeuta. Sin embargo, Bradley controla el proceso de contratransferencia, ya que entiende que el trabajo con su paciente ha concluido cuando se recupera físicamente. No olvida cuál es su papel en esta relación terapéutica, a pesar de su carácter jovial, chistoso y dicharachero.

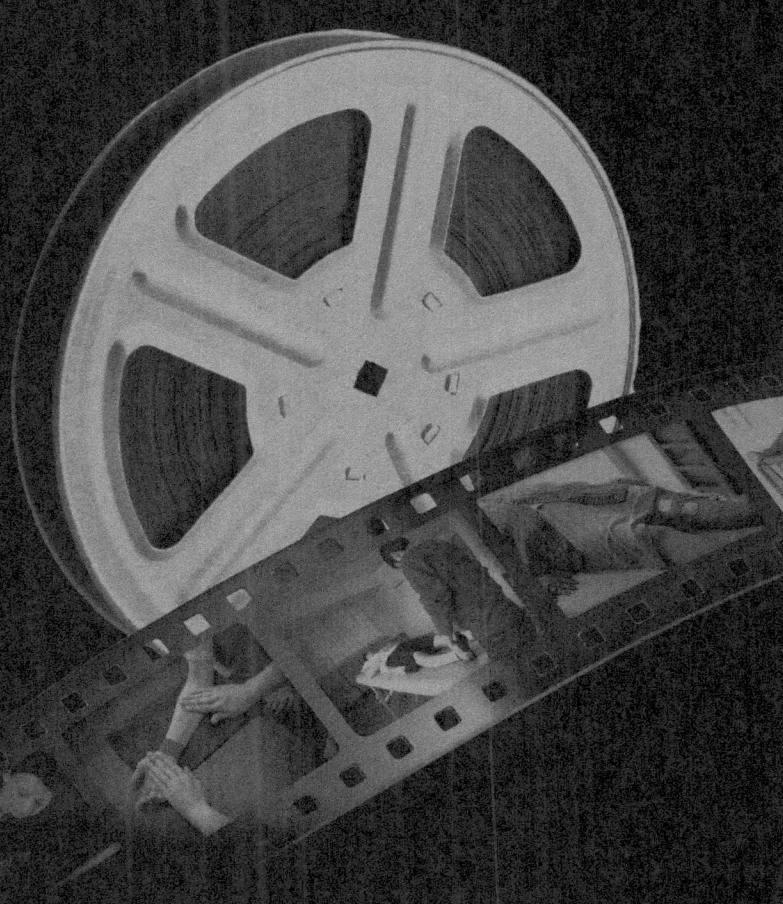

PASSION FISH
(1992)

FICHA TÉCNICA

Passion Fish (1992).

Dirigida por John Sayles.

País: Estados Unidos, Reino Unido y Francia.

Producida por Sarah Green, Maggie Renzi y John Sloss.

Guion de John Sayles.

Música de Mason Daring.

Fotografía de Roger Deakins.

Montaje a cargo de John Sayles.

Interpretada por Mary McDonnell (May-Alice Culhane), Alfre Woodard (Chantelle), Vondie Curtis-Hall (Sugar LeDoux), David Strathaim (Rennie), Angela Bassett (Rhonda) y Maggie Renzi (fisioterapeuta Louise).

Color.

Duración: 134 minutos.

SUPERANDO LA DEPRESIÓN POSTRAUMÁTICA

John Sayles —abordaré más adelante su importancia en el cine americano— nos regala una cinta que, sin caer en la sensiblería ni buscar la lágrima fácil, habla de la soledad, la autocompasión y de la posibilidad de superar los traumas.

May-Alice (Mary McDonnell), una famosa actriz de telenovelas, sufre un atropello que la dejará parapléjica. Hundida en la depresión y el alcohol, conocerá a Chantelle (Alfre Woodard), una cuidadora que arrastra un pasado con problemas. Las dos aprenderán a convivir y entablarán una relación de amistad y de ayuda mutua.

Fisioterapia para May-Alice

May-Alice tiene la médula seccionada por debajo de la décima vertebra dorsal. Intervenida quirúrgicamente para fijar la columna a nivel de la lesión, comienza en la piscina su tratamiento de fisioterapia (minuto 3:13). La escena, en plano corto, nos muestra sus extremidades inferiores inertes y a una fisioterapeuta de espaldas que se ocupa de sujetarla en hamaca. La profesional da instrucciones claras en tono bajo y suave, instando a su paciente a que mantenga la posición de flotación e intente girar lentamente el cuello hacia la izquierda. Gracias a un plano medio corto que cierra la escena, vemos a una temerosa May-Alice que consigue finalmente mantener la postura correcta sin sumergirse.

No hay solución de continuidad y la siguiente escena (minuto 3:51) nos traslada a una sala de fisioterapia con May-Alice en primer plano, sentada en una silla de ruedas en el interior de unas barras paralelas. Sus piernas cuelgan de sendas hamacas de tela que envuelven los tobillos y se anclan en las barras mientras las rodillas permanecen en extensión. Un fisioterapeuta en bipedestación al que no vemos el rostro —posiblemente para que centremos toda la atención en la protagonista—, anima a la paciente a que ejercite los brazos. Sus instrucciones caen en saco roto, ya que esta no quiere continuar la sesión de fisioterapia. Se trata de un plano secuencia en el que la cámara se desplaza lentamente desde una posición lateral a las paralelas, para terminar frente a la paciente. En el fondo del encuadre vemos, al comienzo de la escena, a otro usuario sentado dentro de unas barras paralelas en la misma postura que May-Alice. Pelota de Bobath grande, andadores, muletas, bicicleta estática y plano inclinado completan el atrezo de la sala. La escena termina con la petición de la paciente de finalizar la sesión e irse a su habitación. El fisioterapeuta muestra su disconformidad y la anima a que se vaya, pero por sus propios medios, sin ayuda externa. En su desesperación tratará de descolgar las piernas, y finalmente, agotada tras el intento infructuoso, muestra su enfado insultando al profesional —«Fuck you»—[27].

Pocos segundos más adelante (minuto 5:32), en un nuevo plano secuencia, la encontramos tumbada en decúbito prono sobre el tatami. La voz en *off* de un fisioterapeuta da órdenes grupales marcando, paso a paso, el cambio de posición en la colchoneta de prono a sedestación: apoyo de los codos, giro hacia uno de los lados utilizando el impulso de una de las manos sobre la superficie y, una vez en supino, empuje con los codos y las manos hacia atrás, la cabeza arriba y llegar a la sedestación. May-Alice no lo consigue y se desploma en supino, tapándose la cara con ambas manos y llorando amargamente.

Una vez fuera del hospital, la película intercalará dos sesiones de fisioterapia en el gabinete privado de una fisioterapeuta llamada Louise (Maggie Renzi). La primera comienza en el minuto 7:37 con un plano detalle de un trapecio de cama.

---

[27] Se puede traducir del inglés como «Jódete» o «Que te jodan».

Aparece una mano que se agarra al trapecio y al instante las dos manos de May-Alice se sujetan a él. Entra en plano la paciente, que trata de incorporarse de la camilla. Louis es una fisioterapeuta de mediana edad que, tras retirar el trapecio de incorporación y realizar unas preguntas sobre la causa de su lesión medular, comienza a evaluar la fuerza de sus extremidades superiores. Para ello, primero en la izquierda y después en la derecha, coge la muñeca con una mano y sujeta el hombro con la otra, pidiéndole a la paciente que impida que la baje desde la posición del hombro flexionado unos cuarenta y cinco grados. Evalúa a continuación la movilidad articular y flexibilidad de las extremidades inferiores. Sujeta el tobillo con una mano y coloca la extremidad en flexión de noventa grados de la rodilla y la cadera, testando la rotación interna y externa de la cadera al llevar el tobillo hacia lateral y medial. Mueve la rodilla hacia el pecho para explorar la flexión de la cadera y termina valorando la flexibilidad de la musculatura isquiotibial partiendo de la posición de cadera en noventa grados de flexión y en extensión de rodilla.

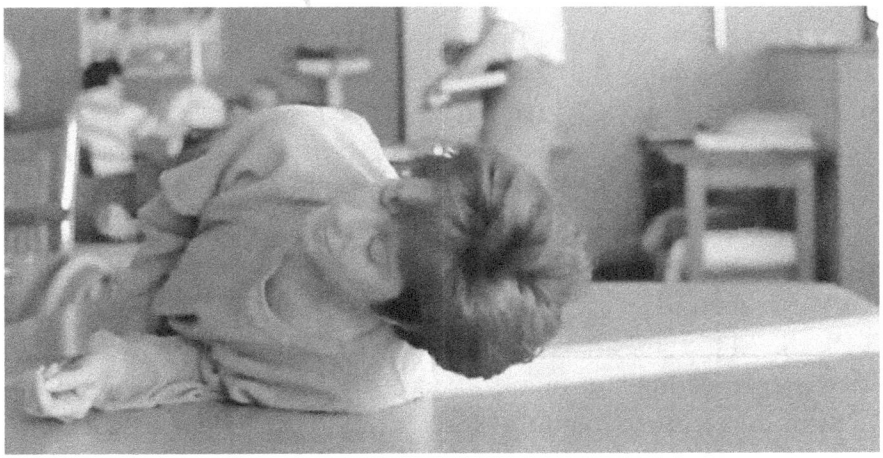

May-Alice practica el volteo.

Louis le comentará a su paciente los dos objetivos que hay que plantearse en el tratamiento: fortalecimiento, por un lado, de los músculos no paralizados, manteniendo la espalda recta y la amplitud articular, y trabajar, por otro, la circulación y el tono muscular en las zonas sin movilidad voluntaria.

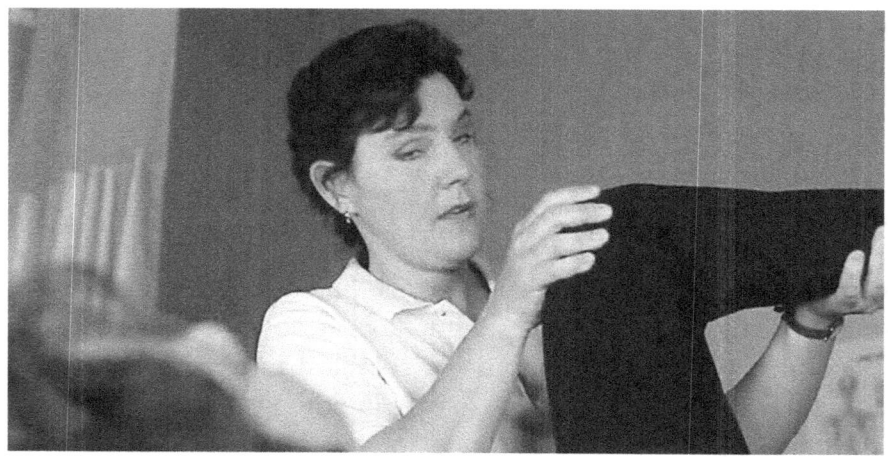

Louis evalúa la rotación de la cadera de su paciente.

Se suceden planos medios de Louis trabajando. Tras ella podemos vislumbrar, al fondo del gabinete, la decoración de las paredes con varios diplomas enmarcados y dos láminas de anatomía humana del sistema esquelético y la columna vertebral. Recomienda a Mary-Alice que en su domicilio trate de permanecer en bipedestación con los bitutores una hora al día. Ella responde de manera seca y cortante que esta sesión ha sido concertada por su seguro médico y que no piensa continuar con el tratamiento.

La segunda sesión en la clínica comienza en el minuto 110:28. Plano medio corto cenital de May-Alice que realiza lentamente abducción bilateral de los hombros para terminar en flexión de ciento ochenta grados. Louis reconoce que ha mejorado la flexibilidad y pasa a explorar la fuerza de los miembros superiores, oponiendo resistencia en la parte interna y externa a nivel de codo a la aducción y abducción horizontal, primero en el miembro derecho y después en el izquierdo. Plano detalle de las manos de Louis, una encima de la otra, palpando suavemente la zona abdominal inferior, mientras pregunta a su paciente si tiene algún problema intestinal, si le falta el aliento o tiene dolor al respirar. Valora la movilidad de la cadera derecha a la flexión, realizando la toma en el tobillo y en el hueco poplíteo.

May-Alice, durante esta segunda sesión, se encuentra relajada pero mentalmente lejos del gabinete de fisioterapia. Habla de los problemas personales que tiene su cuidadora y de su propia implicación emocional con un amigo del pasado, casado actualmente con otra mujer.

¿Quién es *En Pie con el Puño en Alto*?

Debutar y triunfar en el cine es algo al alcance de pocos actores. Le ocurrió a la estadounidense Mary McDonnell en la película *Bailando con lobos* (*Dances with Wolves*, 1990), donde interpreta a una mujer blanca criada por los indios siux, de nombre *En Pie con el Puño en Alto*, de la que se enamora el teniente del ejército unionista John Dunbar (Kevin Costner). La cinta consiguió siete Premios Óscar, incluida la estatuilla a la mejor película[28]. Mary McDonnell se tuvo que conformar con la nominación a mejor actriz de reparto, ya que el galardón se lo llevó Woopi Golberg por su papel en *Ghost* (1990).

Comenzó su carrera cinematográfica a los treinta y siete años, después de veintiún años trabajando en teatro y televisión. Curiosamente, en la película era dos meses mayor que el actor que interpretaba a su padre y dos años más joven que la actriz que da vida a su madre.

Volvió a interpretar un papel relevante en la película coral de Lawrence Kasdan, *Grand Canyon* (1991), compartiendo cartel con Alfre Woodard, la cuidadora de la egocéntrica

---

[28] Son cosas de los Óscar que ese año no se llevara el premio a la mejor película *Uno de los nuestros* (*Goodfellas*, 1990), obra maestra de Martin Scorsese.

May-Alice en *Passion Fish* (1992). Este papel de minusválida gruñona le supuso a Mary McDonnell su segunda nominación a los Óscar, esta vez a la mejor actriz. Lo perdió en favor de Emma Thompson, triunfante en su rol de rica heredera inglesa en *Regreso a Howards End* (*Howards End*, 1992).

Ser primera dama americana en el *blockbuster Independence Day* (1996) y madre de Donnie (Jake Gyllenhaal) en *Donnie Darko* (2001) —un adolescente que tiene visiones sobre un aterrador conejo gigante que predice el fin del mundo— son las aportaciones más importantes al cine de McDonnell desde *Passion Fish*.

Es también un rostro televisivo muy conocido en los últimos años, gracias a su papel de la capitana de policía Sharon Raydor en *The Closer* y en *Major Crimes*, *spin off* de la anterior, cancelada en 2018.

Sayles y Renzi

John Sayles, director y guionista de todas sus películas, se ha caracterizado en su larga trayectoria en el mundo del cine por el control total del proceso creativo de sus largometrajes. Nacido en Estados Unidos en 1950, trabajó en sus comienzos como guionista para Roger Corman. Ha realizado videoclips musicales y el guion de dos de las películas más conocidas de Joe Dante: *Piraña* (*Piranha*, 1978) y *Aullidos* (*Howling*, 1981).

Fue nominado al Óscar al mejor guion original por *Passion Fish* y *Lone Star* (1996). Esta última es un ejemplo de película con argumento bien hilvanado. Narra varias historias relacionadas con la frontera entre Texas y México y la difícil convivencia multirracial.

Otra obra mayor es *City of Hope* (1991). Según el crítico francés Marc Cousins, se trata de la mejor película contra la política de Reagan de toda la historia y está ambientada en una pequeña población estadounidense, en la que las pequeñas tramas de sus vecinos irán confluyendo para conseguir una reflexión final más amplia.

Maggie Renzi (1951) ha trabajado como actriz en pequeños papeles en muchas de las películas de su pareja sentimental, John Sayles. Se conocieron siendo estudiantes en la universidad de Massachusetts y desde entonces han formado tándem creativo. Ambos se convirtieron en la cabeza visible del cine independiente americano de los años 80 y 90. Tras su interpretación de la fisioterapeuta Louise en *Passion Fish*, no la hemos vuelto a ver delante de las cámaras, puesto que se ha centrado exclusivamente en la producción de las películas de Sayles.

Reflexiones y curiosidades

Muchos son los títulos que han abordado la paraplejía, ya sea desde el protagonismo absoluto o desde una mirada más tangencial. También son muchos los que describen —o al menos lo intentan— el proceso de recuperación y readaptación en las personas con paraplejía adquirida. Aparece en algunas ocasiones un personaje que, sin que sepamos su categoría profesional, ayuda con el tratamiento fisioterápico. En este contexto son muy socorridas para el director las escenas de marcha con bitutores, dentro y fuera de las barras paralelas, en las que el profesional controla el trabajo del paciente.

Passion Fish toma el nombre de una leyenda inventada por el director de la película, supuestamente originaria de los meandros del río Mississippi a su paso por Louisiana. Rennie, durante un paseo en barca con May-Alice y Chantelle por los pantanos, coloca sobre la palma de la mano de sus acompañantes un pequeño pez de unos cinco centímetros (Pez de la pasión) extraído del estómago de otro más grande. Deberán cerrar fuerte la mano, apretar el pececito y pensar en alguien que quiera que las ame.

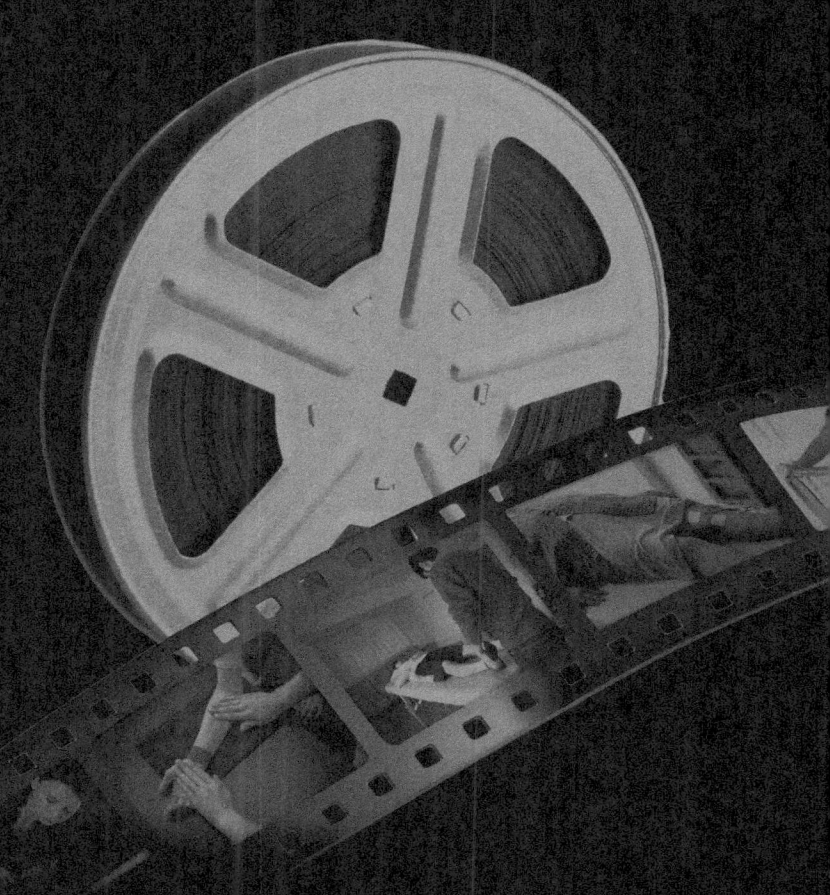

EL BALNEARIO
DE BATTLE CREEK

EL BALNEARIO DE BATTLE CREEK (1994)

FICHA TÉCNICA

El balneario de Battle Creek (***The road to Wellville***, 1994).

Dirigida por Alan Parker.

País: Estados Unidos.

Producida por Marc Abraham, Armyan Bernstein, Robert F. Colesberry, Lisa Moran, Alan Parker y Tom Rosenberg.

Guion de Allan Parker, basado en la novela homónima del escritor norteamericano T. Coraghessan Boyle.

Fotografía por Peter Biziou.

Música de Rachel Portman.

Interpretada por Anthony Hopkins (Dr. John Harvey Kellogg), Matthew Broderick (William Ligthbody), Bridget Fonda (Eleanor Ligthbody), John Cusack (Carles Ossining), Dana Carvey (George Kellogg), Colm Meaney (Dr. Lionel Badger), Lara Flynn Boyle (Ida Muntz), Traci Lind (Srta. Tumbas) y Alexander Slanksnis (Sr. Impronunciable).

Color.

Duración: 118 minutos.

LA VIDA SANA SEGÚN KELLOGG

El director de cine británico Alan Parker no se prodigó mucho detrás de la cámara. Saltó, a lo largo de su carrera, de un género cinematográfico a otro, siempre con solvencia, y dejándonos títulos ya clásicos en el imaginario colectivo. Dieciséis años antes de rodar *El balneario de Battle Creek*, escandalizó por la crudeza de las imágenes con *El expreso de medianoche* (*Midnight Express*, 1978), odisea de un joven estadounidense que, condenado en Turquía a treinta años de reclusión por —supuestamente— tráfico de drogas, sufrió en la cárcel todo tipo de torturas y vejaciones.

Fue durante los años 80 y 90 cuando desplegó su mejor cine. Brillan en esa época cuatro de sus mejores filmes. El drama musical *Fama* (*Fame*, 1980) se convirtió enseguida en un éxito de taquilla y dio origen a la serie televisiva del mismo nombre, con la pegadiza canción *Fame* de Irene Cara ganadora de un Óscar. *Pink Floyd: The Wall* (1982), estrenada en España quince años más tarde, mezcla las canciones de Pink Floyd, secuencias de animación y mucha irreverencia. *Arde Mississippi* (*Mississippi Burning*, 1988) es un alegato antirracista ambientado en el sur de Estados Unidos. Pondría el broche de oro a su carrera con la gran adaptación de la novela homónima de Frank McCourt *Las cenizas de Angela* (*Angela's Ashes*, 1999), que narra la vida en la miseria de una familia irlandesa en los años 30 y 40 del siglo pasado. Retirado del cine desde 2004, Alan Parker murió en Londres en 2020.

El balneario de Battle Creek cuenta con un protagonista de lo más hilarante. Gafas redondas, bigote, fina perilla y unos incisivos superiores muy prominentes, trasforman a Anthony Hopkins en el paladín de la vida biológica, el doctor Harvey Kellogg. La película es una sátira y nos transporta a principios del siglo xx al balneario de Battle Creek, en Michigan, Estados Unidos. Se trata de un sanatorio donde se citan clientes de clase alta, para ponerse en manos del doctor y director del centro y someterse a sus principios de terapia física, alimentaria y de moralidad.

El reparto es de una calidad excepcional. El atribulado William Lightbody (Matthew Broderick) que ingresa junto a su esposa Eleanor (Bridget Fonda), para tratar de curar sus problemas intestinales; un aprovechado hijo de Kellogg, George (Dana Carvey), que es el polo opuesto de su padre; John Cusack (Charles Ossining), un buscavidas que intenta montar una fábrica de copos de maíz para competir con Kellogg's; el Dr. Lionel Badger (Colm Meaney), contrario a algunas tesis de Kellogg y autor de un tratado sobre el clítoris; y otros muchos que pincelan un escenario casi felliniano.

Fisioterapia y otras terapias en el balneario de Battle Creek

Un primer plano de la cara de una señora de mediana edad sirve de introducción a las actividades que se realizan en el balneario (minuto 0:40). Realiza dos ciclos de inspiración profunda y espiración y comienza a reírse de manera estentórea. En un plano general, veinte mujeres colocadas en fila bajo el porche de una casa de campo —todas uniformadas con ropa cómoda y blanca—, ríen coordinadamente al ritmo de la música que marca una delgada pianista y una oronda señora con un megáfono. Mientras lo hacen, mueven los miembros superiores a la abducción, se palmean las caderas y flexionan las rodillas, realizando pequeñas agachadillas. La canción *Laughing Song* de Rachel Portman acompaña la escena. Un delicioso dislate.

Los títulos de crédito se intercalan con la entrevista que realizan varios periodistas al Dr. Kellogg. Se encuentra encima de una plataforma giratoria con los pies metidos en dos cubetas humeantes y realizando a la vez movimientos de los miembros superiores con la ayuda de un circuito peso-cuerda-polea.

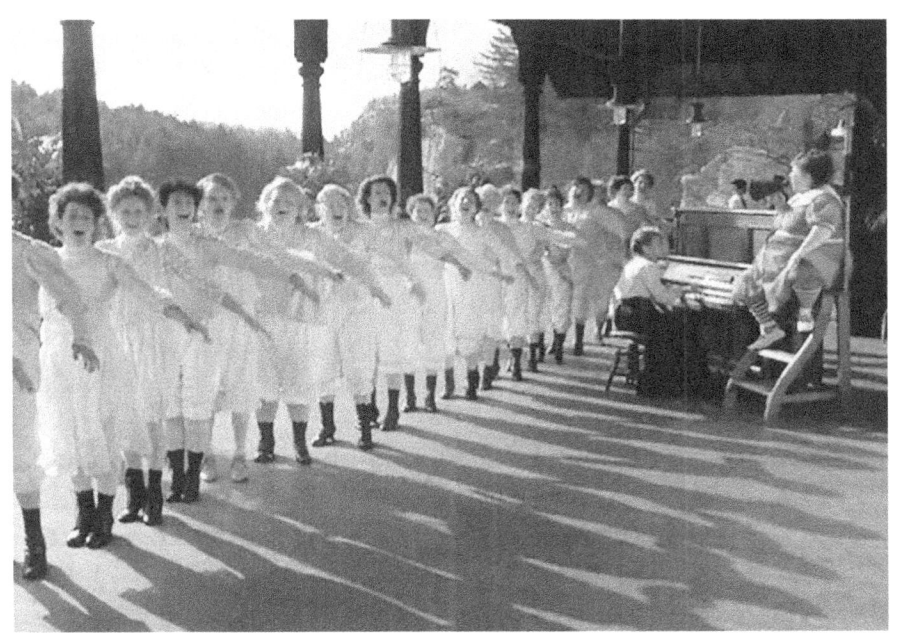
Risoterapia.

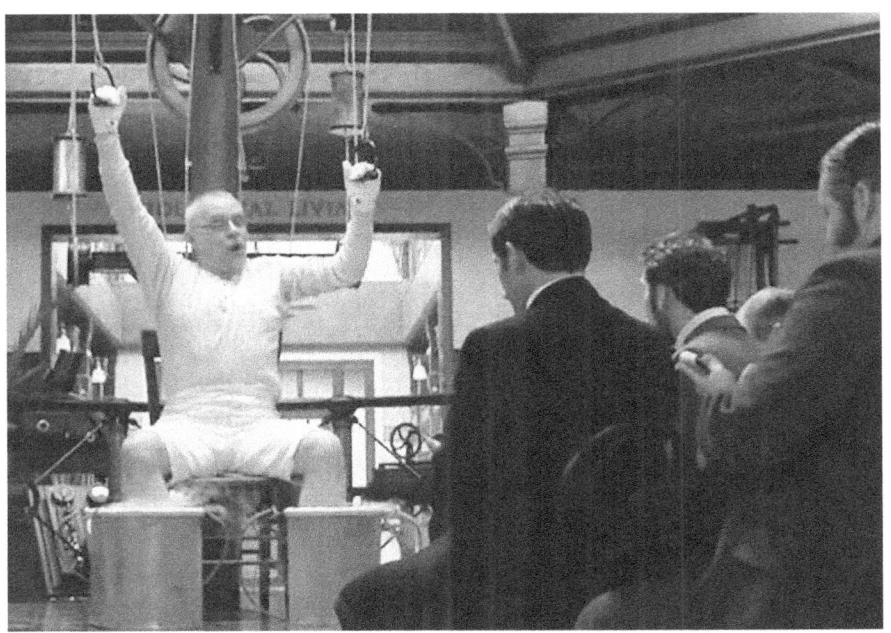
Entrevista al doctor kellogg en pleno autotratamiento.

Minuto 4:08. Unas veinte personas de ambos sexos practican gimnasia tradicional en el jardín del balneario, los hombres ataviados con traje sin chaqueta y las mujeres con falda larga y blusa. Mueven los brazos en cruz y realizan giros de tronco. El plano siguiente muestra una extensa pradera sobre la que corren en fila —las señoras sujetándose la falda—, a la vez que entonan una canción. Se intercalan imágenes de clientes del balneario en bicicleta y otros realizando respiraciones forzadas. El mismo grupo, tras practicar el salto a la pata coja con los miembros superiores en flexión completa, corre alrededor del árbol que los cobija. Los hombres, al igual que las mujeres en los primeros planos de la película, también realizan terapia de la risa; en un corto plano los vemos dentro de una gran sala con un señor de voz modulada y megáfono en mano marcando el ritmo de la carcajada.

Una obesa trabajadora del balneario acciona una misteriosa manivela (minuto 31). Se abre el plano y William Ligthbody, desnudo dentro de una bañera, tiembla asustado. Tiene alrededor del cuello una especie de flotador con una anilla a cada lado, de la que tira alternativamente un dispositivo mecánico que le hace oscilar lateralmente. La manivela mueve unos pedales introducidos en la bañera que salpican agua constantemente sobre el rostro del paciente. Al fondo del plano van desfilando hombres en bañador a los que otro empleado, armado con una manguera de agua a presión, les aplica un fuerte chorro sobre el tronco.

Minuto 32. Clientes en calzoncillos al trote pasan con los brazos arriba entre dos empleados dispuestos con mangueras de agua a presión. El plano se centra en Lightbody, desnudo, en bipedestación, con las manos y pies atados y los miembros superiores en cruz. Recibe una ducha tipo lluvia mientras dos trabajadores le frotan todo el cuerpo con grandes esponjas ásperas. La expresión de Ligtbody, al que, para terminar, tiran a la cara dos cubos de agua, es de sufrimiento.

Minuto 40:50. Eleonor Ligtbody y una amiga toman un baño de agua caliente en unas pequeñas piscinas y a continuación una sauna individual. Se intercala una breve panorámica de una sala con cinco camillas ocupadas por mujeres desnudas, antifaz para los ojos como único vestuario y lámparas de luz sobre ellas.

Nuestro pusilánime amigo, William Ligthbody, se encuentra esta vez sobre un tapiz rodante inclinado (minuto 49:05). Lleva una mascarilla que le tapa la nariz y la boca, unida a un contenedor de cristal por medio de un tubo de plástico. Se nota que para él es otra nueva tortura, porque tiene que agarrarse a las barandillas laterales para no caer desplomado. Planos de pocos segundos describen los tratamientos a los que se somete William. Comienza con el movimiento mecánico de la pelvis a través de una cinta de cuero que rodea la zona lumbar a modo de cinturón y unido a un motor; eje de madera giratorio con cintas de cuero que golpean todo el cuerpo del sufrido paciente, que se encuentra en bipedestación; especie de circuito vibratorio de cuerda-polea para el hombro; asiento vibratorio; rodillo

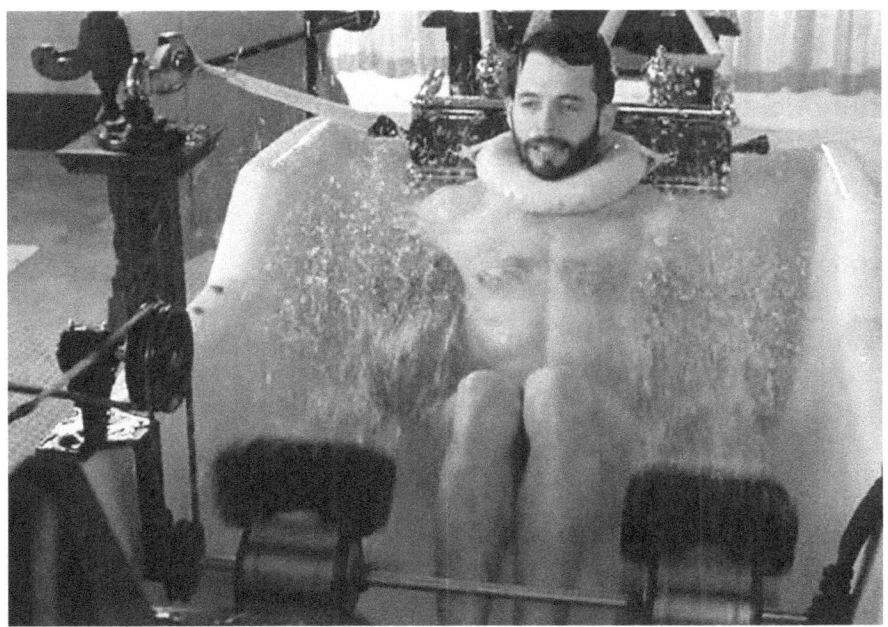

Técnicas de hidroterapia poco convencionales.

giratorio acanalado que sirve para masaje mecánico de la zona posterior de brazo y codos en postura prona y para las plantas de los pies en supino; nuevo plano de cinturón vibratorio; y trabajo en pareja, sentados cara a cara, mediante un circuito en el que otro paciente tira hacia abajo de dos anillas unidas con una cuerda a una polea cenital, provocando que William, agarrado al otro extremo de la cuerda, sea prácticamente suspendido en el aire.

Minuto 50:15. William Ligthbody y otro paciente están tumbados en traje de baño, la zona pélvica introducida en una pequeña bañera con respaldo y los pies dentro de cubetas con agua. Un trabajador del balneario maneja un cuadro de mandos conectado eléctricamente a las cubetas. El paciente de mayor edad parece asiduo a esta terapia, a la que define como «baño sinusoidal», y describe la sensación como de «pececillos mordisqueando la zona genital».

Minuto 51:08. La oronda empleada porta un megáfono y da instrucciones para trabajar la respiración dirigida. Los pacientes, tumbados cómodamente en supino y bien abrigados en el porche de la casa, siguen las indicaciones de realizar, a ritmo lento, inspiración y espiración.

Vemos un plano general del jardín del balneario nevado, ocupado por un grupo de clientes que realizan en bipedestación ejercicios de elevación y descenso de los miembros inferiores con un bolo en cada mano (minuto 58:40).

Tumbadas desnudas, varias mujeres en camilla toman en prono un baño de luz protegiéndose los ojos con gafas oscuras. No sabemos qué tipo de radiación emiten las lámparas de la escena (minuto 63).

Minuto 68:10. William Lightbody entra en la sala del «baño sinusoidal» y se coloca en posición de comenzar el tratamiento junto con otros dos clientes. Durante la sesión algo falla y se produce un cortocircuito que mata a un paciente ruso —el señor Impronunciable— y al empleado de los baños que manejaba el instrumental eléctrico.

Eleanor Lightbody ha recibido un tratamiento especial fuera del balneario. Sale a la calle, se para un momento en el portal y sonríe ampliamente. Junto a ella, una banderola de forja que anuncia: «R. H. SPITZVOGEL – THERAPEUTIC MASSAGE». Si quieren saber en qué ha consistido el masaje que ha dado felicidad a Eleanor, tendrán que ver la película (minuto 93).

Apuntes del Dr. John Harvey Kellogg y su sanatorio

Llegó al mundo en 1852, en el seno de una familia adventista del séptimo día del estado de Nueva York. A los ocho años se traslada a la ciudad de Batlle Creek en Michigan. Gracias a las becas de la iglesia adventista pudo graduarse como médico en 1875, para casarse cuatro años más tarde con la mujer junto a la cual adoptaría a siete niños. Según proclamaba el propio Kellogg, su matrimonio nunca se consumó, puesto que fue fiel a uno de sus preceptos de la vida sana: la abstinencia sexual.

El año 1866 abrió sus puertas el futuro sanatorio de Battle Creek bajo el nombre de Western Health Reform Institute. En 1876 se hizo cargo el doctor Kellogg de la dirección de la institución, a la que cambió el nombre por el de Battle Creek Sanitarium. Junto con su hermano Will Keith Kellogg, convirtió el sanatorio en un destino nacional de bienestar, combinando de manera integradora un centro médico, un balneario y un hotel de lujo para 2000 personas. Fueron los inventores de los copos de maíz y de otros cereales, utilizados en un principio como alimento antiafrodisíaco para sus clientes del sanatorio. Fue motivo de conflicto entre hermanos, ya que Will deseaba añadir azúcar al cereal mientras que John pensaba que hacerlo dulce provocaría deseo sexual en el consumidor. Cada uno por separado fundó su propia compañía, y sería la Battle Creek Toasted Corn Flake Company, propiedad de Will, la que se convertiría en la Kellogg's Company.

El doctor Kellogg solía vestir elegantemente con traje y zapatos blancos y, muy a menudo, se presentaba acompañado por una cacatúa blanca posada en su hombro. Como buen miembro de la iglesia adventista del séptimo día, era un estricto vegetariano y defensor del ejercicio físico. Inventó la mantequilla de cacahuete, fue cirujano de prestigio y desarrolló tratamientos para todo tipo de enfermedades. Algunos de estos tratamientos, artilugios y preceptos para la vida sana se muestran en la película *El balneario de Battle Creek*:

- Masticar cuarenta veces cada bocado antes de tragar.
- Administración de corriente sinusoidal. Dosis leves de corriente eléctrica aplicada directamente sobre la piel. Se podía utilizar directamente sobre los globos oculares para tratar las patologías de la visión.
- Aplicación mecánica de enemas de hasta 57 litros que incluían yogur en su composición.
- Baños de luz artificial. Muchos médicos en esa época recomendaban estos baños para tratar la depresión. Kellogg fue más lejos y la utilizó para tratar la diabetes, el insomnio, la sífilis, la gangrena e incluso el calambre del escritor.
- El baño continuo. El sanatorio de Battle Creek llegó a ofrecer hasta cuarenta y seis tipos diferentes de baños. El baño continuo era un tipo especial de baño en bañera que podía durar horas, días o semanas dependiendo de la gravedad de la dolencia. Lo utilizó para las enfermedades de la piel, la diarrea crónica y diferentes desórdenes mentales.
- Artilugios para gimnasia y silla vibratoria. Su caballo mecánico fue muy popular; en la Casa Blanca había uno y parece ser que en el gimnasio de primera clase del Titanic había otro (no se pudo utilizar mucho). La silla vibratoria era una silla de madera lisa sin acolchado, que vibraba sesenta veces por minuto para estimular el

tránsito intestinal. También vemos en la película la máquina de azotes, utilizada para estimular la circulación.
- Abstenerse de fumar, de dormir en colchones de plumas y de leer novelas románticas.
- Evitar la masturbación. La práctica onanista —según Kellogg— era la causa directa de muchas enfermedades: problemas de digestión, pérdida de memoria, locura, epilepsia y daños en el corazón, entre otras. Los métodos que predicaba para evitar la autoestimulación de los genitales eran de lo más variopinto: atar las manos, vendar la zona en conflicto, poner una estructura enrejada alrededor, la circuncisión sin anestesia y, para las niñas, aplicación de fenol o acido carbólico en el clítoris o la extirpación quirúrgica para los casos más resistentes.

El doctor John Harvey Kellogg murió a la avanzada edad de noventa y un años. Posiblemente su estilo de vida influyó en su longevidad, si bien algunas de sus teorías se consideran en la actualidad excéntricas y carentes de base científica.

Anthony Hopkins antes y después de Hannibal Lecter

Anthony Hopkins nació el último día del año 1937, en la misma localidad galesa —Port Talbot— que Richard Burton. Quedó muy impresionado al conocer a este actor en la adolescencia y decidió emularlo en el mundo de la interpretación. Siendo director Laurence Olivier de la England's National Theatre Company, fue contratado y poco a poco ganó peso en la compañía hasta sustituir a Olivier durante una corta enfermedad.

Su debut en el cine fue con *El león en invierno* (*The Lion in Winter*, 1968), interpretando a Ricardo Corazón de León, el mayor de los tres hijos de Leonor de Aquitania y Enrique II de Inglaterra. Se trasladaría en los años 70 a Hollywood para interpretar por primera vez a un desequilibrado mental en *Magia*

(*Mágic*, 1978), una de las seis colaboraciones con el director británico Richard Attenborough. Fue una inquietante actuación dando vida a un ventrílocuo que, creyendo estar dominado por su muñeco, comenzará una carrera criminal.

Muchas películas después, Jonathan Demme le ofreció el papel de su vida: interpretar a Hannibal Lecter —el psicópata salido de la pluma del novelista Thomas Harris— en *El silencio de los corderos* (*The Silent of the Lambs*, 1991). Demme había visto a Hopkins en *El hombre elefante* (*The Elephant Man*, 1980) y le gustó su mirada. Para interpretar a Hannibal Lecter se fijó en el asesino Charles Manson y en la primera ministra británica Margaret Thatcher, y con ello logró crear uno de los personajes más escalofriantes de la historia del cine. Le dieron el Óscar por su interpretación, a pesar de aparecer solamente en pantalla poco más de veinte minutos, la actuación principal más breve que ha conseguido este galardón. *El silencio de los corderos* forma parte, junto con *Sucedió una noche* (*It Happened One Night*, 1934) y *Alguien voló sobre el nido del cuco* (*One Flew Over de Cuckoo's Nest*, 1975), del selecto club de películas que han ganado los cinco óscares principales.

Volvería a interpretar a Lecter en dos secuelas, *Hannibal* (2001) y *El dragón rojo* (*Red Dragon*, 2002); pero antes insufló vida a británicos reprimidos en *Regreso a Howards End* (*Howards End*, 1992), *Tierras de penumbra* (*Shadowlands*, 1993) y *Lo que queda del día* (*The Remains of the Day*, 1993).

Los dos papas (*The Two Popes*, 2019) es una de las últimas películas de Hopkins e interpreta al papa Benedicto XVI. Muchos son los personajes históricos a los que ha dado vida, pero entre ellos destaca su caracterización del presidente de los Estados Unidos, Richard Nixon, en *Nixon* (1995) y la del cineasta don Alfredo en *Hichtcock* (2012). Ha sido Odín en las tres últimas películas sobre Thor del universo Marvel y, no conforme con ser un dios nórdico, ha interpretado al hombre más longevo de la Biblia, Matusalén, en *Noé* (2014). No se le resiste ningún papel a este galés, que recibió el título de sir en

1992 de manos de la reina Isabel II de Inglaterra y su segundo Óscar como mejor actor por su interpretación en *El padre* (*The Father*, 2020).

Reflexiones y curiosidades

El edificio principal del sanatorio que dirigió el doctor Kellogg, el Battle Creek Sanitarium, sufrió un importante incendio en 1902. Fue reconstruido y en 1942 pasó a llamarse Percy Jones Army Hospital, para dedicarse al tratamiento de los veteranos heridos en la Segunda Guerra Mundial y la guerra de Corea. En 2003 se le volvió a cambiar el nombre por el de Hart-Dole-Inouye Federal Center. El centro consta de veintidós edificios que forman parte del Registro Nacional de Lugares Históricos.

El ministro de Salud Pública de Canadá, Marc Lalonde, elaboró en 1974 un informe sobre las causas de muerte y enfermedad de la población canadiense, guía desde entonces para las políticas de salud de muchos países del mundo. Exponía en sus conclusiones la concurrencia de cuatro grandes determinantes de la salud: medio ambiente, estilo de vida, biología humana y la atención sanitaria. Años después se valoró el porcentaje de la influencia en la mortalidad de cada uno de los factores y el gasto dedicado por la administración a mejorar su efecto sobre la enfermedad. La influencia del estilo de vida sería de un 50 %, la del medio ambiente un 20 %, la biología humana un 20 % y el sistema de atención sanitaria un 10 %. Si gastamos el 90 % de los recursos destinados a mejorar la salud en la atención sanitaria y su influencia real es tan pequeña, algo no estamos haciendo bien.

Otro análisis más reciente sobre los determinantes de la salud es el modelo socioeconómico de salud propuesto por Dahlgren y Whitehead en 1997. Se trata de un modelo concéntrico en capas, donde se sitúa en el centro factores como la edad, el sexo y los factores constitucionales; la siguiente capa sería el estilo de vida de la persona; la siguiente las redes sociales y comunitarias; y la más externa las condiciones socioeconómicas, culturales y ambientales. Sobre nuestra salud influye la educación que tengamos, el tipo y las condiciones de trabajo, la vivienda y los recursos económicos.

El Dr. John Harvey Kellogg vivió en una época en la que no había tanta información sobre los determinantes de la salud. La genialidad de este hombre estuvo en centrar su atención en intentar modificar los estilos de vida perniciosos e instaurar unos hábitos saludables. Ejercicio físico, ejercicios respiratorios, hidroterapia —incluyendo hidroterapia de colon— y electroterapia siguen formando parte —más de cien años después— del núcleo de la fisioterapia.

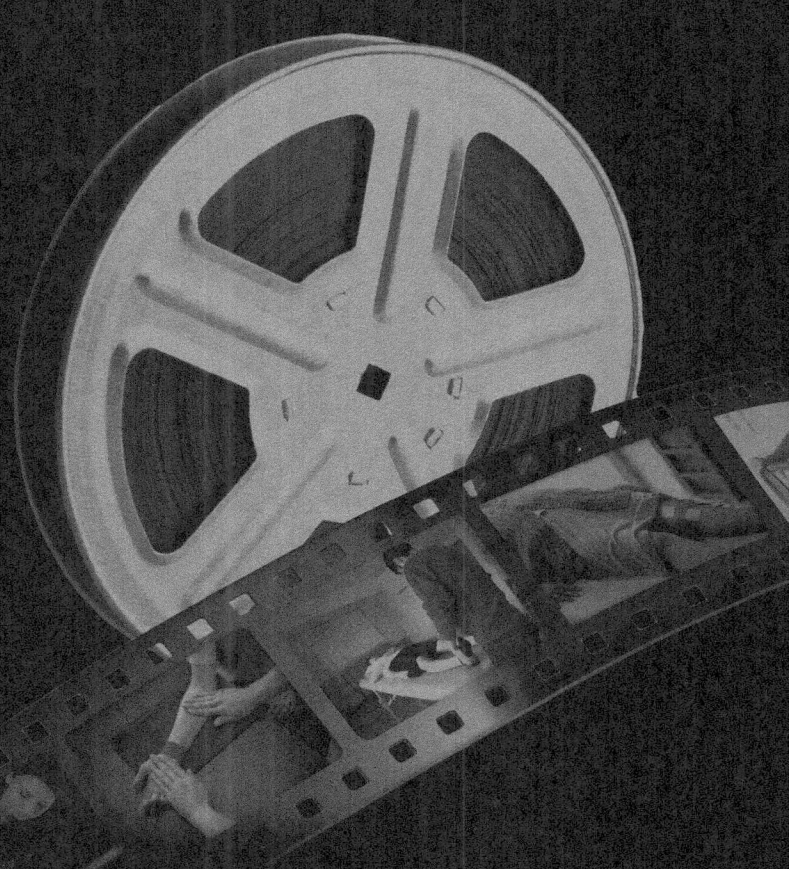

LA BODA
DE MURIEL

LA BODA DE MURIEL
(1994)

FICHA TÉCNICA

La boda de Muriel (***Muriel's Wedding***, 1994).

Dirigida por P. J. Hogan.

País: Australia.

Producida por Michael D. Aglion, Casa Lynda, Tony Mahood y Jocelyn Moorhouse.

Guion de P. J. Hogan.

Música de Peter Best.

Fotografía de Martin McGrath.

Montaje a cargo de Jill Bilcock.

Interpretada por Toni Colette (Muriel), Rachel Griffiths (Rhonda), Matt Day (Brice), Bill Hunter (Bill), Jeanie Drynan (Betty), Roz Hammond (Cheryl), Pippa Grandison (Nicole), Sophie Lee (Tania), Daniel Lapaine (David) y Diane Smith (fisioterapeuta).

Color.

Duración: 106 minutos.

MARCHA EN BARRAS PARALELAS

Producida por una pequeña compañía australiana, *La boda de Muriel* consiguió un inesperado éxito mundial de taquilla. Buena culpa de ello radica en la banda sonora de canciones de ABBA que salpica el metraje de principio a fin.

El director P. J. Hogan necesitaba la autorización del grupo sueco para incluir sus canciones en la película. Le dijeron varias veces que no lo autorizaban, pero no se dio por vencido y siguió insistiendo por teléfono y por carta. A base de halagos y mucha perseverancia, consiguió que le cedieran los derechos. La siguiente película de Hogan, *La boda de mi mejor amigo* (*My Best Friend's Wedding*, 1997), repetía la fórmula que mezclaba banda sonora pegadiza, hilo argumental alrededor de una boda y actores con vis cómica como Julia Roberts, Cameron Díaz, Dermot Mulroney y Rupert Everett.

La trama de esta que nos ocupa se centra en las aventuras de la joven Muriel. Aborrece la vida que lleva, está rodeada de una familia que no la valora y de unas amigas que se burlan constantemente de ella. Su máxima aspiración para huir de la mediocridad es casarse, por lo que robará dinero a sus padres y buscará hacer realidad su sueño lejos de casa.

Fisioterapia para Rhonda

Rhonda, la mejor amiga de Muriel, tiene un tumor localizado cerca de la médula y el tratamiento quirúrgico supone un riesgo de daño neurológico. Realizada la intervención (minuto 47:49), se encuentra dentro de unas barras paralelas intentando caminar. Está escoltada por Muriel y la fisioterapeuta —interpretada por la actriz australiana Diane Smith—, una a cada lado de las paralelas. Camina con mucha dificultad, visiblemente cansada, realizando mucha fuerza de sostén con las extremidades superiores sobre las barras. Se intercala un plano detalle de los pies de Rhonda tratando de dar el último paso: apoya con la punta del pie derecho y con el borde externo del izquierdo de manera muy inestable. La fisioterapeuta ha estimulado verbalmente a Rhonda para que haga un esfuerzo extra y dé unos pasos más, pero al negarse la paciente le ha controlado la posición, colocando una mano en el abdomen y otra a nivel lumbar, hasta quedar sedente en la silla de ruedas en el extremo de las paralelas. Rhonda, que intuye que dependerá para siempre de la silla, llora amargamente, autocompadeciéndose de su situación, mientras Muriel le dice que está segura de que volverá a andar.

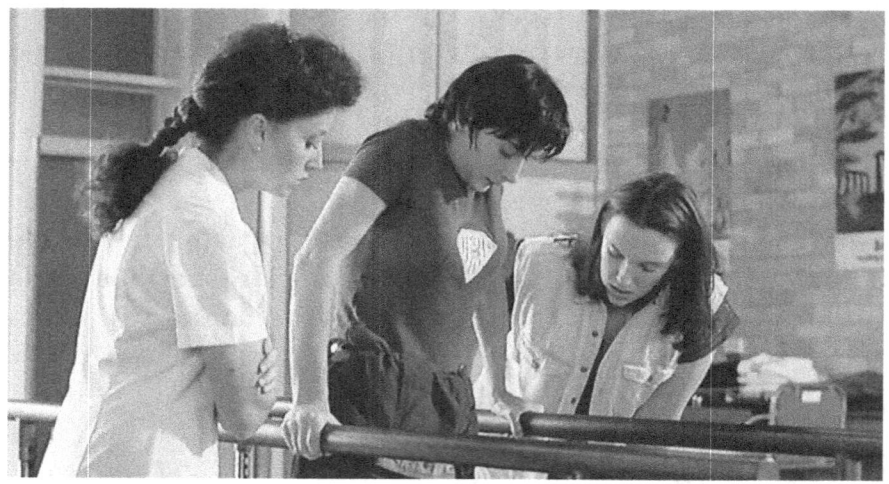

Rhonda practica la marcha en las paralelas.

La música de ABBA en el cine

El grupo sueco de música pop se hizo mundialmente famoso tras vencer en el Festival de la Canción de Eurovisión de 1974 con el tema *Waterloo*. Comenzaron a triunfar en Australia y de ese país son dos de las películas en las que la música de ABBA tiene un mayor peso: *La boda de Muriel* y *Las aventuras de Priscilla, reina del desierto* (*The Adventures of Priscilla, Queen of the Desert*, 1994). Esta última contiene el tema *Mamma Mia*, que se ha convertido en un icono del colectivo LGTBI.

En 1977, en la cima de la carrera del grupo, se rodó *ABBA, la película* (*ABBA, The Movie*). La cinta los acompaña en la triunfal gira que realizaron en Australia e intercala las aventuras de un periodista que quiere entrevistarlos.

Dos comedias protagonizadas por agentes secretos muy chapuceros, a mayor gloria de sus protagonistas, incluyen un tema de la banda sueca. *Johnny English* (2003), una especie de James Bond torpe interpretado por Rowan Atkinson, incluye el tema *Does Your Mother Know*, mientras que en *Superagente 86* (*Get Smart*, 2008) es Steve Carrell el investigador que escucha en su iPod la canción *Take a Chace On Me*.

Spike Lee puso como fondo musical la canción *Fernando* cuando el psicópata de *Nadie está a salvo de Sam* (*Summer of Sam*, 1999) comete su primer asesinato.

The Martian (2015) y *Tres anuncios en las afueras* (*Three Billboards Outside Ebbing, Missouri*, 2017) tienen a *Waterloo* y *Chiquitita* respectivamente en su banda sonora.

Los dos títulos (película y secuela) que han vuelto a despertar la abbamanía son *Mamma Mia!* (2008) y *Mamma Mia! Una y otra vez* (*Mamma Mia! Here We Go Again*, 2018), musicales románticos y catálogo de las mejores canciones del grupo, aderezados con vistosas coreografías, sol y *buenrollismo*. Larga vida para Anni-Frid, Benny, Björn y Agnetha.

Reflexiones y curiosidades

Rhonda termina la sesión de fisioterapia hundida. Intuye que, a pesar de todo su esfuerzo, no volverá a caminar. Muriel, como mejor amiga de Rhonda, comete un error que cualquier persona, en especial los profesionales sanitarios, deben tratar de evitar: generar falsas expectativas. Es importante saber transmitir al paciente hasta dónde puede llegar en el proceso de recuperación. Si no sabemos dónde está la meta, no debemos ejercer de pitonisos optimistas, ya que podemos facilitar que aparezca en el paciente la frustración o, lo que es más grave, un proceso depresivo.

La esperanza es siempre positiva, ya que alienta la conducta de perseverar en una dirección, utilizando toda su energía. Esperanza ligada siempre a conseguir unos objetivos que habrán sido consensuados entre el profesional sanitario y el paciente y no a metas quiméricas.

Toni Colette contaba con veintidós años cuando rodó la película. Tuvo que engordar dieciocho kilos con un régimen a base de batidos gigantes. Su compañera de rodaje, Rachel Griffiths, ha contado en alguna ocasión que «fue engordada como un pavo de Acción de Gracias».

Otras grandes actrices han modificado significativamente su peso en favor de una mayor verosimilitud de sus personajes. Renée Zellweger incrementó su peso más de diez kilos y consiguió una nominación al Óscar por su papel protagonista en *El diario de Bridget Jones* (*Bridget Jones's Diary*, 2001). Volvió a ganar bastante peso en las secuelas: *El diario de Bridget Jones: Sobreviviré* (*Bridget Jones: The Edge of Reason*, 2004) y *Bridget Jones's Baby* (2016). Charlize Theron ganó trece kilos para interpretar a la asesina Aileen Wuornos en *Monster* (2003), llevándose ese año el Óscar a la mejor actriz. El camino contrario lo emprendió Natalie Portman, que perdió diez kilos al encarnar a la bailarina Nina Sayers en *Cisne negro* (*Black Swan*, 2010).

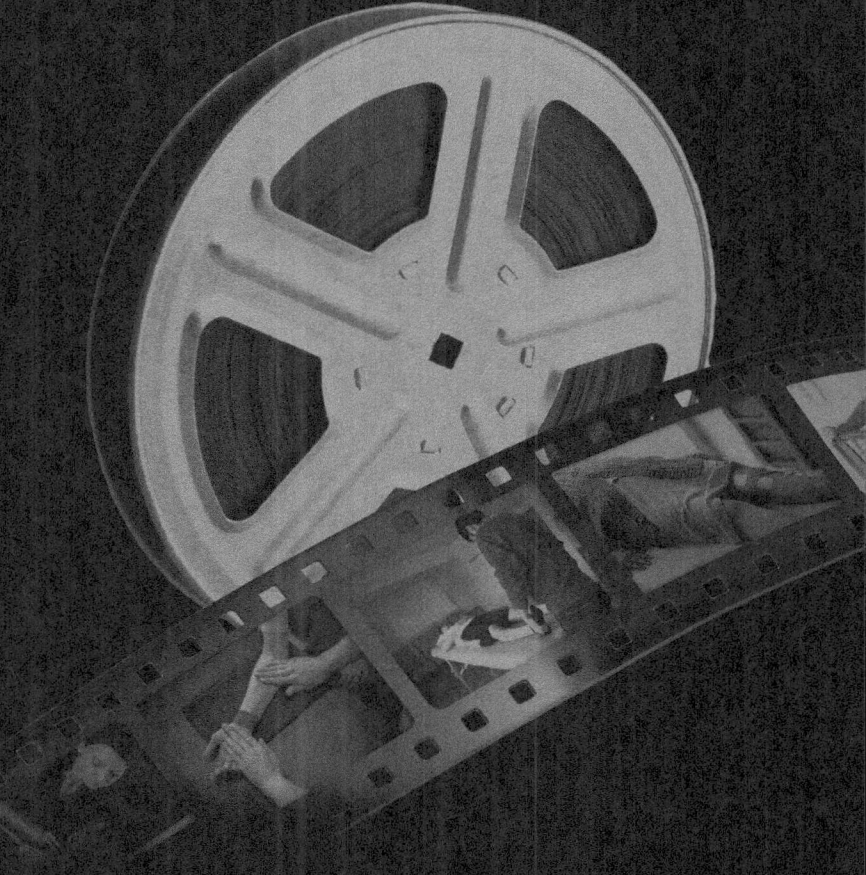

LA HABITACIÓN DE MARVIN

LA HABITACIÓN DE MARVIN (1996)

FICHA TÉCNICA

La habitación de Marvin (**Marvin's Room**, 1996).

Dirigida por Jerry Zaks.

País: Estados Unidos.

Producida por Tod Scott Brody, Robert de Niro, Craig Gering, John Guare, Bonnie Palef, Jane Rosenthal, Scott Rudin, Adam Schroeder, Lori Steinberg y David Wisnievitz.

Guion de Scott McPhearson y Jon Guare, basada en la obra teatral homónima de Scott MacPhearson.

Música de Rachel Portman.

Fotografía de Piotr Sobocinski.

Montaje a cargo de Jum Clark.

Interpretada por Meryl Streep (Lee), Diane Keaton (Bessie), Leonardo DiCaprio (Hank), Hume Cronyn (Marvin), Robert de Niro (Dr. Wally), Cynthia Nixon (directora de la residencia) y Gwen Verdon (Ruth).

Color.

Duración: 98 minutos.

ESCENA DE FISIOTERAPIA EN UNA RESIDENCIA

Bessie (Diane Keaton) atiende en solitario desde hace diecisiete años a su padre, Marvin (Hume Cronyn). Al descubrir que está gravemente enferma, pedirá ayuda a su egocéntrica hermana Lee (Meryl Streep), que se marchó de casa hace veinte años, y a su sobrino Hank (Leonardo DiCaprio), un joven con problemas psiquiátricos. Tratará de convencer a Hank para que se realice las pruebas de histocompatibilidad de cara a un posible trasplante de médula ósea.

En la sala de fisioterapia

Bessie y Lee dudan si ingresar a su padre en una residencia de ancianos. El minuto 53:45 comienza con las dos hermanas caminando por los pasillos de una residencia guiadas por la elegante directora (Cynthia Nixon). Pasan fugazmente por delante de algunas habitaciones y por el control de enfermería de la planta. La escena se detiene en la puerta de la modernísima sala de fisioterapia, de la que la directora dice estar muy orgullosa. Minuto 54:12 y plano general desde la puerta de la sala. Dos amplios ventanales dan claridad a la instalación, en la que se nos muestran dos camillas de tratamiento, una camilla de Bobath, un espejo con ruedas, un taburete, un balón tipo Bobath de tamaño medio y rieles en el techo para las cortinas de separación de espacios. Cercana a la puerta de entrada, una fisioterapeuta joven, alta y de complexión fuerte, ataviada con zapatillas de deporte, falda o pantalón corto (no se puede distinguir en la imagen) y top blanco bajo una casaca abierta, realiza un masaje de amasamiento de los trapecios a un hombre mayor. Este se encuentra tumbado en prono sobre la camilla y tapado únicamente por una toalla colocada en la zona proximal de los muslos y glúteos. Al fondo de la sala, otro fisioterapeuta se encuentra sentado al borde de una camilla trabajando el miembro inferior izquierdo a un paciente tumbado en supino. La mano derecha se apoya en la camilla y la izquierda ayuda, mediante una toma en el tobillo, a la flexión y extensión activa de la rodilla deslizando el pie sobre la superficie.

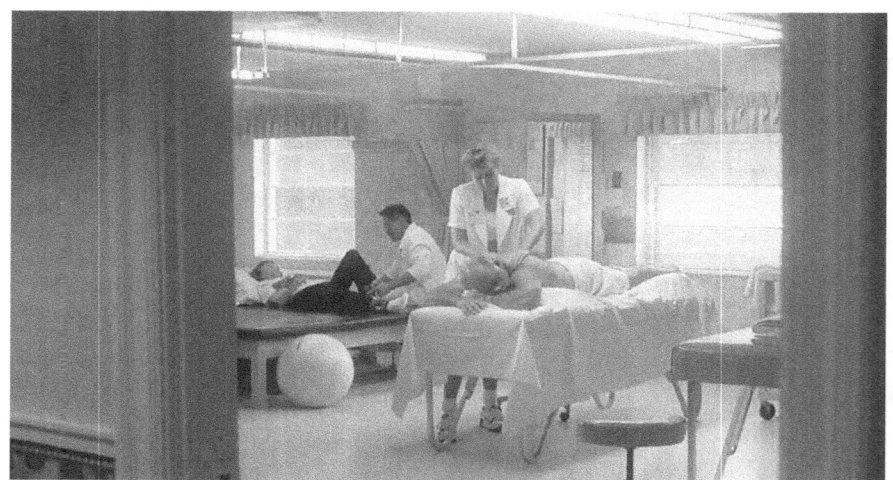

Más tòpico que realidad.

Reflexiones y curiosidades

La visión que aporta esta película acerca del trabajo del fisicterapeuta en las residencias de ancianos no puede estar más alejada de la realidad. Un señor tumbado en prono con una toalla a nivel de caderas como única vestimenta, piel aceitada sobre la que una joven y atlética fisioterapeuta realiza un masaje, es una imagen que se ajusta más a la ciencia ficción que a la realidad. En la terapia física de las residencias priman los ejercicios activos suaves de todas las articulaciones, realizados en grupo para incorporar el aprendizaje por imitación. Se realizan también tratamientos individualizados y cada vez más ajustándose a protocolos basados en la evidencia científica.

La cinta plantea cuestiones básicas de la naturaleza humana, como el amor incondicional, el cuidado del enfermo crónico, el afrontamiento de una probable enfermedad mortal y la difícil tarea del cuidado de los hijos. Todo ello con tres actores como Meryl Streep, Diane Keaton y Robert de Niro, que al estreno de la película acumulaban hasta veinte candidaturas a los Premios Óscar.

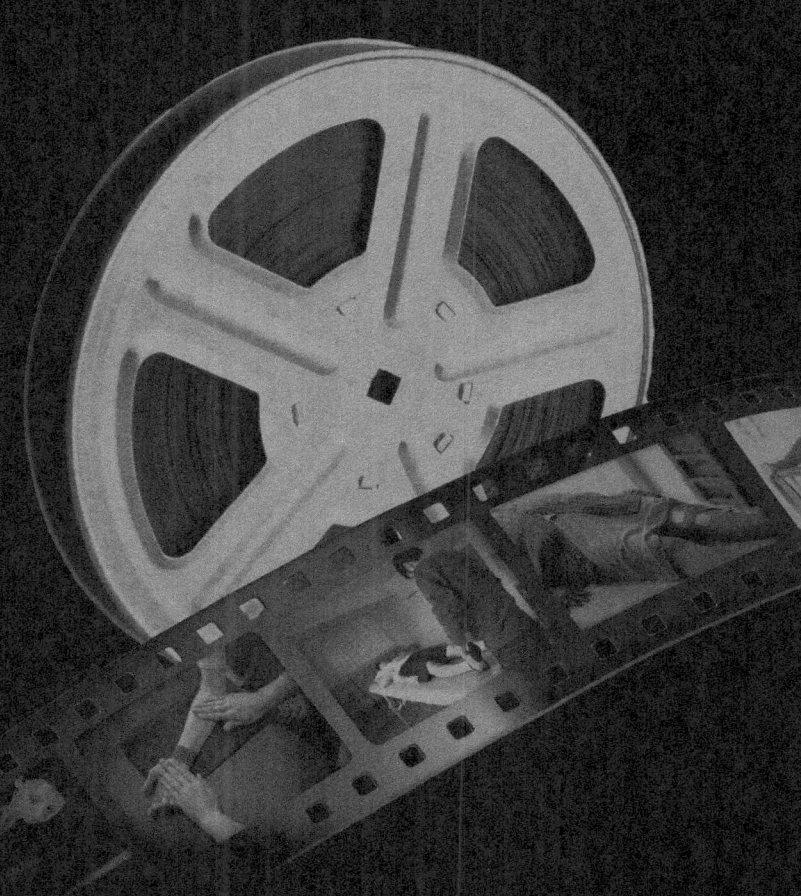

EL HOMBRE QUE SUSURRABA A LOS CABALLOS

EL HOMBRE QUE SUSURRABA A LOS CABALLOS (1998)

FICHA TÉCNICA

El hombre que susurraba a los caballos (*The Horse Whisperer*, 1998).

Dirigida por Robert Redford.

País: Estados Unidos.

Producida por Wildwood Enterprises y distribuida por Touchstone Pictures.

Guion de Richard LaGravenese adaptando la novela de Nicholas Evans del mismo título.

Música de Thomas Newman.

Fotografía de Robert Richardson.

Montaje a cargo de Tom Rolf.

Interpretada por Robert Redford (Tom Booker), Kristin Scott Thomas (Annie MacLean), Sam Neill (Robert MacLean), Scarlett Johansson (Grace MacLean), Dianne Wiest (Diane Booker) y Chris Cooper (Frank Booker).

Color.

Duración: 168 min.

EQUINOTERAPIA PARA UNA JOVEN PACIENTE

La primera película en la que Robert Redford dirige y actúa comienza con un brutal accidente entre un camión y dos jóvenes a caballo. La colisión deja secuelas a la adolescente Grace (Scarlett Johansson) y al caballo que montaba, Pilgrim. La niña pierde una pierna y se hunde en un estado depresivo, mientras que el caballo salva la vida, pero queda seriamente traumatizado tanto en lo físico como en su comportamiento.

La madre de Grace, Annie (Kristin Scott Thomas), emprenderá un viaje desde Nueva York hasta Montana para llevar a Pilgrim ante el mejor susurrador de caballos, Tom Booker (Robert Redford), un hombre afamado en la zona por el tratamiento psicológico que realiza a los equinos. La apuesta de Annie es que, si mejora el comportamiento de Pilgrim, mejorará la salud de su hija. Felizmente casada con Robert (Sam Neill) no contaba, en su elaborado plan, con enamorarse del susurrador.

Un hipoterapeuta en acción

En esta película, de largo metraje, tendremos que esperar hasta las 2 horas y 26 min para que Grace y Pilgrim tengan su momento de catarsis. Al comienzo de la escena Tom Booker ha conseguido tranquilizar a Pilgrim y procede a dar instrucciones a Grace para que se coloque sentada sobre el lomo del caballo que, hasta ese momento, se encuentra tumbado con la silla de montar colocada.

Grace, lentamente, le acaricia la cabeza, el cuello y las patas. Pilgrim acepta los cuidados y permite a la joven amazona colocar un pie sobre el estribo. Tom ayuda con un pequeño empujón a que el caballo consiga la verticalidad y acepte a su amazona.

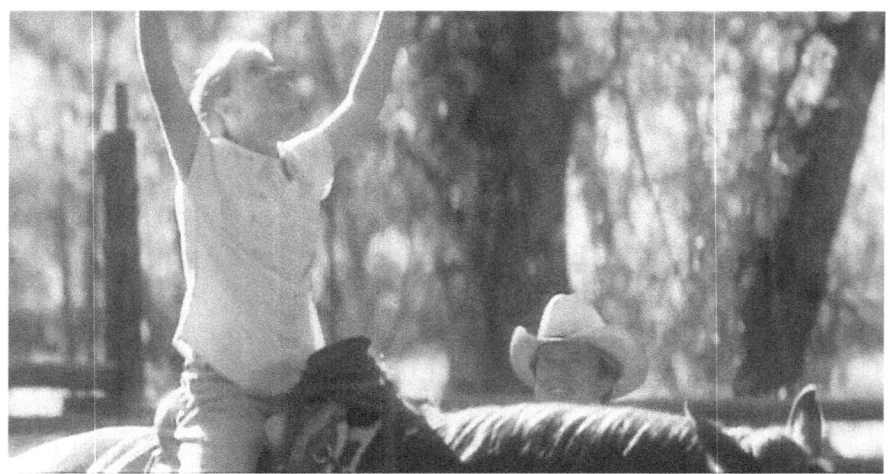

Tom Booker consigue que Grace y su caballo superen el estrés postraumático.

El corcel comienza a dar unos pasos y después a trotar, consiguiendo que Grace relaje su cuerpo y transmute la tensión en un gesto relajado. Vuelven a estar, jinete y caballo, en perfecta comunión.

Un poco de historia sobre la equinoterapia

Remontándonos a la Grecia clásica, Hipócrates de Cos (460-377 a. C.) aconsejaba en su libro *Las dietas* la equitación para «regenerar la salud y preservar el cuerpo humano de muchas dolencias y sobre todo en el tratamiento del insomnio», además de afirmar que «la equitación practicada al aire libre hace que los músculos mejoren su tono».

Asclepíades de Prusia (124-40 a. C.) recomendaba el efecto beneficioso del movimiento del caballo a pacientes con gota, epilepsia, parálisis, apoplejía, a los letárgicos y a los frenéticos.

Galeno (130-199 d. C.), médico personal del emperador romano Marco Aurelio, defendía la práctica de la equitación para mejorar la rapidez en la toma de decisiones.

Samuel T. Quemalz (1697-1758) inventó una máquina que reproducía los movimientos inducidos por el caballo y habló, en su tesis *La salud a través de la equitación*, del movimiento tridimensional del dorso del caballo.

Diderot (1713-1784), en su *Encyclopedie*, refiere que la equitación es un ejercicio para todas las partes del cuerpo.

A finales de la Primera Guerra Mundial, en Gran Bretaña, la inglesa Olive Sands ofreció sus caballos al Hospital Ortopédico de Oswestry para ser utilizados por los pacientes en su recuperación.

La experiencia de Oswestry sentó precedente, y así, en 1917, se funda el primer equipo de equinoterapia de la historia en el Hospital Universitario de Oxford, para atender la ingente cantidad de heridos de la Primera Guerra Mundial.

Después de la Segunda Guerra Mundial, los mandos del ejército prusiano utilizaban el montar al paso del caballo sin montura para el tratamiento de los soldados con contracturas, amputaciones y con síndrome del miembro fantasma.

Liz Hartel fue la primera mujer en lograr una medalla olímpica en la categoría de doma en los Juegos Olímpicos de Helsinki de 1952. La hazaña tiene un mérito especial, ya que esta joven danesa contrajo una forma grave de poliomielitis cuando estaba embarazada de su segundo hijo, lo que provocó una importante parálisis de sus extremidades inferiores.

El logro de Liz Hartel despertó de nuevo el interés por el caballo como medio terapéutico, haciendo posible en Noruega, en 1954, el primer equipo interdisciplinario formado por una fisioterapeuta y un psicólogo que también era instructor de caballos.

En 1969 tiene lugar el primer trabajo científico de hipoterapia en el Centro Hospitalario de la Universidad de Salpêtrière en Paris.

El primer centro especializado en terapia ecuestre fue fundado en los Estados Unidos en 1969.

Actualmente es una técnica extendida por todo el mundo, y España no es una excepción, puesto que dispone de numerosos centros repartidos por toda su geografía.

Beneficios de la hipoterapia y sus modalidades

La hipoterapia o equitación terapéutica está basada en la utilización del movimiento tridimensional del caballo para tratar diferentes afecciones físicas o mentales. El objetivo es aumentar las capacidades neuromotrices existentes.

El caballo transmite impulsos rítmicos a la cintura pélvica, la columna vertebral y las extremidades, lo que proporciona estímulos capaces de ayudar a regular el tono muscular y la coordinación.

A nivel fisiológico los equinos aportan calor a nuestro cuerpo, lo que ayuda a relajar la musculatura y estimula el sistema circulatorio.

En el plano físico, fuerza, resistencia, equilibrio y coordinación se verán reforzados por la práctica de la equitación terapéutica.

La hipoterapia se muestra útil en un amplio abanico de patologías y discapacidades como las enfermedades neurodegenerativas, espina bífida, problemas ortopédicos (escoliosis, cifosis...), traumatológicos, autismo y Down.

Clasificar los tipos de terapia que se pueden realizar con caballos es difícil, ya que se relacionan unas con otras y no hay una uniformidad terminológica. Una clasificación sencilla sería la siguiente:

- Hipoterapia. Basada en el movimiento tridimensional del equino y el calor transmitido por este. Se realizan ejercicios fisioterapéuticos con y sobre el caballo.
- Equitación terapéutica. Establece un vínculo afectivo y sensorial con el paciente al asumir los cuidados que necesita el caballo. Útil en personas con problemas de aprendizaje y motivación.
- Equitación adaptada. Práctica de esta disciplina adaptada a personas con minusvalía física.
- Volteo terapéutico. El paciente monta a caballo sin silla, solamente con una manta y una cincha con asas, pudiendo realizar gran variedad de ejercicios.

Robert Redford delante y detrás de las cámaras

Charles Robert Redford Junior llegó al mundo en Santa Mónica en 1937. El gusanillo de la interpretación le picó a los veintiún años. Hasta entonces, guiado por su interés por la pintura, dejó la universidad y se trasladó a París para descubrir que no poseía el talento suficiente para vivir del lienzo y el caballete. De vuelta a Estados Unidos se matriculó en la American Academy of Dramatic Arts de New York para trabajar posteriormente en el teatro y en alguna serie de televisión de finales de los años 50.

Debutó en el cine con un pequeño papel en la película bélica *El que mató por placer* (*War Hunt*, 1962). Conoció durante el rodaje a Sydney Pollack —otro actor novato—, lo que dio comienzo a una fructífera amistad que se concretó en siete colaboraciones con Pollack al frente del rodaje.

La década de los 60 le trajo la fama. *Descalzos por el parque* (*Barefoot in the Park*, 1967), compartiendo protagonismo con una alocada Jane Fonda y, sobre todo, *Dos hombres y un destino* (*Butch Cassidy and the Sundance Kid*, 1969), historia de dos adorables ladrones de bancos y trenes en el salvaje Oeste americano, supusieron su consagración como estrella de Hollywood.

Los años 70 fueron, sin duda, la mejor década para nuestro guapo actor. Entre la multitud de excelentes filmes de ese periodo hay que rendir pleitesía a dos maravillas del celuloide: *El golpe* (*The Sting*, 1973) y *Tal como éramos* (*The Way We Were*, 1973). Lo de *El golpe* es insuperable. Con independencia de sus siete Óscar, esta película de rateros y estafadores americanos de los años 30 mantiene al espectador pegado al asiento, por ese «algo misterioso» que separa las buenas películas de las geniales. El director George Roy Hill junta de nuevo a Redford y Paul Newman —hicieron pareja anteriormente en *Dos hombres y un destino*—, y nos lleva embelesados, gracias a su música y guion milimétricos, hacia un final sorprendente. El mismo año rodó *Tal como éramos*, drama romántico que vive de los encuentros y desencuentros de sus protagonistas durante las décadas de los 40, 50 y 60 de la historia de Estados Unidos. Tengo debilidad por esta cinta, tal vez por la banda sonora, más concretamente por la canción *The Way We Were* —ganó el Óscar y es un clásico desde entonces— que canta la protagonista femenina Barbra Streisand, o quizás por la química de los actores, el guion de Dalton Trumbo —entre otros— y la dirección, que no chirria en ningún momento, de un especialista en melodramas románticos, Sydney Pollack[29].

La dirección ha sido otra fuente de satisfacción para Redford. La primera de las ocho películas que llevan su firma se llevó cuatro Óscar en 1980, uno de ellos al mejor director y otro a la mejor película. Se trata de *Gente corriente* (*Ordinary People*, 1980), historia de una familia de clase media americana que trata de superar el trauma por la muerte del miembro más joven en un accidente náutico. Inauguraba, de forma brillante, una manera de dirigir cercana a la naturalidad y a la sencillez. *Gente corriente* está emparentada con la primera cinta que ganó para España el Óscar a la mejor película de habla no inglesa: *Volver a empezar* (1982) de José Luis Garci. Ambas comparten una misma pieza musical: el *Canon en re mayor* de Pachelbel. Resulta anecdótico que las dos películas fueran premiadas en la misma ceremonia de entrega de los Óscar.

Otra de las facetas de Robert Redford es la de mecenas de jóvenes directores. Fundó en 1980, junto a su primera esposa, el Festival de Cine de Sundance, que se celebra anualmente desde entonces en los terrenos que posee en el estado de Utah. El nombre del festival es un guiño a uno de sus papeles en la pantalla más queridos: el del ladrón de bancos Sundance Kid, protagonista de *Dos hombres y un destino*.

---

[29] El epítome de película romántica de este director sería *Memorias de África* (*Out of Africa*, 1985), con una banda sonora de John Barry que te lleva volando sobre la sabana africana.

Retirado de la interpretación, el último papel que ha protagonizado es el de atracador de bancos octogenario en la simpática cinta *The Old Man and the Gun* (2018).

Reflexiones y curiosidades

La protagonista más joven del film, Scarlett Johansson, venía de interpretar un pequeño papel en *Solo en casa 3* (*Home Alone 3*, 1997) y fue elegida en segunda opción tras rechazar el trabajo Natalie Portman, centrada en probar las tablas de Broadway en esa época.

Fueron varios los equinos que interpretaron el papel de Pilgrim, aunque uno llamado Hightower rodó más escenas que los demás. Hightower es cruce de yegua purasangre y de caballo cuarto de milla[30]. Trabajaba como caballo de carga en un rancho de ganado cuando un día fue embestido por un toro, aguantó el golpe y se mantuvo erguido. Este episodio, presenciado por varios trabajadores del rancho, cambió su destino. Hightower comenzó a recibir un mejor adiestramiento y a participar en cástines. Fue contratado para realizar varias películas y así lo conoció Robert Redford, que no dudó en contar con él para la suya.

El papel de Robert Redford está inspirado en el protagonista de la novela de Nick Evans, que a su vez se inspiró en el famoso entrenador de caballos estadounidense Buck Brannaman. Nacido en 1962, desde muy joven Buck desarrolla su actividad considerando que los caballos difíciles tienen miedo y hay que tratarlos con paciencia y firmeza al mismo tiempo. Fue el principal asesor de caballos de la película y actualmen-

---

[30] Cuarto de milla es un tipo de caballo especializado en las carreras de cuarto de milla. El arranque a gran velocidad, una gran musculatura, una baja estatura y el centro de gravedad muy bajo, hacen óptimos a estos caballos para esa distancia.

te trabaja como orador motivacional fuera del mundo de los caballos.

La leyenda sobre el origen de los susurradores de caballos cuenta que algunos nativos norteamericanos domaban a estos animales saltando sobre su lomo y mordiéndoles la oreja; de esa manera el rocín acababa comprendiendo que cuanto más sacudiera la cabeza peor sería el dolor que soportaría. Algunos colonos blancos observaron este tipo de doma y no comprendieron bien lo que estaban viendo, de modo que pensaron que aquellos jinetes estaban susurrando al oído de los caballos.

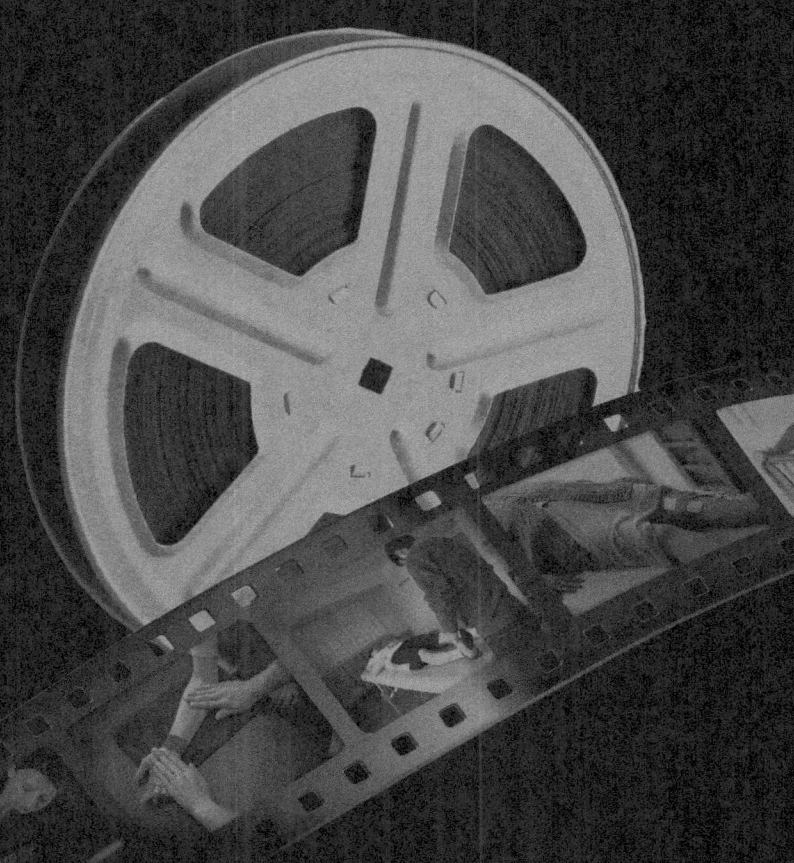

NADIE ES PERFECTO

NADIE ES PERFECTO (1999)

FICHA TÉCNICA

Nadie es perfecto (*Flawless*, 1999).

Dirigida por Joel Schumacher.

País: Estados Unidos.

Producida por Joel Schumacher, Jaen Rosenthal y Robert de Niro, para MGM y Tribeca Productions.

Guion de Joel Schumacher.

Música de Bruce Roberts.

Fotografía de Declan Quinn.

Montaje a cargo de Mark Stevens.

Interpretada por Robert de Niro (Walt Koontz), Philyp Seymour Hoffman (Rusty), Barry Miller (Leonard Wilcox), Daphne Rubin-Vega (Tía), Skipp Sudduth (Tommy), Chris Bauer (Jacko), Rory Cochrane (Pogo) y Kyle Rivers (fisioterapeuta LeShaun).

Color.

Duración: 112 minutos.

FISIOTERAPIA A DOMICILIO PARA UN PACIENTE CON HEMIPLEJÍA

Joel Schumacher es un director versátil, responsable de películas de culto para público joven como *St. Elmo, punto de encuentro* (*St. Elmo's Fire*, 1985), *Jóvenes ocultos* (*The Lost Boys*, 1987) y *Línea mortal* (*Flatliners*, 1990). Lo hemos visto desenvolverse bien en el cine de acción en cintas como *Un día de furia* (*Falling Down*, 1993) y *Asesinato en 8 mm* (*8MM*, 1999), pero posiblemente, por lo que puede pasar a la historia del cine es por ser el responsable de los pezones del traje de Batman en una de las peores versiones del Caballero Oscuro, *Batman Forever* (1995) y *Batman y Robin* (1997).

Dirigió y escribió el guion de *Nadie es perfecto* pensando en un amigo que, tras sufrir un accidente, tuvo que enfrentarse a un nuevo escenario vital, y cómo la fisioterapia le ayudó física y emocionalmente.

El esqueleto de la película es la historia de superación de Walt (Robert de Niro), un expolicía neoyorquino retirado, homófobo y de mal carácter, que sufre un accidente cerebrovascular (ACV). Durante el proceso de recuperación se niega a abandonar su apartamento, evitando exponer su vulnerabilidad, pero cuenta con la ayuda de un vecino transexual al que detesta (Philyp Seymour Hoffman) y un fisioterapeuta que le visita a domicilio (Kyle Rivers).

Escenas de fisioterapia

Como secuelas físicas tras el ACV presenta una hemiplejía derecha con importante espasticidad en el miembro superior e inferior de ese lado, parálisis facial derecha, dificultad en el habla (posible afasia motora) e imposibilidad de la marcha sin bastón.

El equipo médico que le atiende le propone un programa de rehabilitación que incluye tres sesiones semanales de fisioterapia a domicilio, ya que no parece dispuesto a tratarse fuera de su casa.

Escena ambientada en el salón de casa de Walt, tumbado en supino sobre una colchoneta. Minuto 26. De rodillas junto a él, un joven fisioterapeuta de largas rastas llamado LeShaun le practica una movilización pasiva de la articulación del hombro: la mano derecha coge la muñeca y la izquierda empuja el codo hacia la flexión de noventa grados. Repite la maniobra varias veces.

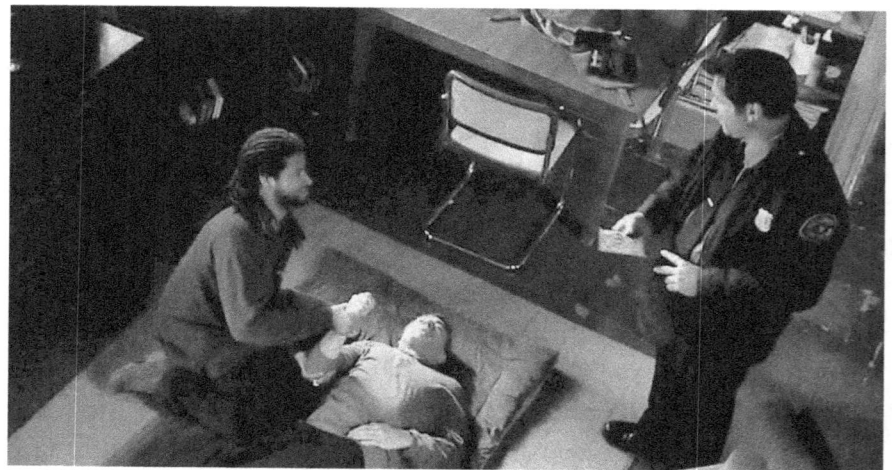

El fisioterapeuta moviliza el hombro derecho de Walt.

Esta primera sesión es interrumpida por la visita de Tommy, un antiguo compañero de trabajo de Walt que habla sin parar, lo que le impide centrar toda su atención en el tratamiento. LeShaun le sugiere a su paciente que las clases de canto le ayudarían a recuperar el habla. Le da una tarjeta de visita de una profesional. Así, según el fisioterapeuta, podrá volver a hablar por teléfono con sus amigos o llamar a los números eróticos.

La siguiente sesión de fisioterapia a domicilio (minuto 52:45) se centra en trabajar el equilibrio y la propiocepción. El expolicía en bipedestación sostiene una pequeña raqueta con la mano pléjica, bota contra el suelo una pelota de goma con la izquierda y la golpea hacia la pared. LeShaun se coloca detrás y controla con una mano la cintura pélvica. La pelota cae al suelo y el fisioterapeuta la recoge para volver a retomar el ejercicio. La escena vuelve a estar condicionada por Tommy, que habla tanto con Walt como con LeShaun, hasta la aparición súbita en patines de uno de los vecinos transexuales del edificio.

Dos escenarios para la secuencia que comienza en el minuto 68:12: un parque donde vemos en tres planos la evolución de la marcha de Walt y el interior de la casa de Rusty (Philyp Seymour Hoffman), el vecino transexual con el que practicará clases de canto. Estas son, de manera detallada, las cinco unidades de la secuencia:

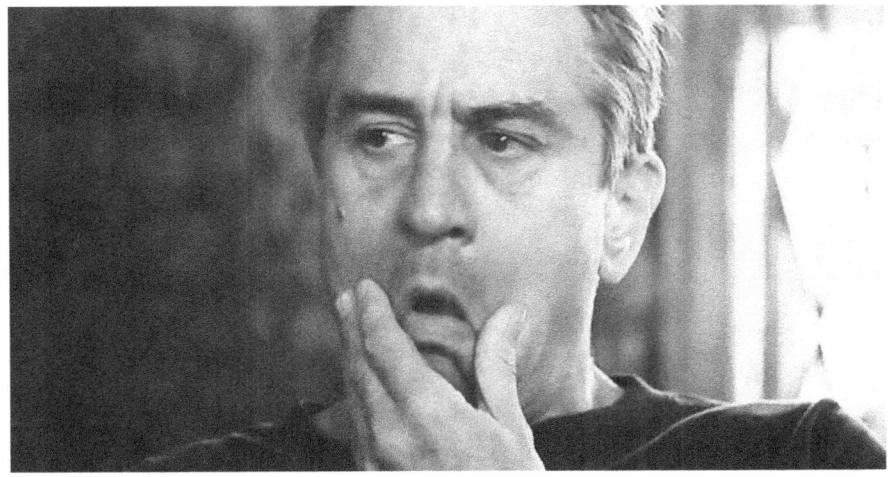

Autoestiramiento de la musculatura facial.

- Nuestro paciente camina apoyado en un bastón hacia la cámara desde el fondo del plano. Está flanqueado por su fisioterapeuta y, cómo no, por Tommy.
- Plano intercalado de la cara de Walt. Asesorado por Rusty, realiza un autoestiramiento con la mano sana de la musculatura facial, tirando suave hacia caudal.

- Nuevo plano del parque para verle caminar —cada vez más cerca de la cámara—, apoyado en el bastón y con supervisión de su fisioterapeuta, que se coloca en el lado pléjico.
- Otro plano intercalado en casa de Rusty, donde Walt sigue estirando los músculos de la cara durante la clase de canto. Se ayuda de un espejo para poder ver su rostro y la maniobra de estiramiento que realiza. El pulgar en el lado izquierdo de la cara y el resto de los dedos se deslizan suavemente a caudal por su lado derecho.
- Tercer y último plano de la escena del paseo, caminando en solitario con su bastón y muy cerca del objetivo de la cámara.

Poco antes del final de la película vemos su gran avance en el proceso de recuperación. Camina sin muleta y presenta una marcha con hiperextensión de la rodilla y espasticidad en el miembro superior derecho. Entra en una sala de baile y para sorpresa de los presentes se marca una pieza junto a una amiga. La escena no tiene diálogo, pero nos transmite claramente que nuestro protagonista ha integrado su discapacidad en la vida cotidiana.

Robert de Niro es uno de los grandes

Este actor neoyorquino nacido en 1943 ha interpretado un buen puñado de personajes que forman parte de la mitología del cine en el último cuarto del siglo XX. Llevaba poco tiempo en el mundo de la interpretación cuando Martin Scorsese le dio la oportunidad de participar en *Malas calles* (*Mean Streets*, 1973) para encarnar a Johnny Boy, un joven aspirante a mafioso endeudado por las apuestas.

Su primer Óscar, en este caso en la categoría de actor de reparto, lo conseguiría de la mano de Francis Ford Coppola por dar vida a un joven Vito Corleone en *El padrino: parte II* (*The Godfather Part II*, 1974). Luchaba en el film por hacerse con el control de la mafia italoamericana de Nueva York. Todo un éxito de crítica y público.

Estuvo nominado, pero no recibió el Óscar, por *Taxi Driver* (1976). Lo ganó ese año Peter Finch por su papel en *Network, un mundo implacable* (*Network*, 1976). Fue el año que *Rocky* (1976) se llevó el Óscar a la mejor película. Creo que el tiempo ha puesto a cada uno en su sitio. No voy a desdeñar las virtudes de la interpretación de Finch, ni a valorar si *Rocky* es buena o mala película. Lo que parece claro es que el papel de Robert de Niro (Travis Bickle) como excombatiente de Vietnam, que trabaja de taxista nocturno por su insomnio, es suficientemente brillante para llevarse la estatuilla. ¿Quién no ha emulado a de Niro en su famosa escena frente al espejo pronunciando la frase «You talkin' to me?»?

Un inmenso Gérard Depardieu le roba el protagonismo a de Niro en la película-río *Novecento* (1976) de Bertolucci. Dos años después, en *El cazador* (*The Deer Hunter*, 1978), la multipremiada y profundamente antibelicista cinta de Michael Cimino[31], encarna a un joven americano de clase media enviado a luchar a Vietnam que intentará adaptarse a su regreso a casa tras los horrores vividos en la guerra. Jon Voight le arrebató la estatuilla por su papel de soldado parapléjico en *El regreso* (*Coming Home*, 1978), otra visión complementaria a la de Cimino de los efectos de la guerra de Vietnam.

Robert de Niro consiguió la mejor interpretación de su carrera —Óscar de Hollywood incluido— de la mano de Scorsese, metiéndose en la piel del famoso boxeador Jake LaMotta.

---

[31] Sería Cimino el responsable, dos años después de estrenar *El cazador*, de la película que llevó a la bancarrota a la productora United Artist. Lo consiguió con *La puerta del cielo* (*Heaven's Gate*, 1980), *western* vapuleado en su momento que se ha convertido en un largometraje de culto. Con un presupuesto inicial de siete millones y medio de dólares, el costo final de la producción superó los cuarenta.

Toro salvaje (*Raging Bull*, 1980) le proporcionó la oportunidad de mutar en otra persona. Recibió instrucciones personales del propio LaMotta, disputó con él algunos combates de boxeo para preparar el papel y, lo que se convirtió en leyenda, aumentó de peso veinticinco kilos para mostrar a un exboxeador en horas bajas que trabajaba como obeso animador de clubes nocturnos.

Se desenvuelve bien en cualquier género cinematográfico. Trabajó en un drama histórico como es *La misión* (*The Mission*, 1986), maneja los ritmos de la comedia como nadie en películas como *Una terapia peligrosa* (*Analyze This*, 1999) y *Los padres de ella* (*Meet the Fockers*, 2000), pero el género donde brilla siempre es el de mafiosos y criminales: *Los intocables de Eliot Ness* (*The Untouchables*, 1987), *Uno de los nuestros* (*Goodfellas*, 1990), *Una historia del Bronx* (*A Bronx Tale*, 1993) y *Casino* (1995), son algunos ejemplos de su extensa filmografía.

Sería imperdonable no hacer referencia a uno de sus papeles más recordados. El asesino Max Cady sale de prisión tras cumplir una larga condena y busca vengarse del abogado que le defendió. Se trata de otra obra maestra de Scorsese *El cabo del miedo* (*Cape Fear*, 1991)[32].

Todavía en activo y sin anuncio de retirada, tiene un pequeño papel en la película *Joker* (2019), interpretando a un presentador de un *late show*; rol que recuerda al que encarnó como Rupert Pupkin en *El rey de la comedia* (*The King of Comedy*, 1982).

Reflexiones y curiosidades

El avance en el proceso de recuperación de Walt queda explicitado en pantalla durante la secuencia del paseo por el

---

[32] Célebre resulta también la primera adaptación de la novela de John D. MacDonald, *El cabo del terror* (*Cape Fear*, 1961). Aquí Robert Mitchum es el loco exconvicto y Gregory Peck el pusilánime abogado.

parque. Con solo tres planos, el director resume lo que puede ser un largo camino en la mejoría física tras el ACV. Ayudado por la muleta, en un primer instante camina flanqueado por dos personas; en el siguiente plano solo una persona le acompaña y se sitúa en su lado pléjico; y desaparece toda asistencia, excepto el bastón, en un último plano americano de nuestro protagonista.

Respecto al patrón de marcha que presenta Walt en pantalla, se asemeja al que se realiza con hiperextensión de rodilla. Recordemos que hay tres tipos básicos de marcha en la hemiplejía:

- Marcha equina o en estepaje. El paciente presenta dificultad para la dorsiflexión del tobillo, por lo que al caminar levanta exageradamente la rodilla y los pies del suelo para no rozarlo con la punta.
- Marcha del segador. Realiza un movimiento de circunducción de cadera para evitar tropezar con la punta del pie equino, debido a la insuficiencia de los flexores de cadera.
- Marcha en hiperextensión de rodilla con un predominio de la sinergia extensora.

Para preparar su papel, De Niro fue asesorado por profesionales del hospital de referencia de Nueva York en el mundo de la rehabilitación: The Rusk Institute of Rehabilitation Medicine. Este hospital fue fundado en 1948 por Howard A. Rusk, considerado el padre de la medicina de rehabilitación, que aportó sus experiencias en el tratamiento y la recuperación de soldados heridos en la Segunda Guerra Mundial.

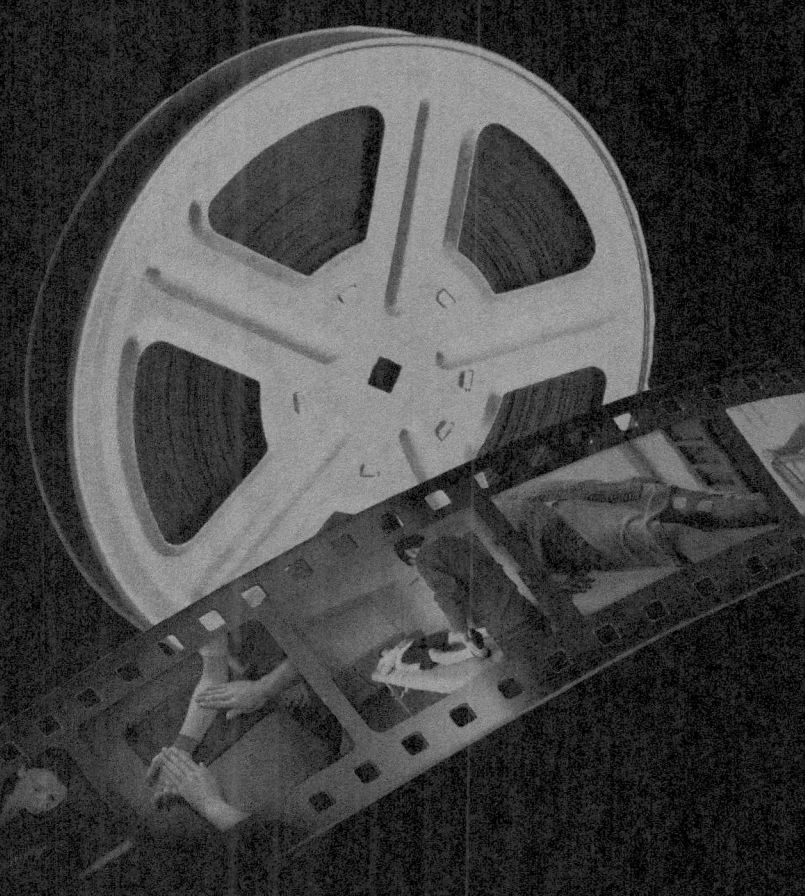

EL PROTEGIDO

EL PROTEGIDO
(2000)

FICHA TÉCNICA

El protegido (***Unbreakable***, 2000).

Dirigida por M. Night Shyamalan.

País: Estados Unidos.

Producida por Touchstone Pictures, Blinding Edge Pictures y Barry Mendel Productions. Distribuida por Buena Vista Pictures.

Guion de M. Night Shyamalan.

Fotografía por Eduardo Serra.

Música de James Newton Howard.

Montaje a cargo de Dylan Tichenor.

Interpretada por Bruce Willis (David Dunn), Samuel L. Jackson (Elijah Price), Robin Wright (Audrey Dunn), Spencer Treat Clark (Joseph Dunn) y M. Night Shyamalan (distribuidor de droga en el estadio).

Color.

Duración: 107 min.

ENTREVISTA FISIOTERÁPICA A DON CRISTAL

Manoj Night Shyamalan es un director, guionista, productor y actor de origen indio que se dio a conocer mundialmente con la película *El sexto sentido* (*The Sixth Sense*, 1999). La cinta marcó un hito en el cine de suspense al introducir el factor sorpresa y el misterio sobrenatural. Un año después rodó *El protegido* (*Unbreakable*, 2000), la primera película de una trilogía acerca de humanos con superpoderes. Completó la serie con *Múltiple* (*Split*, 2016) y *Cristal* (*Glass*, 2019).

El protagonista de *El protegido* es David Dunn (Bruce Willis), único superviviente de un accidente ferroviario. Trabaja como guardia de seguridad y está casado con Audrey Dunn (Robin Wright), pero su relación pasa por un periodo de distanciamiento. David no encuentra su sitio en el mundo, nota que le falta algo y está hundido en la apatía.

Por otro lado, Elijah Price (Samuel L. Jackson) es un reputado marchante de arte relacionado con el mundo de los superhéroes de comic. Elijah encuentra en David Dunn al prototipo de lo que puede ser un superhéroe; nunca ha estado enfermo y es invulnerable, ya que salió indemne del amasijo de hierros en el que se convirtió el tren accidentado.

Robin Wright como fisioterapeuta

Elijah cae por las escaleras de entrada a una estación de metro y como resultado sufre numerosas fracturas. El médico que le atiende en el hospital le informa de que tiene roto el quinto metacarpiano de la mano derecha, la sexta, séptima y octava costilla, y una fractura en espiral con catorce fragmentos en la pierna derecha que ha requerido intervención quirúrgica. También le adelanta que dependerá de la silla de ruedas dos meses, las muletas le acompañarán de doce a catorce meses y tendrá que realizar doce meses de fisioterapia.

Robin Wright (Audrey) trabaja en un Physical Theraphy Center llamado Care One. Se encuentra en el mostrador de la clínica repasando unos informes (minuto 48:35). Otra empleada le comunica que el paciente de las diez ya ha llegado y que acaba de salir del hospital esa mañana.

El siguiente plano es una vista panorámica de la sala de fisioterapia. Se trata de un espacio grande, bien iluminado y con amplios ventanales al fondo. Audrey, a la izquierda de la pantalla, se encuentra sentada al borde de una camilla de Bobath con la pierna izquierda cruzada. Viste pantalones vaqueros, zapatillas de deporte y una casaca sanitaria de flores multicolor. La cámara realiza un suave desplazamiento para que Elijah, que se encontraba fuera de campo, entre en la escena. Sentado en su silla de ruedas frente a Audrey, son visibles los dos enclavamientos intramedulares del miembro inferior derecho, uno sobre el fémur y otro en la tibia. Este tratamiento, de uso frecuente, se denomina *rodding* y se utiliza en fracturas inestables o para alargar huesos largos, con lo que se evitan o corrigen las deformidades y se fortalece el cayo óseo.

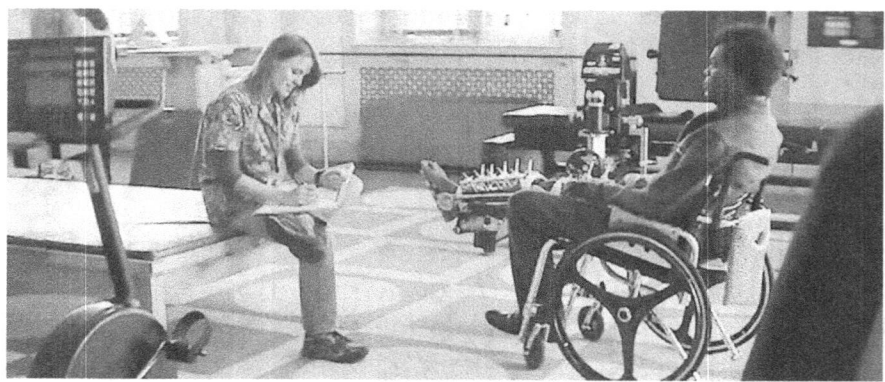

Audrey realiza la entrevista de fisioterapia.

La fisioterapeuta señala con una mano un banco de tonificación isocinético para los miembros inferiores y comenta a su paciente que su uso evitará una atrofia importante de la pierna buena y ejercitará los cuádriceps.

Elijah consigue durante la entrevista sonsacar información sobre la relación de Audrey y su marido. Sufrieron un accidente de coche cuando David era deportista de élite en la Universidad y no pudo volver a jugar al futbol debido a una supuesta lesión en la rodilla. Gracias al accidente siguieron juntos como pareja, ya que ella odia la violencia y ese deporte no podía formar parte de su vida.

La cámara termina su movimiento enfocando en un primer plano la cara de Audrey sorprendida al darse cuenta de que Elijah conoce a David. En segundo plano se observa la labor de otro fisioterapeuta controlando la ascensión y bajada de una rampa de un adulto joven con bastón axilar y rodillera. Otros dos pacientes trabajan en una máquina de *step*.

Elijah Price y la osteogénesis imperfecta

En la película, Elijah Price padece la enfermedad de los huesos de cristal u osteogénesis imperfecta (OI). En un momento del film la describe como una afección genética que afecta a la producción de colágeno (proteína principal del tejido conectivo). Sus huesos tienen poca densidad y se rompen con facilidad. Ha sufrido cincuenta y cuatro fracturas, a pesar de que la suya es la versión más leve de esta enfermedad, el tipo 1.

Las personas con OI pueden tener desde muy pocas fracturas a decenas de ellas a lo largo de su vida, dependiendo del tipo de osteogénesis imperfecta. El tipo 1 cursa con pocas fracturas, tendencia a las desviaciones del raquis y a la pérdida auditiva.

Incluida en el catálogo de enfermedades raras, no tiene cura, por lo que el tratamiento está encaminado al aumento de la masa ósea y la independencia del paciente. Se debe instaurar siempre una alimentación equilibrada, ejercicio controlado y, si es necesario, cirugía en las fracturas. En fase de investigación se encuentra la administración de bifosfonatos y hormona de crecimiento, terapia genética y el trasplante de médula ósea.

La princesa Robin Wright

Tejana de nacimiento, Robin Wright trabajó como modelo antes de participar a sus dieciocho años en uno de los culebrones televisivos más famosos de los años ochenta, *Santa Bárbara* (1984-1993).

Sería el director neoyorquino Rob Reiner (*Cuenta conmigo*, 1986; *Cuando Harry encontró a Sally*, 1989; *Misery*, 1990) quien la elegiría entre un extenso castin —compitió con Meg Ryan, Courney Cox y otras quinientas actrices— para su primer papel protagonista, el de cándida enamorada, la Buttercup de *La princesa prometida* (*The Princess Bride* 1987). Película icono de los años 80, perfecta combinación de amor, humor y aventuras, está basada en la novela homónima de William Goldman y atesora personajes inolvidables como Iñigo Montoya (Andy Patinkin) —«Soy Iñigo Montoya. Tú mataste a mi padre. Prepárate a morir»—, Wizzini (Wallace Shawn), Fezzik (André the Giant) y un Billy Cristal caracterizado de anciano e irreconocible bajo un abundante maquillaje.

Fue la novia de Tom Hanks en la película *Forrest Gump* (1994) y encontró varias cartas en una botella en el drama romántico *Mensaje en una botella* (*Message in a Bottle*, 1999).

Ha vuelto a la televisión para encarnar a Claire Underwood en *House of Cards* (2013-2018), mujer fuerte que evoluciona desde un papel secundario como esposa de político, a presidenta de los Estados Unidos.

En los créditos de *El protegido* podemos leer su nombre de casada en esos momentos: Robin Wright Penn. No sería hasta

2010 cuando diera por terminada su relación con Sean Penn tras trece años de matrimonio y dos hijos en común.

Reflexiones y curiosidades

La escena de la película relacionada con la fisioterapia se desarrolla en un hospital perteneciente a Tenet Healthcare Corporation, empresa muy potente en Estados Unidos con hospitales y centros ambulatorios repartidos por todo el país.

El papel que desarrolla Robin Wright como fisioterapeuta está lejos de tener un comportamiento profesional. La entrevista de primer día con Elijah se desarrolla con muy poca intimidad. Vemos simultáneamente a otros profesionales y pacientes en la misma sala. Por otro lado, Elijah consigue, nada más comenzar la entrevista, que Audrey le cuente episodios de su vida personal, incluso reflexiones íntimas referentes a su relación con David: «De no haber pasado el accidente tal vez no estaríamos casados». Se trata de una escena muy poco creíble en ese aspecto; acabas de conocer a una persona, eres una profesional de la sanidad, debes mantener la distancia terapéutica y en el primer minuto de la entrevista te abres emocionalmente. No obstante, todo se lo perdonamos a nuestra Buttercup, nuestra princesa prometida.

El director de la película suele aparecer en sus propios films, pero a diferencia de don Alfredo (Hitchcock), que se exhibía unos pocos segundos, Night Shyamalan se reserva pequeños papeles. Este es el caso de *El protegido*: aparece como un espectador sospechoso de traficar con drogas en el estadio donde trabaja David. El mismo personaje será importante en la trama de *Múltiple* y *Cristal*.

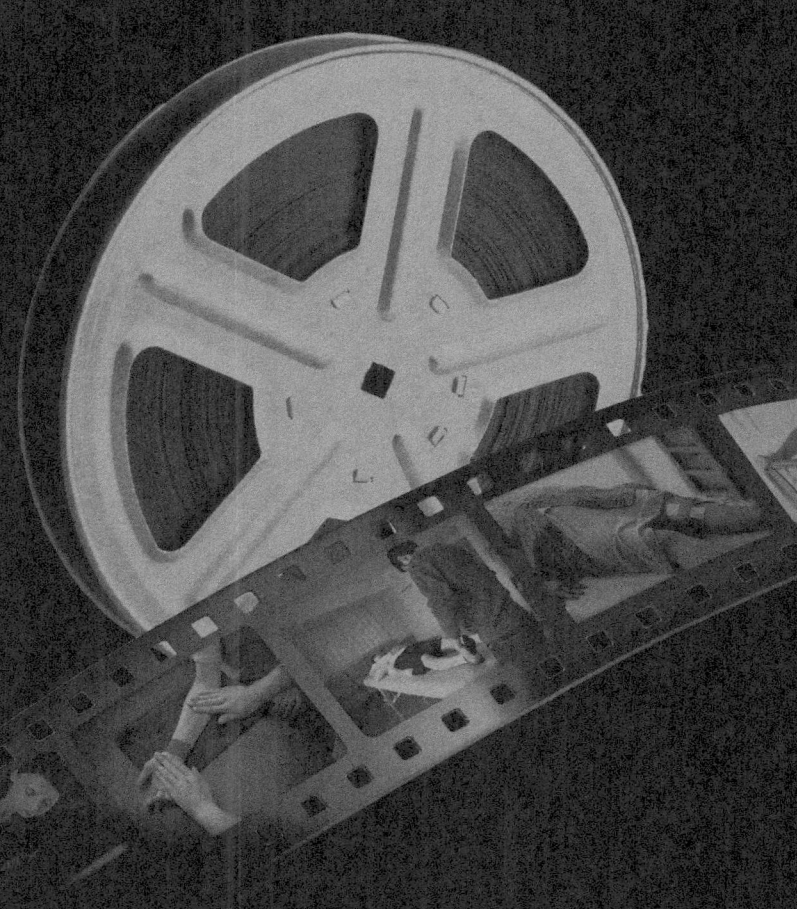

PLANTA 4.ª

PLANTA 4.ª
(2003)

FICHA TÉCNICA

Planta 4.ª (2003).

País: España.

Dirigida por Antonio Mercero.

Producida por Bocaboca Producciones y distribuida por The Walt Disney Company Iberia.

Guion de Antonio Mercero, Albert Espinosa e Ignacio del Moral adaptando la obra teatral *Los pelones* del propio Espinosa.

Música de Manuel Villalta.

Fotografía de Raúl Pérez Fogón.

Montaje a cargo de José María Biurrun.

Interpretada por Juan José Ballesta (Miguel Ángel), Luis Ángel Priego (Izan), Gorka Moreno (Dani), Alejandro Zafra (Jorge), Marco Martínez (Francis), Marcos Cedillo (Pepino), Mikel Albisu (director del hospital), Elvira Lindo (enfermera), Esteban Roel (celador de gimnasio) y José y David Muñoz (Estopa).

Color.

Duración: 100 min.

FISIOTERAPIA A NIÑOS CON AMPUTACIONES

Antonio Mercero es muy conocido por las series de televisión que ha dirigido y que forman parte de la historia sentimental de los que hemos pasado la media centuria de vida: *Crónicas de un pueblo* (1971-1974), *Verano azul* (1981-1982) y *Farmacia de guardia* (1991-1995). Su faceta de director de cine nos ha dejado un puñado de buenos largometrajes: *Espérame en el cielo* (1988), *La hora de los valientes* (1998) y *Planta 4.ª* (2003).

Planta 4.ª cuenta la historia de tres adolescentes con cáncer óseo (Miguel Ángel, Izan y Dani), ingresados en la planta de traumatología de un hospital. Asistimos a la dura convivencia con la enfermedad, los largos tratamientos y sus secuelas: pérdida del pelo tras la quimioterapia y la amputación de alguna extremidad. Izan (Luis Ángel Priego), *alter ego* del coautor de la película, Albert Espinosa, nos desnuda su vida durante los interminables meses de hospitalización en su juventud: las amistades, el amor, la relación con los profesionales sanitarios, el miedo, el ocio, las travesuras propias de los jóvenes y la muerte como posibilidad muy real.

Escenas de fisioterapia

Nada más comenzar la película (minuto 1) la toma cenital nos muestra una gran sala de fisioterapia equipada con espalderas, dos jaulas de Rocher, barras paralelas, escalera, lámpara de infrarrojos, juegos de alteras y un plano inclinado sobre el que está tumbado un paciente, a unos cuarenta y cinco grados sobre la horizontal.

La cámara desciende y avanza por el pasillo central de la sala. Una fisioterapeuta, al fondo del plano, realiza movilizaciones pasivas a su paciente en una colchoneta; otra paciente sube una rampa mientras varios trabajadores sanitarios cruzan la escena. Se detiene la cámara junto a dos camillas ocupadas por sendos jóvenes ataviados con el pijama del hospital y que presentan una amputación transfemoral del miembro inferior izquierdo: Miguel Ángel e Izan. El primero tiene colocados sobre su muñón dos electrodos conectados a un aparato de electroterapia. Izan, por su parte, se está aplicando un automasaje desensibilizante en el extremo de su miembro amputado. Un sanitario —desconocemos su categoría profesional— conmina a Miguel Ángel a callarse y centrar su atención en los electrodos.

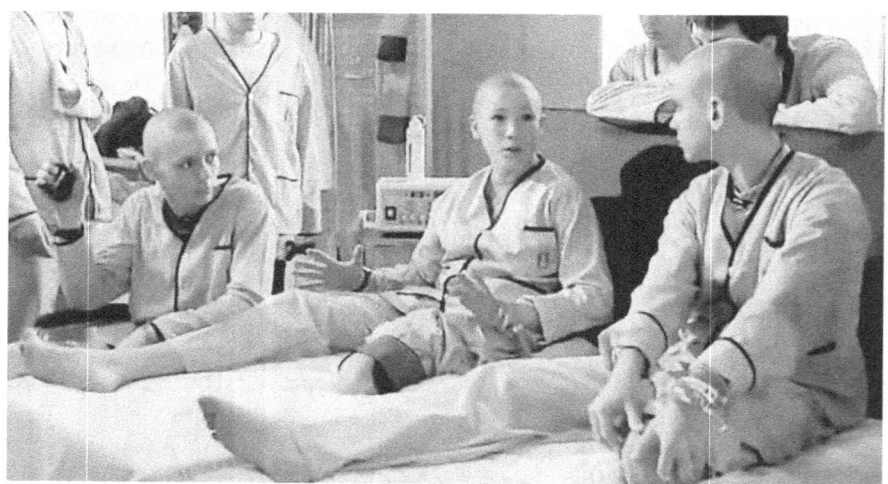

Miguel Ángel, Izan y Dani en la sala de rehabilitación.

El plano secuencia continúa, la cámara gira y vemos llegar a un joven con ropa de calle y una muleta. Por el contexto y la familiaridad que muestra con los profesionales de la sala y con los pacientes en tratamiento, sabemos que ha pasado mucho tiempo en el hospital. Los chicos que allí se encuentran le piden al visitante que «haga un paseíllo». Se sube la pernera izquierda y muestra una prótesis de alta tecnología para amputación transfemoral[33]. Comienza a caminar entre un pasillo de pacientes que aplauden la pericia con la que se maneja, para terminar su exhibición con una demostración de cómo gira en todos ejes la articulación de la rodilla protésica.

La segunda escena que tiene relación directa con la fisioterapia (minuto 17) nos muestra a Miguel Ángel tumbado en prono sobre una camilla en el interior de una Jaula de Rocher. Una cincha que envuelve su muñón está conectada a un circuito peso-cuerda-polea para que trabaje la flexión contra resistencia de la cadera desde una ligera extensión hasta la posición neutra. Un sanitario con acento mexicano controla brevemente a Miguel Ángel y le pide que haga el favor de hacer diez *ejercitaciones.*

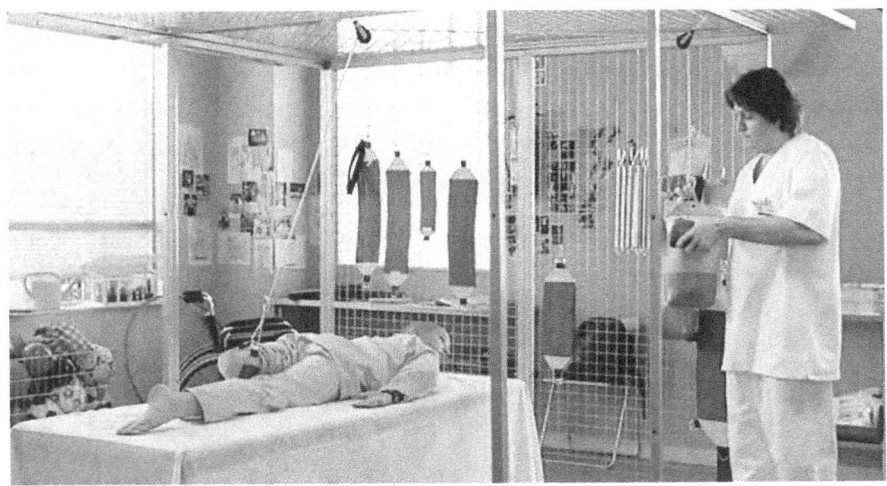

La jaula de Rocher ha caido en desuso.

La tercera escena (minuto 37) comienza con un plano que incluye a los tres amigos Pelones en silla de ruedas junto

---

[33] Este tipo de prótesis suele incorporar un pie de fibra de carbono con sistema neumático de alta respuesta dinámica, integrado al tobillo, lo que permite amortiguar cada paso del paciente y realizar movimientos torsionales naturales. También presenta una rodilla protésica hidráulica policéntrica con sistema de preflexión segura de hasta quince grados (bloqueo geométrico) y con rotador de giro, para conseguir cruzar la prótesis al sentarse como si fuera su pierna sana.

a unas paralelas; Izan en el centro y dentro de las paralelas y Miguel Ángel y Dani colocados uno a cada lado de las barras. El contraplano nos muestra cómo se acerca el mismo sanitario de las escenas precedentes sujetando una pierna ortopédica. Izan, al ver la prótesis, sonríe ampliamente. Lleva ocho meses con la pierna amputada deseando que llegara ese momento. Introduce el muñón dentro de la cazoleta y se levanta apoyándose en las paralelas. Es de suponer que, en aras de no entorpecer el ritmo dramático de la escena, se ha simplificado al máximo el proceso de colocación de la prótesis. Como mínimo, en un primer encaje, se necesita la intervención del técnico protésico que tomó las medidas de esa cazoleta y del fisioterapeuta encargado del tratamiento.

Siguiendo las indicaciones del sanitario, Izan da un paso corto y titubeante, avanza despacio, suelta las manos de las paralelas y consigue llegar triunfante al extremo de las barras. Su cara se ilumina de alegría con gran regocijo por parte de sus amigos Pelones y del profesional.

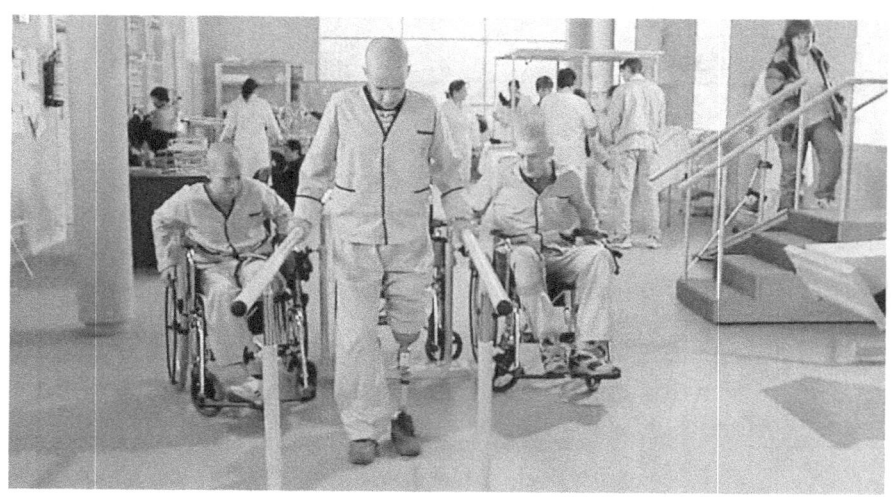

Izan prueba su nueva pierna ortopédica.

Hacia el final de la película (minuto 87) se realiza una fiesta en la sala de fisioterapia y se dan cita todos los protagonistas. Como sorpresa final, el grupo musical Estopa toca la canción *Nascio pa la alegría*.

Minuto 90:32. La vida sigue en el hospital. Plano fijo de cuatro segundos de Miguel Ángel e Izan trabajando dentro de una jaula de Rocher. Tumbados en decúbito supino sobre sendas camillas, realizan extensión de la cadera contra una resistencia de unos 2 kilos del circuito peso-cuerda-polea anclado en sus tobillos. No podemos evitar sonreír por la actitud relajada de los protagonistas y el ritmo acompasado del movimiento de la extremidad: cuando una baja, la del compañero sube.

Osteosarcoma

Los tres jóvenes protagonistas de la película son tratados de osteosarcoma, el cáncer óseo más frecuente en la juventud. Puede afectar a cualquier hueso, pero su frecuencia es mayor en las epífisis de los huesos largos, cerca de la rodilla en la tibia y el fémur, y cerca del hombro en el húmero. Los osteosarcomas se clasifican en osteogénicos, predominando la formación de hueso osteoide, y osteolíticos, donde predominan los osteoclastos que provocan necrosis y destrucción ósea. Estos tumores pueden causar fracturas espontáneas, dolor e inflamación y el diagnóstico de confirmación —como se puede ver en la película— es la biopsia.

El tratamiento, tal y como aparece en el film, se basa en los implantes osteogénicos, que en el caso de Izan y Miguel Ángel fueron rechazados, por lo cual se les tuvieron que practicar sendas amputaciones. Dani no rechazó el implante y está pendiente de completar los ciclos de tratamiento con quimioterapia. Los fármacos citotóxicos les provocaron alopecia, apatía, náuseas y vómitos.

¿Quién atiende a los Pelones?

Esteban Roel interpreta al profesional que atiende en la sala de rehabilitación a los Pelones. Los créditos finales de la película lo presentan como celador de gimnasio, siendo este su primer papel en un largometraje en España.

Nació en Monterrey (México) en 1969 para recalar en España en 1995, donde fijó su residencia y reparte su tiempo como director de cine y teatro, actor y productor.

Como actor ha participado en numerosas series de televisión: *El comisario, Los Serrano, Los hombres de Paco, Crematorio, La fuga* y *Sin identidad*, entre otras.

Es socio fundador y director de la Diplomatura de Interpretación en el Instituto de Cine de Madrid y profesor de Interpretación y Dirección de Actores para Cine.

Su debut como director de largometrajes se materializó codirigiendo junto a Juan Fernando Andrés una película de suspense, *Musarañas* (2014), bajo el paraguas de Álex de la Iglesia en la producción. Este trabajo consiguió una nominación a los Goya de 2015 en la categoría de mejor director novel.

Mercero y la cabina

Qué fuerte impresión me produjo ver por televisión, siendo todavía un niño, *La cabina* (1972). Se trata de un mediometraje dirigido por Antonio Mercero para la pequeña pantalla, merecedor de innumerables premios tanto nacionales como internacionales. *La cabina* narra la historia de un hombre normal que entra en ese habitáculo angosto llamado cabina telefónica y se queda atrapado sin poder hacer nada para remediarlo. La angustia del prisionero, interpretado magistralmente por José Luis López Vázquez, irá creciendo conforme los esfuerzos para sacarlo se muestran ineficaces y vamos intuyendo el final que le espera. El guion, realizado por el propio Mercero y José

Luis Garci, consiguió burlar la censura franquista, ciega ante la obvia metáfora en la que se convertía la cabina que, como la dictadura de Franco, oprimía y asfixiaba al protagonista.

Seis años antes de la emisión por televisión de *La cabina*, Narciso Ibáñez Serrador, *Chicho*, había desarrollado una trama muy parecida a la del mediometraje de Mercero. *El asfalto* (1966) se emitió por televisión dentro de la mítica serie *Historias para no dormir* y nos presenta a un elegante caballero paseando por la ciudad en un cálido día de verano. El sol inclemente derrite el asfalto hasta que Narciso Ibánez Menta —padre de *Chicho*— queda pegado a él, sin posibilidad de moverse si alguien no le presta ayuda. Todas las personas a las que pide auxilio se lo niegan, porque piensan que es un indigente, un inválido o simplemente porque no desean ayudarle. Poco a poco se irá hundiendo de manera irremediable.

Reflexiones y curiosidades

Muchas escenas de *Planta 4.ª* fueron rodadas en el Hospital Príncipe de Asturias de Alcalá de Henares. La cinta tiene la virtud de ser una película optimista, con un abanico de personajes que sufren —y sufren muchísimo—, pero que se ilusionan por el futuro y viven la enfermedad como un compañero de viaje al que tienen que soportar, aunque no le tengan mucho aprecio.

La trama simplifica mucho el proceso de protetización. Después de ocho meses tras la amputación le colocan a Izan la prótesis definitiva obviando el proceso de adaptación previo y le ordenan andar sin una sujeción mínima. Actualmente los tiempos para protetizar son cortos, ya que es posible ajustar la cazoleta que recoge el muñón conforme este va reduciendo su volumen al disminuir el edema. La película estadounidense *Stronger* (2017) recoge el proceso de confección de una prótesis para una amputación bilateral transfemoral, desde la visita al taller protésico para la toma de medidas y realización del molde de escayola hasta la colocación de una doble prótesis Genium de última tecnología. El film narra la historia real de Jeff Bauman, joven víctima de un atentado terrorista con bomba en la maratón de Boston de 2013.

Albert Espinosa luchó contra el cáncer entre los catorce y los veinticuatro años, pasando varias veces por el quirófano, donde le amputaron una pierna, se dejó un pulmón y parte del hígado.

Juan José Ballesta —Miguel Ángel en *Planta 4.ª*— tuvo tres años antes un debut cinematográfico muy destacado al protagonizar la galardonada *El Bola* (2000) de Achero Mañas. Esta película le marcó como actor de fuerte carácter y le identifica desde entonces. Ballesta, para los que nos acordamos del impacto mediático que tuvo el film, será siempre el Bola.

Un apunte curioso sobre José Luis López Vázquez, protagonista de *La cabina*. Fue la cara televisiva que, en un anuncio de Telefónica de 1967, promovía la compra de acciones de la compañía. Resulta más que irónico que el teléfono que utiliza cinco años después en *La cabina* esté estropeado.

Otra película que se desarrolla casi exclusivamente en un hospital y tiene de protagonistas a tres jóvenes de diecisiete años es *A dos metros de ti* (*Five Feet Apart* 2019). Ingresados por una exacerbación de los síntomas de la fibrosis quística que padecen, deberán mantener entre ellos una distancia de cinco pies[34] para evitar las infecciones cruzadas. Dos de los jóvenes (Stella y Will) se enamoran y sufren porque su supervivencia depende de no sobrepasar esa barrera invisible de los cinco pies. Interesante desde la fisioterapia es la utilización de los tres protagonistas del chaleco percutor torácico como ayuda para la expulsión de las secreciones bronquiales. Es a Stella a quien vemos en más planos utilizar el chaleco, incluso en distintas posiciones de declivoterapia.

---

[34] Siendo estrictos, cinco pies son poco más de un metro y medio.

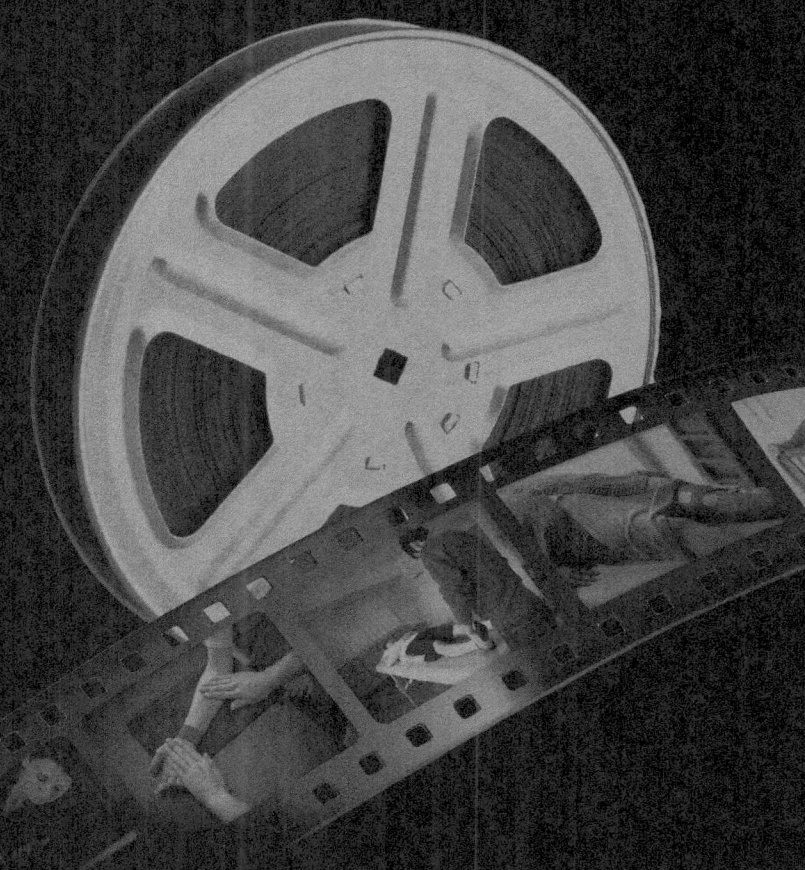

MAR ADENTRO

MAR ADENTRO (2004)

FICHA TÉCNICA

Mar adentro (2004).

Dirigida por Alejandro Amenábar.

País: España.

Producida por Fernando Bovaira y Alejandro Amenábar.

Guion de Alejandro Amenábar y Mateo Gil.

Música de Alejandro Amenábar y Carlos Núñez.

Fotografía de Javier Aguirresarobe.

Maquillaje por Jo Allen y Ana López Puigcerver.

Montaje a cargo de Iván Aledo.

Interpretada por Javier Bardem (Ramón Sampedro), Belén Rueda (Julia), Lola Dueñas (Rosa), Mabel Rivera (Manuela), Celso Bugallo (José), José María Pou (Padre Francisco), Clara Segura (Gene), Joan Dalmau (Joaquín), Tamar Novas (Javi) y Alberto Jiménez (Germán).

Color.

Duración: 125 min.

FISIOTERAPIA A UNA ENFERMA DE CADASIL

Alejandro Amenábar consiguió ganar con *Mar adentro* el Óscar a la mejor película de habla no inglesa en la ceremonia que tuvo lugar en el Teatro Kodak de Los Ángeles[35] el 27 de febrero de 2004. Catorce *cabezones* fueron también para la película en la entrega de los Goya, cifra no superada hasta la fecha de hoy. Ocho años hacía que, gracias al apoyo en la producción de José Luis Cuerda, había estrenado *Tesis* (1996), ópera prima que lo encumbró a lo más alto de la cinematografía española. *Abre los ojos* (1997) y el thriller sobrenatural *Los otros* (2001), protagonizada por Nicole Kidman, le dieron el empujón para ser reconocido internacionalmente.

Buena parte del éxito que cosechó la película de Amenábar se lo debe a la interpretación de Bardem. Sobria, con un acento gallego comprensible, la imagen que transmite el actor está llena de verdad; crees en todo el metraje lo que nos quiere trasmitir. Para su caracterización física fue ayudado por Jo Allen y Ana López Puigcerver, trabajo reconocido con una nominación a los Óscar en la categoría de mejor maquillaje. Bardem conseguiría, tres años más tarde, su estatuilla dorada como mejor actor de reparto por la interpretación de un asesino psicópata en la cinta de los hermanos Coen *No es país para viejos* (*No Country for Old Men*, 2007).

Mar adentro está basada en la vida de Ramón Sampedro, quien sufre un accidente en una zambullida al mar cuando tenía veinticinco años, se fractura la séptima vértebra cervical y queda

---

[35] El nombre completo de Los Ángeles es El Pueblo de Nuestra Señora la Reina de los Ángeles de la Porciúncula. Los primeros misioneros de California pertenecieron a la Orden Franciscana, cuyo movimiento se originó en la capilla de la Porciúncula, cerca de la localidad de Asís (Italia). Posteriormente se construyeron réplicas de la capilla en muchos países de América.

tetrapléjico. Desde ese momento luchará para que la justicia le ampare en el deseo de terminar con su vida. *Mar adentro* es un poema escrito por Sampedro que da nombre a la película.

Un personaje capital en la historia es Julia, interpretado por Belén Rueda, la abogada que defiende a Sampedro ante el juez para que se le permita recibir ayuda en el momento de poner fin a su vida. Julia padece una enfermedad degenerativa, el CADASIL, por lo que se siente muy identificada con la pretensión de su cliente.

Fisioterapia para Julia

Julia se recupera de un brote de su enfermedad. La vemos sentada en la cama del hospital escribiendo en el ordenador un correo a Ramón Sampedro. Está ingresada en el hospital del paseo marítimo de Barcelona, el Hospital del Mar.

La voz en *off* de la paciente será la pista de sonido de la escena que se desarrolla a continuación. Narra que acude a la sala de rehabilitación y que los médicos tienen esperanzas de que pueda volver a caminar. Es una escena corta, compuesta de varios planos que se van fundiendo uno con el siguiente y relacionados con su tratamiento de fisioterapia. Comienza en el minuto 53:30 y Julia se imagina que atraviesa los ventanales de la sala y sobrevuela Barcelona. El siguiente plano nos la muestra colgada de un arnés, dentro de unas barras paralelas, mientras una ayuda mecánica —exoesqueleto para la deambulación asistida— le moviliza los miembros inferiores simulando la marcha, rozando el suelo con la punta de los pies equinos. Otro encadenado. Sentada en un banco de cuádriceps, trabaja la extensión activa resistida de la rodilla izquierda contra la mano del fisioterapeuta en su tobillo. Nueva transición para verla descender un plano inclinado agarrándose a las barras laterales y portando unos bitutores en ambas extremidades inferiores. El mismo fisioterapeuta del banco de cuádriceps se encuentra en el lateral de la rampa motivando y controlando la realización de la actividad. La escena termina con la paciente sentada frente a una ventana. La cámara muestra una rápida panorámica de Barcelona, para volver finalmente hacia el interior de la desierta sala de rehabilitación (como metáfora visual de que, tal vez, todos estamos solos frente a la enfermedad).

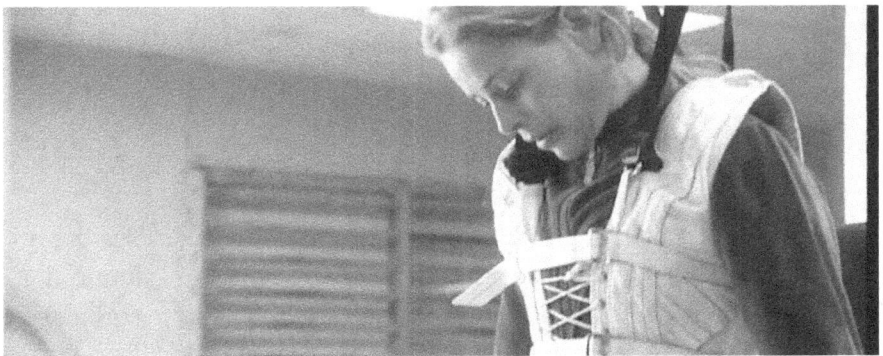

Julia camina suspendida de la grúa.

El CADASIL[36]

Esta enfermedad es una patología cerebrovascular hereditaria autosómica dominante ocasionada por la mutación de un gen, el Noch3, localizado en el brazo corto del cromosoma 19.

Se trata de un síndrome clínico muy poco frecuente, que suele cursar con episodios de isquemia cerebral repetitivos, migraña, cefalea y trastornos neuropsiquiátricos.

En una misma familia puede haber miembros con la mutación que no manifiesten nunca la enfermedad o la sufran a edades avanzadas. Su aparición es habitual entre los cuarenta y cincuenta años.

---

[36] Cerebral Autosomal Dominant Arteriopathy with Subcortical Infarcts and Leukoencephalopathy.

Actualmente no existe tratamiento específico. Si bien la terapia antiplaquetaria se utiliza a menudo, no se ha demostrado su efectividad. El tratamiento sintomático para las migrañas, la fisioterapia para paliar las secuelas de los episodios de isquemia y el abordaje psicológico son las opciones de las que se dispone para enfrentarse al CADASIL.

El pronóstico es malo. Muchos pacientes acaban postrados en cama con grandes dificultades motoras y alteraciones cognitivas.

Gran debut de Belén Rueda

Madrileña de nacimiento, se trasladó muy joven a Alicante con su familia para intentar mejorar la enfermedad asmática de su hermana. No terminó la carrera de Arquitectura y trabajó de modelo y comercial. El programa *Vip Noche* de Tele 5 le dio la posibilidad primero de trabajar en él como azafata y más tarde de presentarlo.

Series como *Periodistas* (1998-2002) y *Los Serrano* (2003-2008) hicieron de ella un rostro habitual en la pequeña pantalla. Amenábar confió en su capacidad como actriz y *Mar adentro* significó su debut cinematográfico, que le hizo ganar el premio Goya como mejor actriz revelación por su interpretación de Julia.

Su siguiente película, esta vez de la mano de Juan Antonio Bayona, fue *El orfanato* (2007), producida por Guillermo del Toro. Belén Rueda da vida a Laura, madre de un niño de unos ocho años desaparecido en la casa que están restaurando y que fue el orfanato donde se crio. Dos años más tarde volvió a interpretar a Laura en la película paródica *Spanish Movie*.

Los ojos de Julia (2010) supuso otro reto interpretativo, ya que da vida a una mujer que, a la vez que va perdiendo la vista, investiga la muerte de su hermana gemela ciega.

En la película de Álex de la Iglesia *Perfectos desconocidos* (2017), Belén Rueda forma parte de un grupo de amigos que se reúnen para cenar y, entre platos, plantean un juego en el que deben dejar el teléfono móvil encima de la mesa para que todos puedan ver los mensajes y llamadas entrantes. Lío asegurado.

Reflexiones y curiosidades

Las dos últimas películas españolas que han sido premiadas con el Óscar a la mejor película de habla no inglesa tienen varias escenas rodadas en el Hospital del Mar. Pedro Almodóvar dirigió *Todo sobre mi madre* (1999) y quedó maravillado con el edificio, al que definió como «un hospital con unos ventanales que se abren hacía el mar como una pantalla de cine». Amenábar utiliza esos mismos ventanales en *Mar adentro* para mostrarnos una breve panorámica de Barcelona.

El servicio de rehabilitación del hospital de parapléjicos de Toledo asesoró a Alejandro Amenábar y a Javier Bardem sobre el manejo de las personas con lesión medular. No era la primera vez que Bardem pedía asesoramiento a este hospital; en la película *Carne trémula* (1997) de Almodóvar, acudió a este centro para poder meterse en el personaje de un minusválido.

La 77 edición de los Óscar, además de premiar la cinta de Amenábar, concedió el galardón a la mejor película a *Million Dollar Baby*, dirigida por Clint Eastwood. Casualmente, el argumento es muy parecido: los protagonistas de ambas cintas sufren un traumatismo[37] que les provoca una tetraplejía y en el trascurso de su enfermedad piden que se les quite la vida, lo cual finalmente consiguen.

Otra película con argumento similar es *Mi vida es mía* (*Whose Life Is It Anyway*, 1981), donde un escultor, interpretado por Richard Dreyfuss, queda tetrapléjico tras un accidente

---

[37] Hilary Swank interpreta en *Million Dollar Baby* a una boxeadora que es noqueada por su oponente y al caer se golpea sobre un taburete y se fractura la primera y segunda vértebra cervicales.

de coche y reclama su derecho a que le ayuden a terminar con su vida.

La industria del cine de Bollywood es famosa entre otras cosas por copiar éxitos del cine europeo y americano. *Mar adentro* también tiene una réplica india. Se trata de *Guzaarish* (2010), en la que el protagonista es un famoso mago que durante un espectáculo sufre un accidente que le dejará tetrapléjico y luchará en los tribunales para defender la eutanasia. Muchas de las escenas son calcadas a la película de Amenábar, pero en lugar de ambientarse en tierras gallegas lo hace en la zona de Goa, al sur de la India.

El aria del acto final que canta el príncipe Calaf de la ópera *Turandot* de Puccini es la famosa pieza conocida como *Nessum dorma* (*Que nadie duerma*), obra musical que podemos escuchar como fondo en una escena onírica de *Mar adentro* en la que Julia y Ramón se encuentran caminando en la playa. Curiosamente, también se utiliza este aria en *The Upside* (2017), otra película con protagonista tetrapléjico. En este caso es Bryan Cranston, dando vida a Phillip Lacasse, quien activa con su voz un equipo de alta fidelidad para poder escucharla.

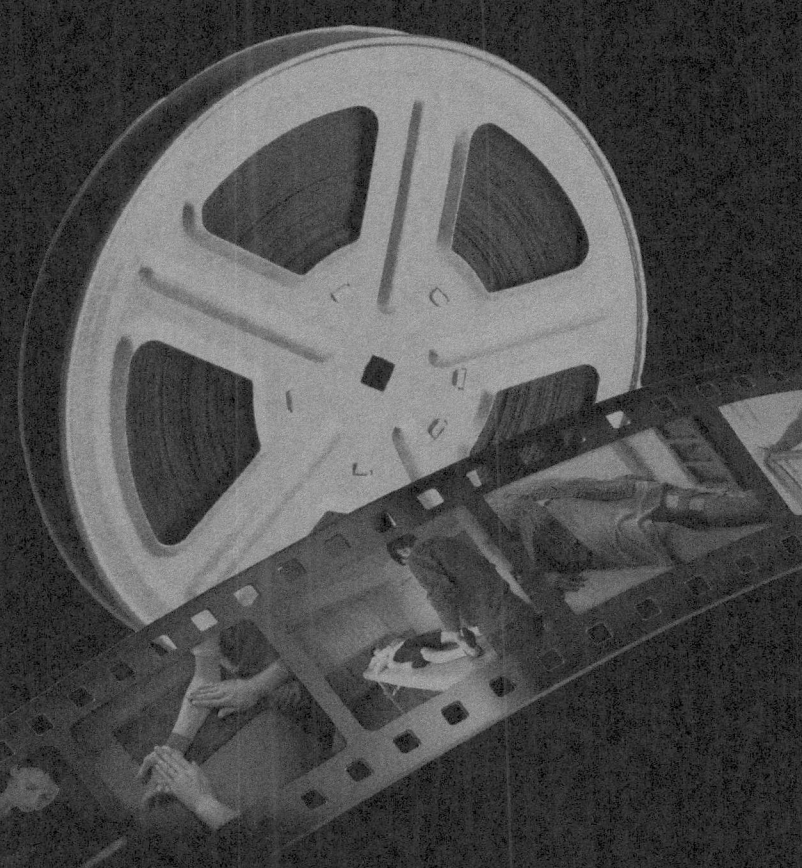

LAS LLAVES DE CASA

LAS LLAVES DE CASA
(2004)

FICHA TÉCNICA

Las llaves de casa (***Le chiavi di casa***, 2004).

Dirigida por Gianni Amelio.

País: Italia.

Producida por Pandora Filmproduktion, Rai Cinema, SKY, Achab Film, Atenea Films, Bavaria Film, ZDF-Arte y Bayerischer Rundfunk. Coproducción Italia-Alemania-Francia.

Guion de Gianni Amelio, Sandro Petraglia y Stefano Rulli, basado en la novela *Nati due volte* de Giuseppe Pontiggia.

Fotografía a cargo de Luca Bigazzi.

Música de Franco Piersanti.

Montaje a cargo de Simona Paggi.

Interpretada por Kim Rossi Stuart (Gianni), Andrea Rossi (Paolo), Charlotte Rampling (Nicole), Alla Faerovich (Nadine), Pierfrancesco Favino (Alberto) y Michael Weiss (Andreas).

Color.

Duración: 105 minutos.

REEDUCANDO LA MARCHA DE UN JOVEN CON PARÁLISIS CEREBRAL

El director de *Niños robados* (*Il ladro de bambini*, 1992) y *Lamerica* (1994) nos regala con *Las llaves de casa* un drama intimista en torno a la relación entre un niño discapacitado y su reencontrado padre, y cómo tratan de superar sus limitaciones físicas y emocionales.

La trama tiene lugar entre Berlín y Noruega, durante un viaje que realiza Paolo (Andrea Rossi) para someterse a un tratamiento especializado que le permita caminar mejor, ya que nació con parálisis cerebral espástica. Le acompañará su padre, Gianni (Kim Rossi Stuart), que ha accedido a llevarle a Berlín.

Durante la estancia en el hospital berlinés, Gianni conoce a Nicole (Charlotte Rampling), madre de una joven de veinte años discapacitada física y mental profunda, que le servirá de guía para superar la culpa por abandonar a su hijo al nacer y la vergüenza de saber que es «diferente».

El tratamiento de Paolo

La escena, que se desarrolla en una sala de fisioterapia de hospital, comienza el minuto 48:19 y termina el 52:10. Cuatro son los momentos importantes recogidos en estos minutos de metraje:

1. Dentro de las paralelas, una fisioterapeuta dirige la marcha de Paolo. La palma de la mano sobre su pecho corrige la postura en flexión de tronco y con los pies estimula la marcha y evita que aumente en exceso la base de sustentación. Al caminar, el joven se agarra a la barra paralela con la mano derecha.

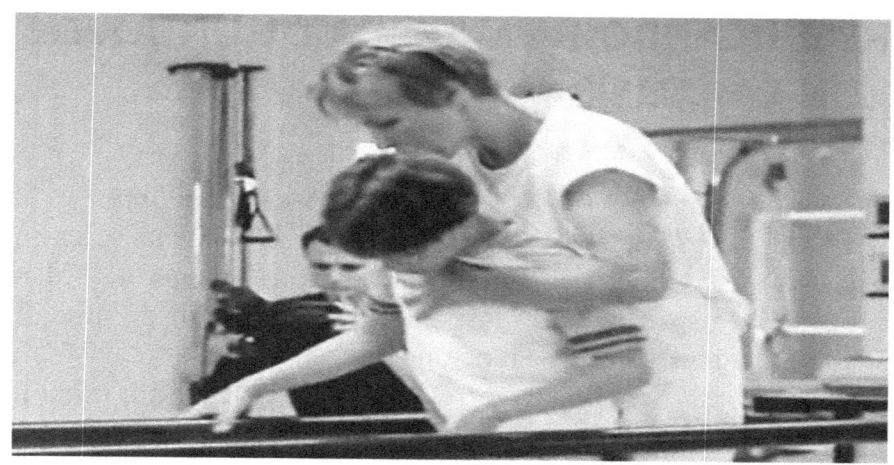

La fisioterapeuta corrige la marcha de Paolo.

2. Utiliza un andador de cuatro ruedas con apoyo en el pecho que también sujeta con la mano derecha. La fisioterapeuta se mantiene detrás de Paolo realizando las mismas correcciones que dentro de las paralelas mientras le marca el ritmo en alemán.
3. Marcha sin ayuda y control exclusivo de la zona torácica, que tiende a adelantarse, por parte de la tera-

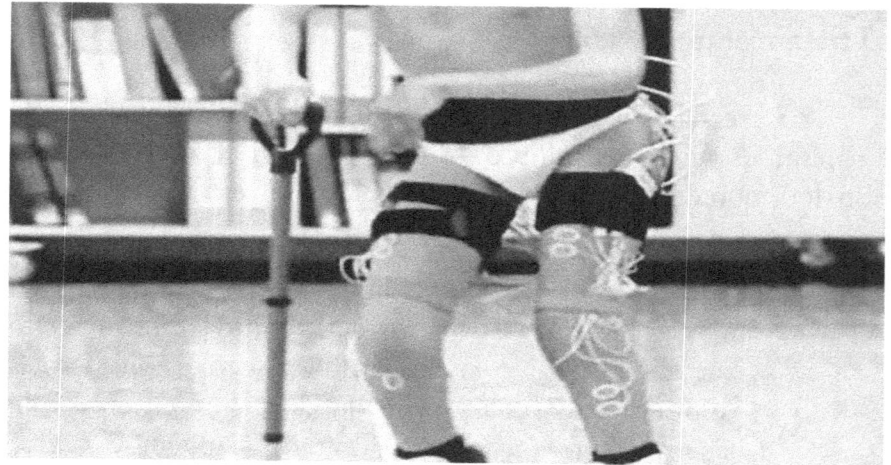

Análisis biomecánico de la marcha.

peuta mientras camina detrás de su paciente. Paolo está realizando un gran esfuerzo y recibe una pequeña recompensa en forma de suave y cálido abrazo de su guía en la marcha.

4. La última parte de la escena nos muestra al protagonista con múltiples sensores y cables colocados en la pelvis y los miembros inferiores, caminando por una línea recta blanca pintada en el suelo. Nuestra fisioterapeuta estimula su marcha subiendo el tono de voz, repitiendo órdenes cortas y manteniendo el ritmo de choque de las palmas.

La sesión de fisioterapia está siendo grabada en video por otro profesional, y dos personas más se encuentran sentadas frente a sendos ordenadores, analizando los datos que suministran los sensores del joven paciente. Su padre, de pie en un rincón de la sala, no se ha perdido ni un instante de la sesión de trabajo y se muestra nervioso y preocupado por el tremendo esfuerzo que está realizando su hijo. La escena termina con padre e hijo fundiéndose en un sentido abrazo.

Paolo y su parálisis cerebral

Andrea Rossi, Paolo en la película, es un deportista paraolímpico italiano descubierto para protagonizar la película cuando competía en un campeonato de natación. La parálisis cerebral espástica que presentan actor y personaje le condiciona la deambulación. Paolo camina con un patrón de marcha agachada debido a una flexión permanente de las rodillas y de las caderas. La deformidad pudo ser en un momento flexible, pero en la etapa adolescente en la que se encuentra Paolo se transforma en rígida. Se ayuda de un bastón de cuatro patas que maneja con la mano derecha. Su miembro superior derecho es más funcional que el izquierdo y puede utilizarlo también para comer; lo vemos pinchar carne con el tenedor.

Charlotte Rampling y el portero

Actriz británica nacida en 1946, oficial de la Orden del Imperio Británico y caballero de la Legión de Honor, es por toda su carrera parte destacada del cine de los últimos cincuenta años. Premiada en Berlín como mejor interprete femenina, candidata al Óscar por *45 años* (*45 years*, 2015), mejor actriz europea en los Premios del Cine Europeo por *La piscina* (*Swimming Pool*, 2003) y Cesar honorífico en 2001.

Grandes premios y reconocimiento, pero en mi memoria, posiblemente en el imaginario colectivo, la recuerdo-recordamos como un icono de estilo y sexual de los años 70, debido a su polémico trabajo en la película *El portero de noche* (*Il portiere di notte*, 1974). Este drama con tintes eróticos, dirigido por Liliana Cavani y ambientado en la Viena de 1957, narra el reencuentro de Maximilian (Dirk Bogarde), recepcionista de un hotel, con Lucía (Charlotte Rampling), esposa de un director de orquesta. Ambos tienen un pasado en común durante la Segunda Guerra Mundial. Maximilian era un oficial nazi de un campo de concentración y Lucía una joven prisionera judía. En tan inesperado escenario mantuvieron una relación sadomasoquista que les marcará de por vida. Su reencuentro desencadena un torbellino de recuerdos, sentimientos y pasiones que ambos cargan a las espaldas.

Pocas imágenes pueden ser más icónicas que el *look* ideado por Piero Tosi —colaborador habitual de Visconti y Zeffirelli— para Charlotte Rampling en la película de Cavani: gorra militar nazi, guantes negros altos y tirantes que le tapaban —realmente no le tapaban— los pechos.

Reflexiones y curiosidades

El título de la película *Las llaves de casa* hace referencia a los chicos que pasan de la infancia a la adolescencia y, como símbolo de autoafirmación, pueden utilizar su propio juego de llaves para entrar en casa tras salir con los amigos. Comienzan a sentirse adultos y un poco más independientes. A primera vista, el título podría no ser apropiado para una película que habla de la imposibilidad de salir del entorno parental, de la dificultad de vivir sin la protección de los adultos. En un momento dado, el joven Paolo levanta sus llaves de casa como un trofeo, aunque en realidad no puede utilizarlas sin ayuda de otra persona.

El director del film, Guiani Amelio, no esconde la dura realidad ni la viste de discursos irreales o estereotipados, sino que, en una lección de cine sencillo, sincero, que deja huella —incluyendo muchos planos con cierto aire documental—, consigue que la mayor parte del tiempo olvides que estás viendo una película.

El hospital que aparece durante la trama es la Clínica Universitaria de la Charité de Berlín (Universitätklinikum Charité). Construido en 1710, se utilizó en principio para luchar contra la peste bubónica y más tarde como hospital para pobres. El muro de Berlín dejó al centro sanitario en la zona este. Remodelado hace pocos años, es uno de los hospitales universitarios más grandes de Europa y puntero en muchas de las especialidades médicas.

La polémica película *El portero de noche*, prohibida en España durante casi dos años, se estrenó a finales de 1976 con un rotundo éxito de público (dos millones y medio de espectadores pasaron por taquilla). Para verla por televisión tuvimos que esperar hasta el viernes 18 de octubre de 1985, dentro del ciclo *Cine de Medianoche*, ciclo de películas emitidas por la 1 de TVE entre mayo de 1985 y marzo de 1988 un viernes al mes. Se trataba de películas de alto contenido erótico, violento o cuya temática no encontraba hueco en otro lugar de la parrilla en aquellos tiempos. Sobre las 12 de la noche se cerraba la programación con la despedida y cierre habitual, himno nacional incluido. Solamente los enterados de dichas emisiones se quedaban esperando a que la programación reabriese para emitir los polémicos films. Se programaron en dicho ciclo treinta y nueve películas. Pedro Almodóvar fue el director que más veces apareció durante los tres años de emisión (*Pepi, Luci, Bom y otras chicas del montón*, *Entre tinieblas* y *Matador*). No pude ver *El portero de noche* en su primera emisión televisiva, seguramente por censura paterna, pues tenía en esa época unos tiernos dieciséis años; censura que sí eludí en otros títulos del ciclo como *Perros de paja* (Straw Dogs, 1971) y *Deliverance* (1972).

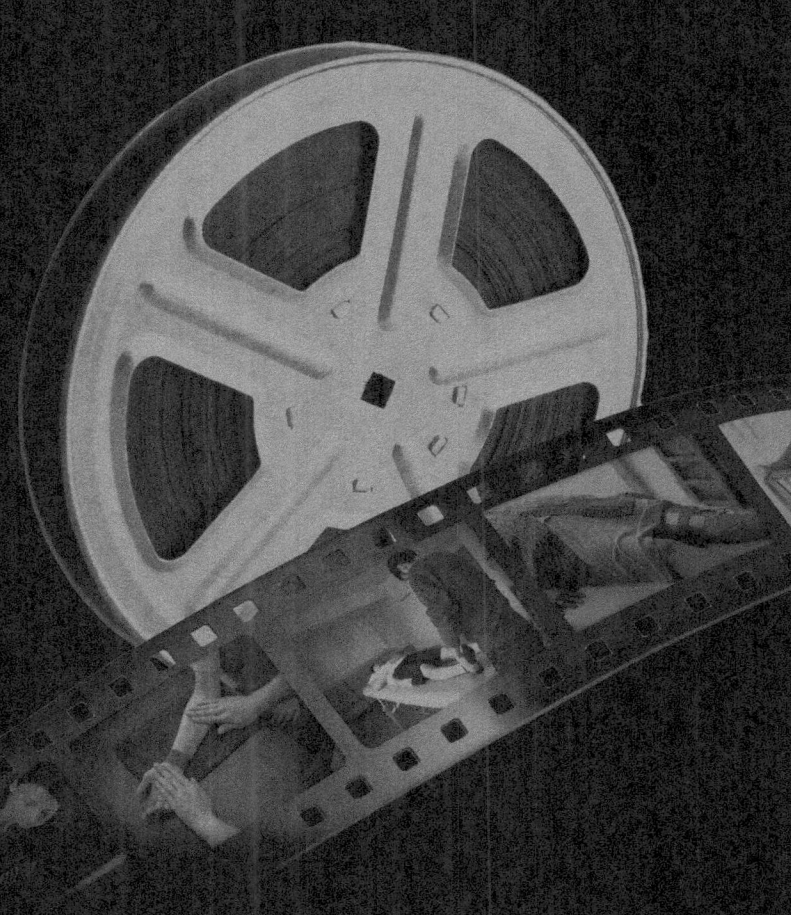

AURORA BOREALIS

AURORA BOREALIS
(2005)

FICHA TÉCNICA

Aurora borealis (2005).

Dirigida por James C. E. Burke.

País: Estados Unidos y Canadá.

Producida por Rick Bieber, Scott Disharoon, Jayne Amellia Larson, Chris Miller y Sherri Saito.

Guion de Brent Boyd.

Música de Mychael Danna.

Fotografía de Alar Kivilo.

Editada por Richard Nord.

Interpretada por Joshua Jackson (Duncan Shorter), Juliette Lewis (Kate), Donald Sutherland (Ronald Shorter), Steven Pasquale (Jacob Shorter), Katie Griffin (Sandy), Louise Fletcher (Ruth Shorter) y Zack Ward (Lindstrom).

Color.

Duración: 110 min.

FISIOTERAPIA PARA EL PARKINSONISMO DE RONALD

James C. E. Burke dirige su segundo y último largometraje hilando una historia alrededor de Duncan Shorter (Joshua Jackson), un joven de Minneapolis que no sabe cómo orientar su vida. Visitará a su abuelo Ronald (Donald Sutherland), enfermo de Parkinson, y recuperará el vínculo que les unía. Encontrar trabajo y comenzar un romance con Kate (Juliette Lewis), la asistenta a domicilio de Ronald, le ayudará a centrarse.

Ayuda a domicilio

Ronald se encuentra en un estadio avanzado de la enfermedad de Parkinson. Temblor de manos, bradicinesia muy evidente al caminar —será cada vez más dependiente de la silla de ruedas—, rigidez y momentos de ánimo depresivo —llega a pedir asistencia para suicidarse— son los síntomas principales que se hacen visibles en el film.

El tratamiento de fisioterapia estará a cargo de Kate. Acude a casa de Ronald en el minuto 13:20, conoce a Duncan y se presenta como asistenta domiciliaria. Realiza en esta primera visita labores propias de enfermería, tomando a Ronald la temperatura y la tensión arterial. Le pide seguimiento con la mirada de la linterna de exploración médica, que mueve lentamente de izquierda a derecha. Finalmente, le pregunta cómo se llama el presidente de los Estados Unidos, a lo que el otro responde con evasivas.

Minuto 61:10. Ronald se encuentra sentado en el sofá del salón de su casa. La cabeza ligeramente ladeada a la izquierda, el miembro superior izquierdo en posición de triple flexión y ambas manos sobre el regazo. Se percibe un ligero temblor en la mano derecha. Kate, sentada en una mesa baja frente a su paciente, le realiza un movimiento pasivo a la flexión de la rodilla y la cadera, con toma de la mano izquierda en el tobillo y la derecha cerca del hueco poplíteo. Dos repeticiones en el miembro inferior izquierdo y una en el derecho. Kate le pregunta a Ronald si le duele o finge que le duele. Sin solución de continuidad, le deja apoyados ambos talones sobre la mesa auxiliar en la que estaba sentada y se coloca en el sofá junto a él, imitando su postura. Comienza a realizar movimientos de flexo-extensión de tobillo, pidiéndole a Ronald que haga lo mismo. Ambos se ponen a charlar sobre Duncan mientras mueven los tobillos.

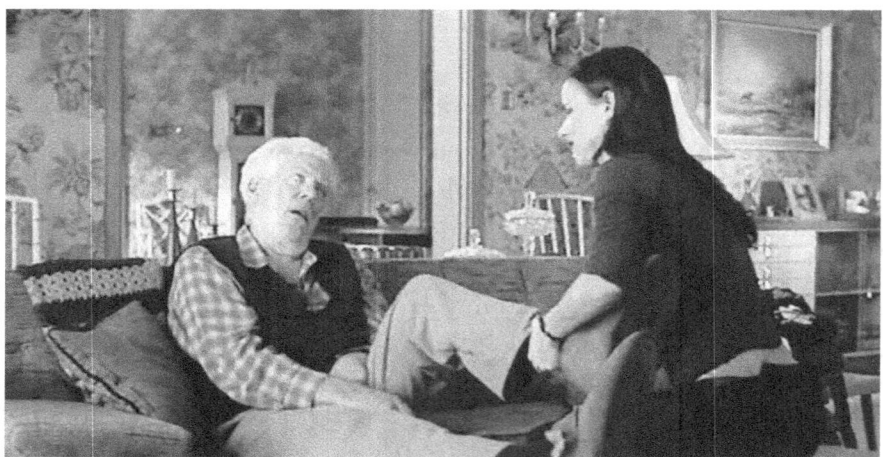

Movilización pasiva de la rodilla y la cadera.

Lewis y Sutherland

Juliette Lewis es una actriz y cantante estadounidense que con diecisiete años consiguió su primera —y única— candidatura a los Óscar como mejor actriz de reparto. Sería por el film de Martin Scorsesse *El cabo del miedo* (*Cape Fear*, 1991), historia sobre un abogado y su familia que sufren el acoso de un antiguo cliente poco satisfecho. Lewis brilla como una lolita de sonrisa y mirada infantil pero cargada de sensualidad. Mítica es la escena en la que el psicópata Max Cady (Robert de Niro) se acerca a Danielle (Lewis), intenta meterle el pulgar en la boca. Ella se resiste, se aparta; Max insiste hasta que Danielle claudica y se lo permite.

Rebelde desde la tierna infancia, Juliette Lewis se emancipó legalmente a los catorce años. Hija del actor Geoffrey Lewis, intérprete habitual de los films de Clint Eastwood de la década de los setenta[38], heredó unos ojos grandes y perturbadores. Trabajó con Woody Allen en *Maridos y mujeres* (*Husbands and Wives*, 1992), con Oliver Stone hizo de asesina junto a Woody Harrelson en *Asesinos natos* (*Natural Born Killers*, 1994) y fue secuestrada por George Clooney y Quentin Tarantino en la locura de película *Abierto hasta el amanecer* (*From Dusk Till Dawn*, 1996), dirigida por Robert Rodríguez.

El canadiense Donald Sutherland, premiado por toda su carrera en la edición 2019 del Festival de Cine de San Sebastián, es uno de los grandes de la historia del cine por haber participado en más de ciento treinta películas, incluyendo un buen puñado de inolvidables largometrajes. No ha estado nunca nominado a los Premios Óscar, pero se ha llevado uno honorífico a su trayectoria profesional.

Sutherland vino al mundo en 1935, se licenció en ingeniería y, sin intención de ejercer en dicha profesión, estudió

---

[38] Geoffrey Lewis (1935-2015). Dos papeles destacados en mi recuerdo: el de villano en *Infierno de cobardes* (*High Plains Drifter*, 1973), segunda incursión en la dirección de Clint Eastwood; y el de ciudadano de un pueblecito de Nueva Inglaterra donde suceden cosas inexplicables, de la miniserie para televisión basada en la novela de Stephen King del mismo nombre *El misterio de Salem's Lot* (*Salem's Lot*, 1979). La serie de cuatro capítulos fue emitida por primera vez en España en TVE y se estrenó el martes 10 de septiembre de 1985. Descubrí durante su emisión que trataba de vampirismo y aún recuerdo la impresión que me produjo —y el miedo que pasé durante un tiempo— con la escena nocturna del niño vampiro rascando el cristal de una ventana, tratando de entrar para alimentarse de un cuello virginal.

arte dramático. Comenzó trabajando en películas de terror con Christopher Lee y, tras formar parte del elenco protagonista de *Los doce del patíbulo* (*The Dirty Dozen*, 1967), consigue reconocimiento mundial con otras dos películas ambientadas en la guerra: *MASH* (1970) y *Los violentos de Kelly* (*Kelly's Heroes*, 1970). Es la voz del mismísimo Jesucristo en *Johnny cogió su fusil* (*Johnny Got His Gun*, 1971) e interpreta a un detective privado en *Klute* (1971), película que le daría su primer Óscar a Jane Fonda.

También dejó para el recuerdo una buena encarnación de un padre de familia que viaja con su esposa a Venecia para olvidar la muerte de su hija pequeña. La película es *Amenaza en la sombra* (*Don't Look Now*, 1973), de Nicholas Roeg, y perdura en mi memoria tras años sin verla, por la atmósfera opresiva y desasosegante de una Venecia en tonos grises y por la larga escena de sexo entre el matrimonio protagonista, Sutherland y Julie Christie, que sorprende por su naturalidad. Odioso fascista en *Novecento* (1976), impresiona verlo violar y asesinar a un niño golpeándolo contra las paredes. En *Gente corriente* (*Ordinary People*, 1980) interpretaría a un padre que no sabe ayudar a su hijo traumatizado por la muerte de su hermano. Sería uno de sus últimos papeles protagonistas. Desde entonces es secundario de lujo en muchas producciones, destacando su papel de presidente Snow en la trilogía de *Los Juegos del Hambre* (*The Hunger Games*, 2008, 2009, 2010).

Reflexiones y curiosidades

Louise Fletcher interpreta en *Aurora borealis* a la esposa de Ronald. La actriz se hizo famosa en 1975 por su papel de odiosa enfermera en la película de Milos Forman *Alguien voló sobre el nido del cuco* (*One Flew Over the Cuckoo's Nest*, 1975). Mucha maldad en su enfrentamiento con McMurphy (Jack Nicholson está excelso), un paciente poco amigo de las normas que sufrirá duras represalias por cuestionar la autoridad de la enfermera.

La enfermedad de Parkinson afecta al 1 % de las personas mayores de sesenta y cinco años y es la más frecuente de las enfermedades neurológicas que afectan al sistema extrapiramidal. El trabajo del fisioterapeuta para con estos pacientes, ya sea domiciliario o ambulatorio, dependerá del estadio evolutivo de la enfermedad y abordará los distintos síntomas que se presenten. En *Aurora borealis* el tratamiento que aplica Kate es muy básico y testimonial y actúa contra la rigidez, el dolor y la atrofia muscular, utilizando las movilizaciones activas y pasivas de los miembros inferiores.

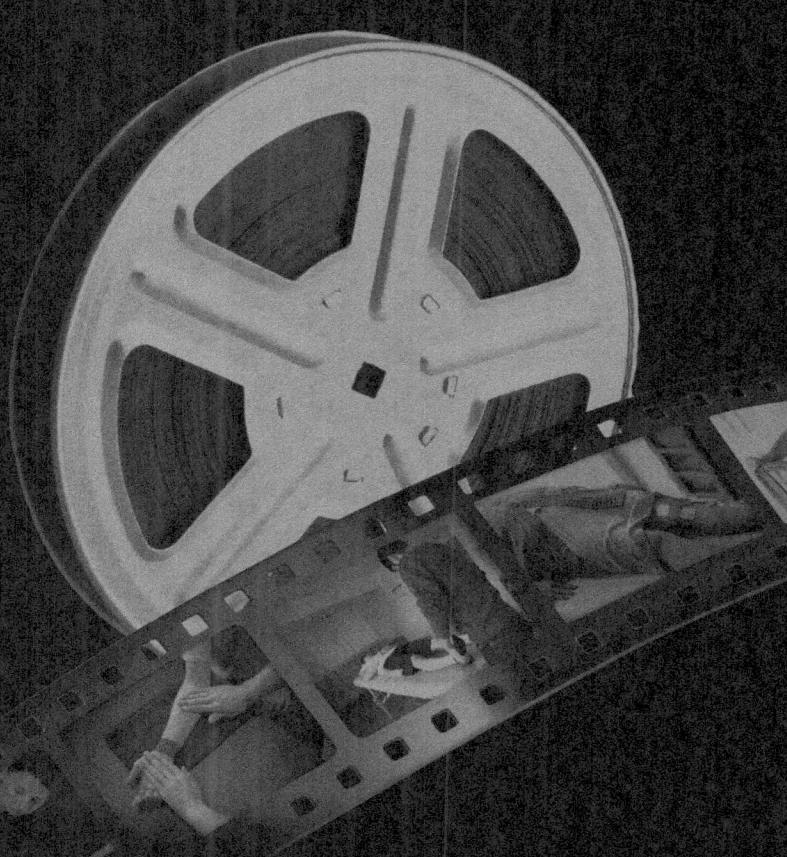

WARM SPRINGS

WARM SPRINGS (2005)

FICHA TÉCNICA

Warm Springs (2005).

Dirigida por Joseph Sargent.

País: Estados Unidos.

Producida por Chrisann Verges para Home Box Office (HBO).

Guion de Margaret Nagle.

Música de Bruce Broughton.

Fotografía de Robbie Greenberg.

Interpretada por Kenneth Branagh (Franklin Delano Roosevelt), Cynthia Nixon (Eleanor Roosevelt), David Paymer (Louis Howe), Tim Blake Nelson (Tom Loyless), Jane Alexander (Sara Delano Roosevelt) y Kathy Bates (Helena Mahoney).

Color.

Duración: 121 min.

ROOSEVELT Y SU LUCHA CONTRA LA POLIOMIELITIS EN UN CENTRO TERMAL

Franklin Delano Roosevelt ha sido el único presidente de los Estados Unidos en ganar cuatro elecciones consecutivas. Dirigió a su país desde 1933 hasta su muerte en 1945, mandatos durante los cuales le tocó enfrentarse a la depresión económica que siguió a la crisis de 1929 y a la Segunda Guerra Mundial. Tuvo junto a él a una mujer fuerte, Eleanor Roosevelt, muy querida por el pueblo estadounidense y que le perdonó sus infidelidades extramatrimoniales en beneficio de su carrera política.

La muerte sorprendió a Roosevelt en su casa de Warm Springs (Georgia), días antes de la rendición de los nazis en Francia y del suicidio de Hitler. El beneficiario de su seguro de vida —ascendía a más de medio millón de dólares— fue el balneario de la localidad, que todavía hoy sigue funcionando como centro de rehabilitación.

La película dirigida por Joseph Sargent[39] pone la mirada en el periodo de vida de Roosevelt desde que contrajo la poliomielitis en 1921 con treinta y nueve años, hasta su regreso a la vida política en la Convención Demócrata de 1928.

El futuro presidente, interpretado por un siempre correcto Kenneth Branagh, recibe una invitación del balneario de Warm Springs. La poliomielitis le ha privado de la movilidad de sus extremidades inferiores y acude al balneario con la esperanza de poder volver a caminar. Su reticencia inicial irá cambiando gra-

---

[39] Joseph Sargent dirigió su mejor película en 1974: *Pelham 1, 2, 3* (*The Taking of Pelham One Two Three*, 1974), protagonizada por dos grandes actores: Walter Matthau y Robert Shaw. Cuatro hombres armados secuestran un vagón de metro de Nueva York y piden un millón de dólares de rescate que deben entregarse en una hora.

cias a las bondades del agua y a los tratamientos de fisioterapia. Pasará largas temporadas en sus instalaciones —llega a hacerse propietario— y ayudado por su esposa y su fisioterapeuta dará a conocer los beneficios que se obtienen utilizando las aguas del balneario, con el objetivo de ayudar a las personas que, como él, sufren las secuelas de la poliomielitis.

La fisioterapeuta que trató a Roosevelt

Trascurre el minuto 64:30 del metraje cuando vemos llegar al balneario a Helena Mahoney, la fisioterapeuta contratada para tratar a los numerosos pacientes de poliomielitis que acuden a las instalaciones. El papel lo interpreta Kathy Bates y en su presentación afirma haber estudiado los efectos beneficiosos del calor húmedo en el tratamiento de esta enfermedad y estar convencida que la fisioterapia repetida en agua tibia puede hacer recuperar la fuerza.

Un minuto más tarde se encuentra Roosevelt tumbado en supino en la cama y Helena realiza una exploración de su balance articular y muscular. Sujetando el miembro inferior derecho con tomas en la parte posterior del muslo y la planta del pie, y manteniendo la rodilla en flexión de unos cuarenta y cinco grados, le pide que empuje, que extienda la articulación. La fisioterapeuta comenta al futuro presidente que su glúteo mayor tiene algo de fuerza y presenta cierta actividad en la musculatura del muslo, pudiendo en un futuro utilizarla para extender la cadera, flexionar la rodilla y rotar la tibia. También le recomienda que para intentar conseguir más fuerza en sus piernas necesitaría nadar buena parte del día.

Eleanor Roosevelt, durante una visita a su marido, pasea alrededor del perímetro de la piscina exterior y observa las actividades terapéuticas que se realizan en el agua (minuto 79:45). Un plano general nos descubre la distribución radial de ocho camillas de listones de madera ocupadas en su totalidad por pacientes que realizan una sesión de fisioterapia. Las camillas presentan cierta inclinación, dejando la cabeza, las extremidades superiores y el tronco fuera del agua, mientras que las extremidades inferiores permanecen sumergidas.

La cámara se acerca a Helena y a su ayudante, sumergidas hasta la cintura y situadas a ambos lados de una camilla ocupada por una niña de aproximadamente diez años. La ayudante realiza a la joven paciente una movilización pasiva de flexo-extensión de la rodilla.

Se suceden a continuación en el mismo escenario varios planos de apenas dos segundos cada uno, donde los mismos protagonistas aplican distintas técnicas de fisioterapia:

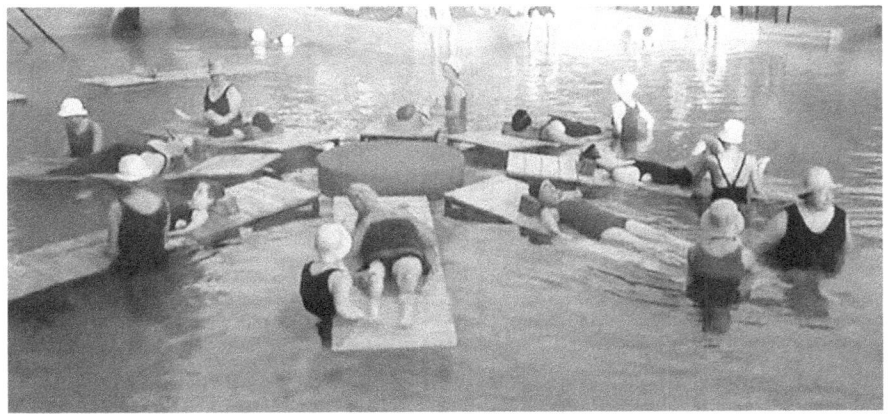

Intensa actividad en la piscina.

- Estiramiento del músculo piramidal en supino.
- Estiramiento de los isquiotibiales, elevando el miembro inferior, con tomas en el talón y en el hueco poplíteo.
- Estiramiento de los rotadores internos de cadera con tomas en el talón y en la rodilla, flexión máxima de esta y noventa grados de flexión de la cadera.
- Estiramiento de los rotadores externos de la cadera con las mismas tomas que el plano anterior.

- Movilización pasiva hacia la flexión máxima de la rodilla y la cadera.
- Primerísimo plano de la movilización pasiva a la extensión de la muñeca y los dedos, con toma estabilizadora en la muñeca y contratoma en la palma de la mano y los dedos.
- Un último primer plano donde un pie en equino, el tobillo en inversión y *flexus* de los dedos, son movilizados pasivamente con un lento movimiento circular hacia la flexión dorsal y la eversión.

La señora Roosevelt sonríe satisfecha tras presenciar el buen trabajo que se desarrolla en la piscina.

Discurre el minuto 83:28. El salón comedor del balneario acoge a visitantes y residentes tomando un refrigerio. Camareros negros con blancas camisas sirven las bebidas. Roosevelt le da la palabra a Helena Mahoney para terminar la jornada antes de ir a dormir. La terapeuta, agarrándose al dicho de que «vale más una imagen que mil palabras», presenta a Daisy, una bonita niña rubia de unos seis años que, ayudada para bajar de su silla de ruedas, se pone de pie conservando el equilibrio con algo de dificultad. Porta unos bitutores largos en ambas extremidades inferiores. Camina de manera autónoma pero inestable, separando los pies para aumentar la base de sustentación y con los brazos en cruz a modo de funambulista sobre el alambre. La escena termina de manera emotiva con Helena abrazando a la niña, al conseguir realizar ese pequeño paseo de seis o siete metros por sí sola.

La escena que comienza el minuto 104:35 también aborda la marcha con bitutores. Roosevelt recibe la visita de su hijo Elliott, un joven musculoso que va a ayudar a su padre a volver a caminar. Bajo el porche de la residencia del balneario, el futuro presidente se encuentra en bipedestación, agarrado con su mano izquierda al brazo de su hijo, que se encuentra junto a él. La mano derecha se apoya en un bastón clásico de empuñadura curva. Helena Mahoney, frente a ellos, da instrucciones para que estabilice la marcha y utilice los músculos del hombro izquierdo para mover el miembro inferior derecho. Vemos un plano corto de sus miembros inferiores, que avanzan lentamente y con mucha dificultad. El miembro inferior derecho presenta una importante rotación externa de la cadera. Las intervenciones públicas de Roosevelt desde ese momento reflejarían esta imagen, agarrado a un asistente en su lado izquierdo y utilizando un bastón de empuñadura curva con la mano derecha.

Kathy Bates, actriz de muchos registros

Nacida en Memphis en 1948, dedicó sus primeros años en el mundo de la interpretación al teatro. El director de cine Rob Reiner le ofreció en 1990 una oportunidad que supo aprovechar. Interpretó el papel de Annie Wilkes, la enfermera trastornada de *Misery* (1990), miembro desde entonces del Olimpo de los psicópatas de cine.

Misery fue primero una novela nacida de la mente del prolífico Stephen King, publicada tres años antes de que Reiner la adaptara al cine[40]. La película cuenta la historia de un escritor de novela rosa con mucho éxito (James Cann) que sufre un accidente de coche en una zona remota y de difícil acceso por la nieve acumulada. Rescatado inconsciente, la «salvadora» lo traslada a su domicilio. Se trata de una enfermera que lo ha reconocido y que afirma ser la fan número uno del escritor. Las fracturas en ambas piernas impedirán que pueda salir de la cama durante una temporada.

Annie la enfermera se convertirá en Annie la psicópata cuando lea el manuscrito que llevaba encima su paciente, aún sin publicar, en el que da muerte a la heroína de sus novelas,

---

[40] Fue su segunda adaptación de una novela de King, tras dirigir *Cuenta conmigo* (1986) basada en el cuento *El cuerpo*.

Misery Chastain. No desea que su personaje favorito muera, y obligará al escritor a reescribir la novela a su gusto.

Annie muestra una personalidad atormentada —la abandonó su marido y no lo ha superado—, y desdoblada —ora encantadora ora malvada y siniestra—, y se justifica a sí misma para cometer sus crímenes, ya que quiere un final feliz para la heroína de sus novelas preferidas, sin importar los medios para conseguirlo. Annie se puede emparentar con psicópatas como Norman Bates de *Psicosis* (1960) o como el protagonista de *El fotógrafo del pánico* (1960), que matan por una causa «justificada»; y se diferencia de los sedientos de sangre que matan casi por automatismo, sin razón aparente, como Michael Myers de *La noche de Halloween* (Halloween, 1978) o Jason de *Viernes 13* (*Friday the 13th*, 1980).

La escena más espeluznante de *Misery* se produce cuando Annie se da cuenta de que el escritor quiere escapar. Para evitarlo coge un gran martillo y le golpea con fuerza ambos tobillos, previamente amarrados. El resultado es el buscado: fractura distal de ambas extremidades inferiores, fuerte dolor e incapacidad funcional. La novela de King nos narraba una escena aún más sangrienta, ya que nuestra enfermera psicópata le corta uno a uno todos los dedos de los pies.

Kathy Bates, gracias a ganar el Óscar por el papel de Annie en *Misery*, se convirtió en un rostro muy popular. Destacó en *Tomates verdes fritos* (*Fried Green Tomatoes*, 1991), *Titanic* (1997) y *Primary Colors* (1998), película que le valió su segunda nominación a los Premios de la Academia de Artes y Ciencias Cinematográficas. Hizo otra gran interpretación, con nueva nominación bajo el brazo, por *A propósito de Schmidt* (*About Schmidt*, 2002), donde muestra sus dotes de comedianta.

Reflexiones y curiosidades

Anne Kilpatrick Lorio, fisioterapeuta que trabaja para el Shepherd Center en Atlanta, Georgia, fue la encargada de asesorar a Kenneth Branagh para que su interpretación de las escenas de marcha con bitutores fuera históricamente precisa. Trabajaron duro dentro y fuera de las barras paralelas para ajustar su manera de caminar a las imágenes de las apariciones de Roosevelt en público.

Por otro lado, la enfermedad que afectó a Franklin Delano Roosevelt continúa como objeto de estudio en nuestros días. Por los datos biográficos de que se dispone, algunos investigadores creen que los síntomas pueden corresponder con el síndrome de Guillame-Barré y no con la poliomielitis paralítica. Los estudios se suceden a favor de una u otra hipótesis, lo que nos lleva a pensar que diagnosticar una enfermedad no es tarea fácil y mucho menos cuando el paciente falleció hace más de setenta años.

La figura de F. D. Roosevelt ha aparecido en decenas de películas. Además de *Warm Springs* se filmaron dos cuyo protagonista absoluto es Roosevelt en distintos momentos de su biografía: *Sunrise at Campobello* (1960), con Ralph Bellamy interpretando al futuro presidente, y *Hide Park on Huston* (2012), en la que es Bill Murray quien le pone rostro.

Mención aparte se merece el actor Tim Blake Nelson, que interpreta a Tom Loyless, el gerente del centro termal de Warm Springs. Formó parte en *O'Brother* (2000) del hilarante trío protagonista —completan el conjunto George Clooney y John Turturro— que escapa de la cárcel con sus trajes de presidiarios a rayas y encadenados por los tobillos, para buscar el millón de dólares previamente robado y escondido. En otra de las películas de los hermanos Coen, *La balada de Buster Scruggs* (*The Ballad of Buster Scruggs*, 2018), interpreta a un pistolero cantante que tiene que batirse con todo tipo de aspirantes a ser el más rápido en disparar.

La fisioterapeuta Helena Mahoney, cuando llega a Warm Springs, se muestra conocedora de la importancia del calor húmedo en el tratamiento de los pacientes de poliomielitis, técnica utilizada en esa época en Australia por la enfermera Kenny. Lo que incorpora como novedoso, tal como se ve en el film, son las movilizaciones pasivas y activas asistidas dentro del agua. En la actualidad cada vez tenemos más certezas de la importancia de la balneoterapia y del ejercicio dentro del agua para mejorar la sintomatología de un amplio abanico de enfermedades.

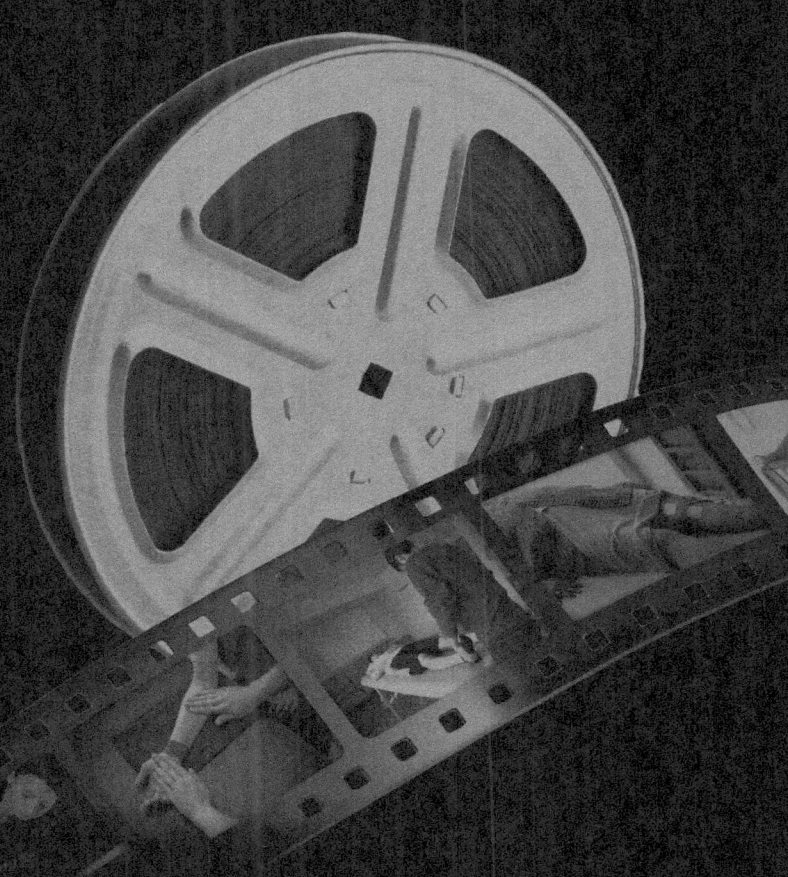

LAS ALAS DE LA VIDA

LAS ALAS DE LA VIDA
(2006)

FICHA TÉCNICA

Las alas de la vida (2006).

Dirigida por Antoni P. Canet.

País: España.

Producción ejecutiva a cargo de Enrique Navarro, Enric Alcina y Antoni P. Canet.

Guion de Carmen Font, Carmen Santos, Jorge Goldenberg, Francesc Hernàndez, Xavi García-Raffí, María Tomás y Antoni P. Canet, sobre una idea de Carlos Cristos.

Música de Enric Murillo Arce y Carlos Cristos.

Fotografía de Alejandro Plá Carceller.

Montaje a cargo de J. Carlos Arroyo.

Intervienen en la película Carlos Cristos, Carmen Font (médico y pareja de Carlos), Carmela Cristos (hija de Carlos), Carlos Cristos (padre), Olvido González (madre), Omar Karpy (cuidador), Antoni P. Canet (amigo), Martina Mateu (médico compañera ce Carlos), Cati Soler (enfermera compañera de Carlos), Guillem Gost (inventor), José María López Piñero (catedrático de Historia de la Medicina), Enric Benito (oncólogo), Javier Goméz-Batiste (médico) y Antoni Jaume (fisioterapeuta).

Color.

Duración: 90 minutos.

FISIOTERAPIA A UN PACIENTE CON ATROFIA SISTÉMICA MÚLTIPLE

El director de la película, Antoni P. Canet —conocido como Toni Canet—, amigo personal del protagonista, fue pionero del audiovisual valenciano y realizador habitual de contenidos de la Radiotelevisión Valenciana. Consiguió con *Las alas de la vida* el primer premio de la Seminci de Valladolid al mejor documental en 2007. Anteriormente había dirigido dos comedias: *Amanece como puedas* (1988) y *La camisa de la serpiente* (1996). Falleció en 2018 y no pudo ver estrenado el documental etnográfico *Cal blanca, negro carbón* (2018), donde reconstruye el proceso tradicional de fabricación de la cal y el carbón.

Carlos Cristos es el centro y alma —no puede ser de otra manera— de *Las alas de la vida*, un largometraje documental que retrata a este médico de familia de Mallorca aquejado de atrofia sistémica múltiple (AMS), una rara enfermedad degenerativa, invalidante y mortal.

La película aborda con normalidad el testamento vital, los cuidados paliativos, la religión, la trascendencia, la amistad, la risa como terapia y la manera en la que Cristos se enfrenta a la enfermedad que le llevará a la muerte. Tiene importantes problemas de movilidad y del habla, algo muy duro para él, ya que había conducido un espacio de divulgación sobre medicina en Radio5 de Radio Nacional de España. Lo vemos conservar el optimismo arropado en todo momento por familia y amigos, y consigue derribar el tabú que para nuestra sociedad constituye la muerte.

Fisioterapia para Carlos

La sesión de fisioterapia se desarrolla en su integridad en el dormitorio del domicilio del protagonista.

La escena comienza en el minuto 21:40 con un plano medio de Carlos Cristos, sentado en el lateral de una camilla de tratamiento, y de Toni Jaume —su fisioterapeuta— en bipedestación frente a él. Toni chasquea los dedos en distintas posiciones respecto a los planos horizontal y vertical mientras su paciente escucha el sonido con los ojos cerrados, los abre y, posicionando la cabeza, dirige la mirada hacia el estímulo sonoro. El séptimo y último chasquido se sitúa en una posición inferior respecto a la cabeza de Carlos, mira hacia arriba, se da cuenta del error y comienza a reírse. Toni se contagia y acaban los dos compartiendo un momento de distensión.

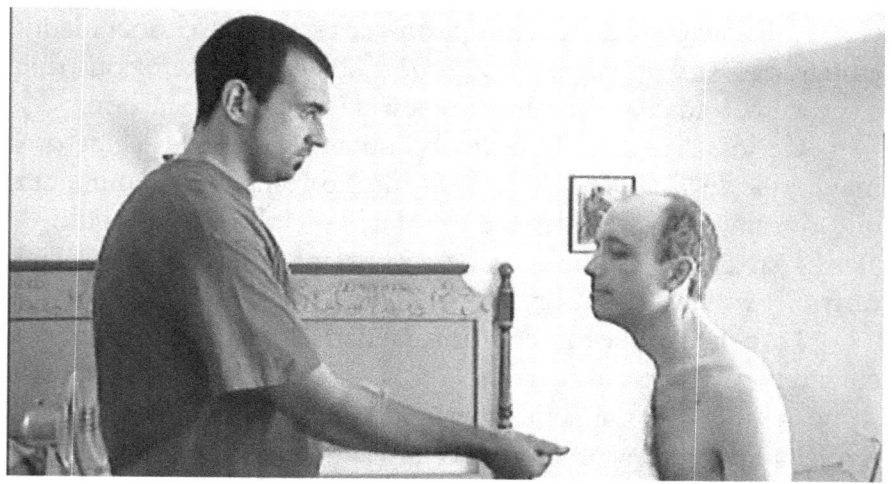

Carlos sigue el chasquido de dedos con la mirada.

El siguiente plano es muy breve. La cámara enfoca la cabeza de Carlos, tumbado en decúbito supino sobre la camilla, y las manos de su terapeuta que, posicionado coronalmente, realiza una toma en la zona occipital y una contratoma en la frente. Tracciona axialmente y eleva muy despacio la cabeza hacia ligera flexión del cuello, a la vez que cambia la contratoma al mentón.

Un nuevo plano de sus miembros inferiores, juntos en posición vertical y con los pies hacia arriba. Toni realiza un estiramiento pasivo de la cadena posterior. Utiliza la parte anterior de su hombro derecho como apoyo para los miembros inferiores e intenta avanzar a craneal. La mano derecha envuelve ambos calcáneos con el antebrazo solidario a las piernas de Carlos y controla, con la mano izquierda sobre las rótulas, la tendencia —propia del estiramiento— a la flexión de las rodillas.

Toni lleva a cabo a continuación una maniobra de rotación de la pelvis de Carlos, tumbado sobre la camilla en supino. La cámara se sitúa craneal. La mano izquierda sobre el iliaco torsiona la pelvis, ayudándose de su propio tronco y el antebrazo para acompañar al movimiento de rotación. La mano craneal monitoriza el movimiento de las costillas del hemitórax izquierdo.

Misma postura del paciente para la siguiente maniobra, pero esta vez la cámara se sitúa a los pies de la camilla. El terapeuta sujeta con la mano derecha a nivel del hueco poplíteo ambas extremidades inferiores en flexión de las caderas y rodillas. Se encuentra inclinado sobre su paciente de manera que apoya el hombro izquierdo sobre las rodillas ayudando en la toma, a la vez que con la mano derecha realiza una tracción de la hemipelvis derecha hacia caudal, equivalente a una lateroflexión izquierda de tronco.

Nueva maniobra de estiramiento de la cadena posterior. La cámara se coloca junto a la cabeza de Carlos para mostrarnos sus miembros inferiores solidarios y en flexión de noventa grados de la cadera. Toni, en bipedestación, ayuda con la mano izquierda sobre los talones a que Carlos mantenga la posición activamente. La mano derecha sobre el abdomen testa la contracción de los abdominales. El segundo plano de esta maniobra muestra en detalle la mano derecha abierta de Toni, apoyada sobre ambas rótulas, que le da información táctil a su paciente para que evite la flexión de las rodillas durante el estiramiento.

El último plano de la sesión de fisioterapia encuadra a Carlos en supino en la camilla sujetando, con ambas manos en pronación, un palo con los codos en extensión y los hombros

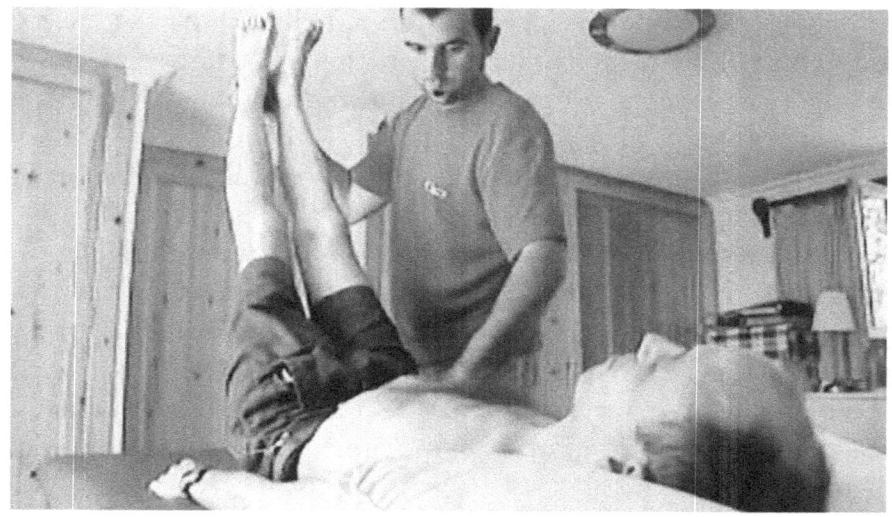

Estiramiento de la cadena posterior.

a noventa grados de flexión. Toni Jaume, situado cranealmente, tiene las dos manos apoyadas encima de las de su paciente, realizando sobre ellas pequeños empujes en secuencia alterna hacia craneal, caudal y lateral.

Apuntes de la atrofia sistémica múltiple (AMS)

La AMS es —tal como hemos comentado— una enfermedad neurodegenerativa mortal, de las catalogadas como raras o huérfanas[41], que comienza en la edad adulta, y viene acompañada de una debilidad muscular progresiva y manifestaciones parkinsonianas y cerebelosas.

Puede presentar dos subtipos: la AMS-C o atrofia olivo-pontocerebelosa, que se caracteriza por pérdida de coordinación

---

[41] Enfermedad rara o huérfana es aquella que afecta a un pequeño número de personas o a una proporción reducida de la población. En Europa es rara la enfermedad que afecta a 1 de cada 2000 personas, mientras que en Estados Unidos es la que sufren menos de 200 000 personas.

y problemas de equilibrio; y la AMS-P, similar al Parkinson, pero sin temblores. Aproximadamente a los cinco años del comienzo de la enfermedad, los síntomas suelen ser similares con independencia del subtipo.

La causa se desconoce y el tratamiento se orienta a aliviar los síntomas que, conforme avancen, irán incapacitando al paciente hasta provocar su muerte en un intervalo medio de nueve o diez años después de las primeras señales. Los fisioterapeutas formarán parte importante del grupo multidisciplinar que tratará al paciente con AMS.

Reflexiones y curiosidades

El rodaje de la película se desarrolló durante tres años, en los que se acumularon más de setenta horas de grabación. Trabajo arduo de montaje que consigue condensar escenas con carga emocional y otras donde se trata de aportar una visión rigurosa de las distintas aristas de la enfermedad terminal.

Carlos Cristos murió dos años después de rodar la película y lo hizo como deseaba, rodeado de sus familiares y amigos y solamente una semana después de que La 2 de TVE emitiera la película *Las alas de la vida* en su espacio *Versión española*.

Antonio Santiago Jaume Llinàs es fisioterapeuta y trabaja como docente en los grados de Fisioterapia y Enfermería de la Universitat de les Illes Balears y participa en cursos de postgrado de terapia manual osteopática. Demuestra en la película ser un gran profesional, no solo por los ejercicios y las técnicas que utiliza con Carlos, sino por la empatía y la calidez humana que demuestra en la escena del seguimiento visual, al compartir con su paciente la risa tras el error.

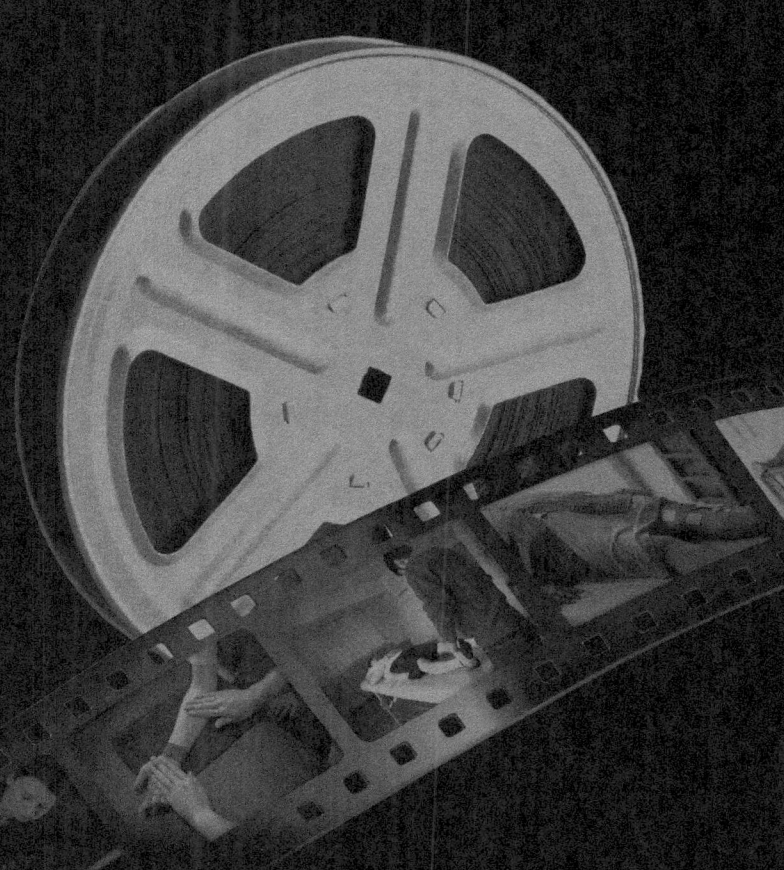

MANUALE D'AMORE 2 (Episodio «Eros»)

MANUALE D'AMORE 2
(Episodio «Eros»)
(2007)

FICHA TÉCNICA

Manuale d'amore 2 (Capitoli successivi) (2007).

Dirigida por Giovanni Veronesi.

País: Italia.

Producida por Luigi y Aurelio de Laurentiis.

Guion de Ugo Chiti, Andrea Agnelio y Giovanni Veronesi.

Música de Paolo Buonvino.

Fotografía de Tani Canevari.

Montaje a cargo de Claudio Di Mauro.

Interpretada por Claudio Bisio (Fulvio), Monica Bellucci (Lucía), Ricardo Scamarcio (Nicola), Claudia Zanella (Sara), Clotilde De Spirito (Alice Vanzetta) y Darío Bandiera (Darío).

Color.

Duración: 125 min.

LA BELLA FISIOTERAPEUTA

Aprovechando el tirón de público y crítica que cosechó *Manuale d'amore* (2005) —sobre todo en Italia—, su director, Giovanni Veronesi, repite fórmula y realiza una nueva comedia episódica que a la postre será la segunda parte de una trilogía cerrada en 2011 con *Manuale d'amore 3*. Los episodios se titulan *Eros*, *Maternidad*, *Matrimonio* y *Amor extremo* y, como adelanta el título de la película, giran en torno a distintas facetas del amor. El último episodio, *Amor extremo*, tiene como protagonista femenina a la española Elsa Pataki.

El primer capítulo del film, *Eros*[42], está ambientado en un hospital italiano, donde se encuentra ingresado Nicola (Ricardo Scamarcio) tras sufrir un accidente de coche y perder la movilidad en sus extremidades inferiores. Lucía (Monica Bellucci), la fisioterapeuta encargada de su tratamiento, entablará con su paciente una relación más allá de lo profesional.

Monica se pone a trabajar

Lucía se presenta en la habitación del hospital (minuto 5:30) e informa a Nicola, un atractivo joven de ojos azules, que va a ser su fisioterapeuta y comenzarán mañana el tratamiento. El paciente queda muy impresionado por su belleza. El siguiente plano nos traslada a la sala de fisioterapia y se centra en la labor de Lucía sobre la extremidad inferior izquierda del paciente. La tiene sujeta con tomas en el hueco poplíteo y la planta del pie y realiza una movilización en triple flexión. Gracias a un plano general vemos, por un lado, a Nicola descansando en decúbito supino en una camilla de madera y, por otro, el equipamiento de

---

[42] Eros en la mitología griega es el dios de la atracción sexual, el amor y el sexo. Su equivalente en la mitología romana es Cupido.

la sala: una camilla de Bobath, un infrarrojo, una bicicleta estática y un biombo. Lucía, con la misma toma en el hueco poplíteo y la planta del pie, intercala un movimiento pasivo en abducción y aducción de la cadera izquierda. Durante la escena, el paciente y la terapeuta conversan sobre el problema de impotencia que puede presentarse debido a la paraplejía. Nicola tiene miedo de «quedarse impotente» y, si eso le ocurriese, «se mataría». Lucía le sugiere que consulte el problema con su médico. Palpa, por último, la parte interna del muslo y le pregunta si ha notado algo. Un tanto azorado, niega con la cabeza.

La escena siguiente comienza en el minuto 10:20 con un primer plano del muslo derecho de Nicola. La fisioterapeuta toma un pellizco de piel de la parte proximal del recto anterior y desliza, a continuación, el dedo índice por la parte interior del muslo hacia caudal. Lucía nombra los músculos y huesos que está palpando: cuádriceps, aductor, rótula, astrágalo, navicular, cuboides y tarso. La gran anchura de la camilla le permite sentarse en el lateral derecho. Sujeta el calcáneo con la mano izquierda y moviliza ligeramente el tobillo hacia la flexión dorsal con la toma plantar del antepié. Le pide que se concentre y trate de mover el tobillo a la flexión plantar. El pie en primer

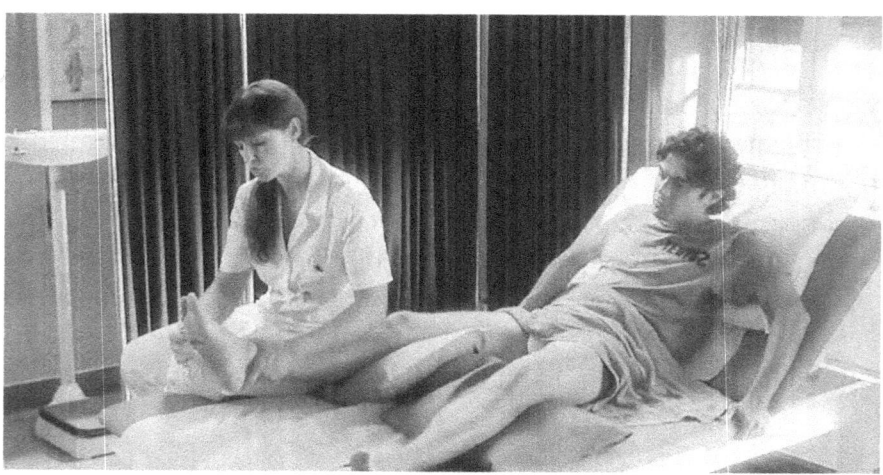

Nicola intenta mover el tobillo.

plano se mueve ligeramente, generando en el paciente una gran sonrisa, ya que se abre una posibilidad de recuperación.

Una nueva escena de cuatro segundos de duración sobre el minuto 15:46 nos muestra a Nicola, solo en la sala de fisioterapia, practicando la marcha en cuatro tiempos con alternancia de las muletas. Se ha producido una elipsis cinematográfica; se ha omitido todo el proceso intermedio de la recuperación entre ese pequeño movimiento activo de su tobillo y la marcha con muletas.

Minuto 16:04. La atracción que se vislumbra entre terapeuta y paciente comienza a ser evidente. Camina con las muletas en la sala de fisioterapia, pierde el equilibrio y rápidamente es estabilizado por Lucía que lo sujeta, evita que se caiga y lo abraza durante unos breves instantes. Cara a cara se miran con embeleso.

El episodio intercala pequeñas escenas de Lucía en el jardín del hospital durante los descansos del trabajo: tumbada en un banco de piedra escuchando música con auriculares y charlando con una compañera mientras toma un pequeño almuerzo.

La última escena en relación con la fisioterapia (minuto 18:28) se desarrolla de nuevo en la sala de tratamientos que,

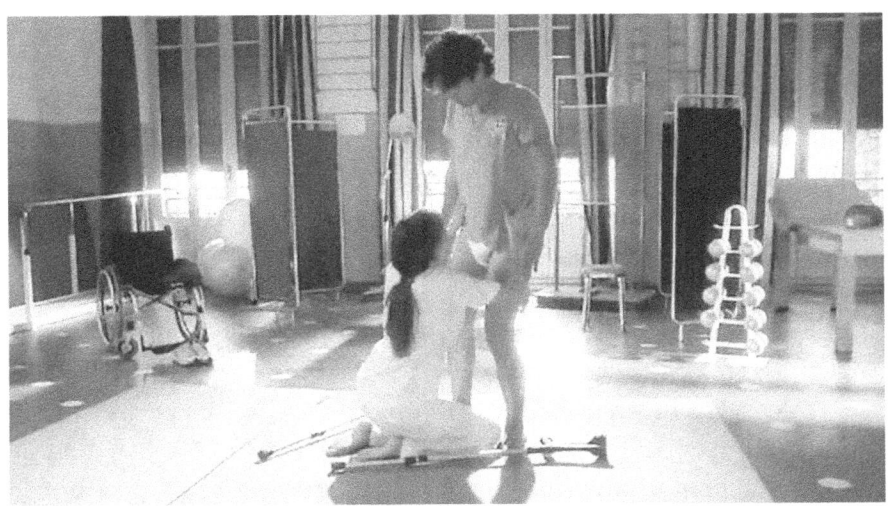

Hay que trabajar el equilibrio en bipedestación.

milagrosamente, siempre está vacía. Nicola en bipedestación sobre una extensa colchoneta se apoya sobre dos muletas; camiseta y calzoncillo como único vestuario. Lucía se encuentra arrodillada frente a su paciente, con las manos en su abdomen, supuestamente ayudándole a mantener el equilibrio. Le retira las dos muletas y le pide que adelante un pie. Se desequilibra ligeramente y Lucía lo sujeta con firmeza de las caderas.

Como es previsible en el episodio, la atracción física entre los dos protagonistas será consumada en una casta escena de sexo que se desarrolla encima de una silla de ruedas.

Hacia el final del capítulo, Nicola recibe el alta hospitalaria y una nueva fisioterapeuta, Alice Vanzetta, interpretada por Clotilde De Spirito, le informa que próximamente comenzará con la fisioterapia domiciliaria y es ella quien se encargará de ayudarle. Alice es la antítesis de Lucía, obesa y muy habladora. Nicola sonríe y el espectador escucha sus pensamientos, que muestran un absoluto desprecio por el físico de Alice.

«La Bellucci»

Monica Bellucci, bien superada la cincuentena, pertenece a ese pequeño grupo de afortunados humanos a los que el paso de los años les añade belleza y una mirada inteligente. Heredera natural de mitos de la cinematografía italiana como Gina Lollobrigida y Sofía Loren, abandonó la carrera de Derecho para dedicarse en los años 80 al mundo de la moda. Lejos queda su comienzo como actriz de cine a comienzos de los 90. Destaca de esa época el papel de una de las sensuales novias de Drácula en la versión que dirigió Francis Ford Coppola, *Drácula de Bram Stoker* (*Bram Stoker's Dracula*, 1992).

No sería hasta el año 2000 cuando el oscarizado director italiano Giuseppe Tornatore —*Cinema Paradiso* (1988)— la eligiera para protagonizar *Malena*, papel que la daría a conocer a nivel mundial. Película donde la mirada nostálgica del director nos traslada a 1940, en plena Segunda Guerra Mundial, a las calles de un pequeño pueblo italiano. La protagonista, Malena, espera a que regrese su marido del frente de batalla. Mientras, pasea por el pueblo y es objeto de deseo por parte de los hombres y de envidia por la de las mujeres, gracias a su juventud y belleza.

Hizo de Cleopatra en *Axterix y Obelix: misión Cleopatra* (*Astérix & Obelix: Mission Cléopâtre*, 2002); participó en las secuelas de *Matrix* de las hermanas Wachowsky, *The Matrix Realoaded* (2003) y *The Matrix Revolutions* (2003); y fue María Magdalena en *La pasión de Cristo* (*The Passion of the Christ*, 2004) de Mel Gibson.

La película número veinticuatro de la saga de James Bond producida por Eon Productions cuenta entre sus protagonistas con Monica Bellucci. En *Spectre 007* (*Spectre*, 2015) da vida a Lucía, viuda de un importante miembro de SPECTRE que —cómo no— tendrá un romance con el agente 007, interpretado por cuarta vez por Daniel Craig. Los cincuenta años de Monica Bellucci durante el rodaje de *Spectre 007* la convierten en la actriz de mayor edad en interpretar a una «chica Bond» (término, a mi parecer, con importante implicación machista).

En 2017 recibió de manos del actor John Malkovich el Premio Donostia por toda su carrera en la 65.ª edición del Festival de Cine de San Sebastián.

Para incondicionales de Monica Bellucci, recomiendo no perderse la breve aparición que realiza en la tercera temporada de la serie *Twin Peaks* (2017) —episodio 14—, donde, interpretándose a sí misma, es el centro del sueño del propio David Lynch, que da vida al director del FBI, Gordon Cole. Sueña —en blanco y negro, por supuesto— que se encuentra con Monica sentado en la terraza de una cafetería de París y ella le habla de la naturaleza de los sueños. Lynch en estado puro.

Reflexiones y curiosidades

La recuperación de Nicola se nos muestra muy simplificada. Mueve ligeramente el tobillo y a continuación camina en solitario por la sala de fisioterapia. Todo ese proceso intermedio pueden ser meses de duro esfuerzo, en el mejor de los escenarios, cuando no hay una sección completa de la médula.

Sin duda, lo más destacable de este capítulo de la película es la utilización —hasta lo patético— del estereotipo de la fisioterapeuta como objeto sexual. Tanto Nicola como su compañero de habitación en el hospital ven a Lucía, desde el primer momento, como una diosa y no como una profesional que les va a ayudar en su proceso de recuperación. Son las enfermeras las que han sufrido más este estereotipo, a causa de que muchas películas nos muestran a una enfermera voluptuosa y dedicada en «cuerpo» y alma a satisfacer la voluntad de sus pacientes. Recordamos a Ursula Andress en el cartel de la película *La enfermera* (*The Sensous Nurse*, 1975), de frente con una bata blanca desabrochada, mostrando la ropa interior y con un pie apoyado en el borde de una cama, mientras se desliza una de las medias por la pierna para quitársela. El cartel se completa con un termómetro marcando su nivel máximo y la frase «Ursula Andress will melt your thermometer»[43]. En España, en la época del destape, también se prodigó el prototipo de mujer como objeto sexual. María José Cantudo se puso en la piel de una enfermera que trata de seducir a un compañero médico en *La trastienda* (1975). Se la ve desnuda, su cuerpo reflejado en el espejo de un armario, comiéndose una manzana, símbolo del pecado y la tentación terrenal[44].

No solo hay una visión estereotipada de Lucía como objeto de deseo en *Manuale d'amore 2*, sino que al final del

---

[43] «Ursula Andress derretirá tu termómetro».
[44] *La trastienda* (1975) recoge el primer desnudo de la época de la Transición. Durante el rodaje, María José Cantudo era menor de edad, por lo que la autorización para que apareciera desnuda la tuvo que dar su marido.

episodio que hemos abordado, cuando Nicola es dado de alta en el hospital, realiza unos comentarios con desprecio hacia el aspecto físico de la nueva fisioterapeuta que lo retratan como un perfecto machista.

El equivalente en genero masculino del fisioterapeuta como objeto sexual lo encontramos en la película francoespañola *Mala leche* (*Mauvais esprit*, 2003). Ángel, el amante de la sofisticada Chrystèle, trabaja como fisioterapeuta en una clínica privada. Piel negra, fuertes manos, alto y de gran volumen muscular, completa sus atributos con un déficit de materia gris; argumento necesario para que la señora de turno pueda «utilizarlo» a modo de marioneta. Hay un plano secuencia, supuestamente cómico, en el minuto 78:25, que recoge la esencia de su relación. La cámara realiza una toma general del interior de la clínica de fisioterapia, que en una de sus paredes descubre su nombre: Kinésithérapie Honoré. Está bien iluminada y tiene el blanco como color único en suelo, paredes y mobiliario. Al fondo, tras el mostrador de recepción, se encuentra sentada Chrystèle atendiendo al teléfono. Se levanta y camina elegante hacia la cámara con bolso y fina chaqueta en la mano. El fornido fisioterapeuta, dentro de un box de tratamiento acristalado, trata la espalda de un paciente tumbado en prono y vestido únicamente con un bóxer. Desliza las manos suavemente desde la zona dorsolumbar hacia los trapecios, cuando Chrystèle, desde el vano de la puerta de la sala, le dice que se va de compras y volverá en dos horas. Ángel, muy contrariado, la amenaza con arrancarle la cabeza si vuelve a ver a su monitor de equitación, mientras realiza una manipulación brusca del cuello de su paciente. Este, entre asustado y enfadado, protesta airadamente el maltrato por parte del fisioterapeuta.

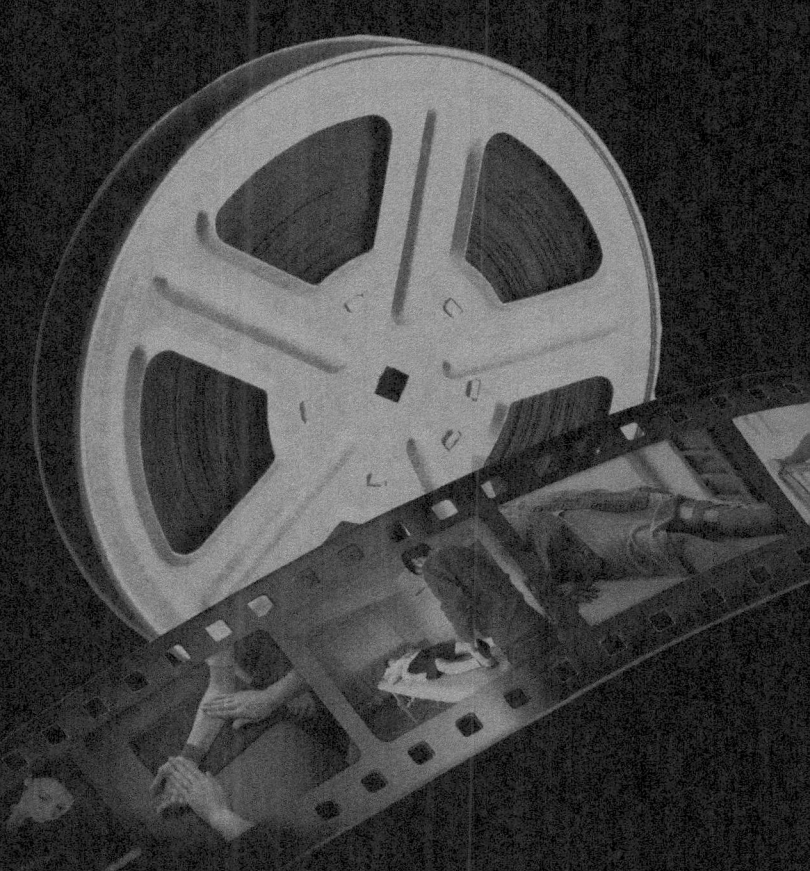

LA ESCAFANDRA Y LA MARIPOSA

LA ESCAFANDRA Y LA MARIPOSA (2007)

FICHA TÉCNICA

La escafandra y la mariposa (**Le scaphandre et le papillon**, 2007).

Dirigida por Julian Schnabel.

País: Francia y Estados Unidos.

Producida por François-Xavier Decraene, Léonard Glowinski, David Greenbaum, Pierre Grunstein, Kathleen Kennedy, Jon Kilik y Jim Lemley para Canal +, Kennedy/The Marshall Company, France 3 Cinéma y Pathé Renn Productions.

Guion de Ronald Harwood sobre la obra homónima de Jean-Dominique Bauby.

Música de Paul Cantelon.

Fotografía de Janusz Kaminski.

Montaje a cargo de Juliette Welfling.

Interpretada por Mathieu Amalric (Jean-Dominique Bauby), Emmanuelle Seigner (Celine Desmoulins), Marie-Josée Croze (Henriette Durand), Anne Consigny (Claude), Patrick Chesnais (Dr. Lepage), Max von Sydow (Papinou), Niels Arestrup (Roussin) y Olatz López Garmendia (fisioterapeuta Marie Lopez).

Color.

Duración: 112 min.

ENCARCELADO EN SU PROPIO CUERPO

La tercera incursión en la dirección de Julian Schnabel, tras conseguir el reconocimiento crítico con su anterior película, *Antes que anochezca* (*Before Night Falls*, 2000)[45], aborda una historia muy impactante. Jean-Dominique Bauby, en la cima de su carrera como redactor jefe de la revista *Elle*, sufre una embolia a nivel del tronco encefálico. Tras despertar del coma se encuentra paralizado de pies a cabeza, no puede hablar y solo es capaz de mover uno de sus párpados. Sufre el llamado síndrome de cautiverio (*looked-in syndrom*). Con ese movimiento del párpado señala la letra del alfabeto que su interlocutor le dicta y consigue formar palabras, frases y poder comunicarse con los demás. Utilizando su imaginación (mariposa) podrá salir de su cautiverio (escafandra).

Schnabel nos muestra a Bauby como una persona con anhelos, temores, incluso con sentido del humor y se aleja de la visión sentimentaloide y facilona que supondría centrarse en la minusvalía de un discapacitado total. *La escafandra y la mariposa* es una adaptación de la novela homónima escrita por Bauby unos años antes. Se trata de un documento de extraordinario valor para que los profesionales de la sanidad puedan enfrentarse desde el punto de vista humano a una situación tan dramática.

La fisioterapia para Jean-Do

Jean-Dominique ha pasado tres semanas en coma y se está despertando. Vemos a través de sus ojos las visitas que

---

[45] Biopic sobre el escritor cubano homosexual Reynaldo Arenas, interpretado por Javier Bardem, que consiguió con este papel su primera nominación a los Óscar.

tiene en la habitación del hospital. El neurólogo, el doctor Lepage, le realiza una exploración de la movilidad de los ojos y le informa de su estado de salud. Ha sufrido un ACV que ha dañado el tronco cerebral, lo que provoca que el cerebro y la médula espinal estén desconectados. «Está paralizado de pies a cabeza, no puede hablar. Padece el síndrome de cautiverio» le aclara el médico.

Planos cortos y borrosos —la cámara subjetiva sigue mostrándonos lo que ve Jean-Do— de un estiramiento pasivo sobre una de sus manos, luchando contra la espasticidad flexora (minuto 11:03). A los pies de la cama, un sanitario moviliza el tobillo hacia la flexión, relaja los dedos del pie realizando presión deslizante y profunda sobre la zona plantar de la cabeza de los metatarsianos y termina con una suave maniobra de relajación sobre los gastrocnemios.

Minuto 11:50. Entran en la habitación Henriette (la logopeda) y Marie (la fisioterapeuta). Olatz López Garmendia

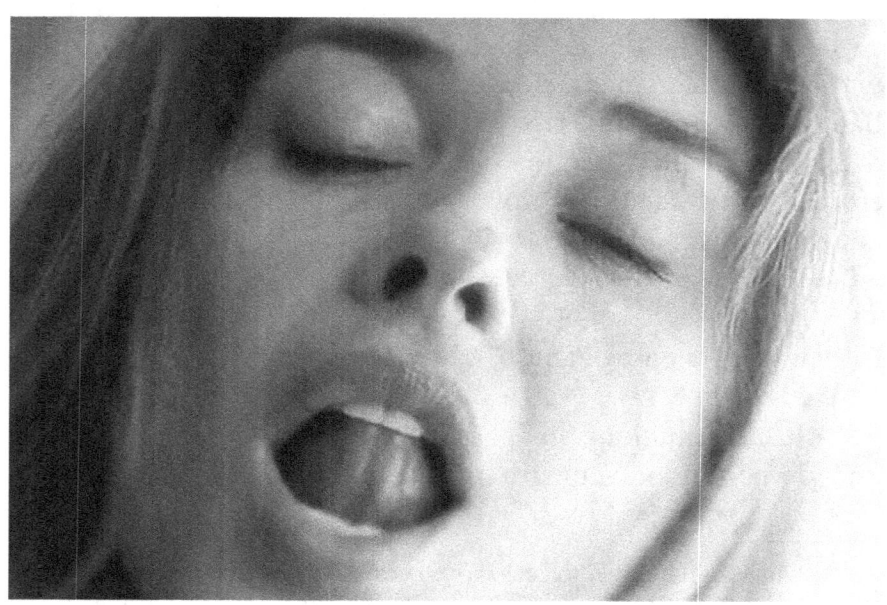

Marie quiere que su paciente pueda tragar.

interpreta el papel de Marie, que en esta primera escena se presenta a su paciente y le explica cúales son los objetivos que quiere conseguir. Su prioridad es enseñarle a tragar y para ello trabajarán la lengua y los labios. Jean-Do se lamenta de tener dos bellos rostros de mujer muy cerca de él y no poder hacer nada.

La siguiente escena relacionada con la fisioterapia (minuto 25:20) el director la resuelve de nuevo con un plano subjetivo en el que el espectador ve lo mismo que Jean-Do. Marie le explica cómo se posicionan los labios para mandar un beso, realiza el gesto y luego coloca un espejo delante de la cara del paciente para que pueda verse los labios. Le pone tarea para que a lo largo del día practique todo lo que pueda el acto de fruncir los labios. A continuación, le describe el mecanismo fisiológico de tragar y cómo posicionar la lengua hacia la parte posterior del paladar. En un primerísimo plano de la cara de Marie, abre ligeramente la boca y coloca la punta de la lengua en la parte posterior de los incisivos superiores. De nuevo pone el espejo delante de la cara de Jean-Do y le insta a que mueva la lengua. El siguiente plano es un paneo de izquierda a derecha y de derecha a izquierda, simulando el movimiento de la cabeza del encamado. La terapeuta ha colocado las manos en la cara del paciente y le moviliza pasivamente la cabeza. Le pregunta si nota sus manos y la respuesta es negativa. La escena termina con Marie confesando a su paciente que es profundamente creyente y reza cada noche por él.

El relato se traslada a la sala de fisioterapia (minuto 49:38) con la cámara avanzando hacia el fondo a ras de suelo. Un paciente tumbado en prono a la derecha sujeta una mancuerna en cada mano por fuera de la camilla y realiza, bajo la supervisión de un sanitario, un ejercicio de extensión horizontal de hombros. A la izquierda se encuentra otro paciente, inerte sobre un plano inclinado unos sesenta grados sobre la horizontal, y otra sanitaria que maneja el mando eléctrico de la camilla.

La cámara prosigue su avance hacia Jean-Do, amarrado sobre un plano inclinado en posición cercana a la verticalidad.

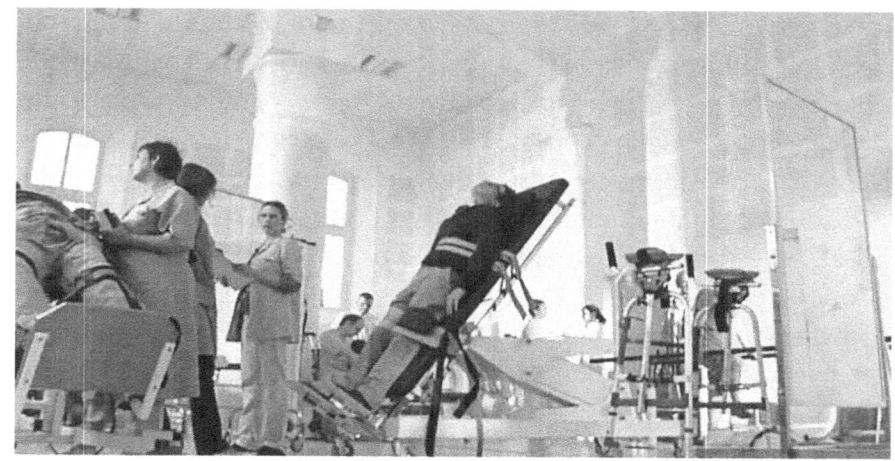

Jean-do en el plano inclinado.

El trávelin se detiene a escasos centímetros de su cabeza, mal colocada en hiperextensión de cuello. Plano detalle de una mosca posada en la nariz de Jean-Do. Trata de mover la cabeza para espantarla y consigue que Marie, de pie junto al plano inclinado, detecte ese pequeño movimiento. Llama inmediatamente al doctor Lepage para que revise a su paciente. Fuera de plano exploran su lengua entre la logopeda, la fisioterapeuta y el doctor, y concluyen que la mueve ligeramente y podrá mejorar el habla.

Notas sobre el síndrome de cautiverio

El síndrome de cautiverio suele ser consecuencia, en un porcentaje elevado de casos, de un accidente cerebrovascular y, en raras ocasiones, al síndrome de Guillain-Barré, miastenia grave o a un cáncer que afecte a la zona media del tronco del encéfalo.

La lesión se produce generalmente en el tronco encefálico, con afectación de las vías corticobulbares y corticoespinales, por lo que queda anulada la respuesta voluntaria del paciente.

Este síndrome se caracteriza por cuadraplejía y afonía, que limita la motricidad voluntaria a la apertura de los párpados y al movimiento vertical de los ojos. La sensibilidad se puede conservar parcial o totalmente, situación que conviene recordar con el fin de asegurar una comodidad óptima al enfermo, consciente, pero incapaz de expresar sus necesidades más elementales.

El tratamiento cubrirá las necesidades básicas de la vida del paciente, como es la movilización articular y cambios posturales, cuidado de la piel, nutrición adecuada y control de esfínteres; cuidará muy de cerca la función respiratoria, ya que es la causa principal de mortalidad; ofrecerá un modo de comunicación funcional precoz; y garantizará apoyo y seguimiento psicológico a los familiares.

Polifacética Olatz López Garmendia

Olatz López es modelo, actriz y diseñadora, donostiarra de nacimiento y viajera impenitente. Parisina por el trabajo de sus padres, estudió diseño de moda en Barcelona, donde fue descubierta por una agencia de modelos. En uno de sus viajes a Nueva York conoció a el que sería su marido, Julian Schnabel. Tras dieciséis años juntos y dos hijos en común decidieron separarse. Este hecho parece que ha influido en la disminución de visitas al Festival de Cine de San Sebastián de actores glamurosos. Tenían una casa en el monte Igeldo y el director era la conexión perfecta entre San Sebastián y Hollywood.

La faceta de actriz la llevó a trabajar en tres de las películas de su exmarido: *Basquiat* (1996), *Antes que anochezca* y *La escafandra y la mariposa*. Actualmente trabaja en su línea de ropa para dormir y lencería, además de realizar proyectos de decoración de interiores para casas particulares, hoteles y restaurantes.

Reflexiones y curiosidades

La película se rodó en el mismo sanatorio donde estuvo ingresado Jean-Dominique Bauby, el hospital marítimo de Berk-sur-mer, situado en la costa norte del paso de Calais, en Francia. Según cuenta el autor del libro, el hospital estuvo dedicado en un principio a acoger niños enfermos de tuberculosis. La emperatriz Eugenia, esposa de Napoleon III, amadrinó este establecimiento y lo visitaba regularmente. Tenía granja, escuela y según dice la leyenda es allí donde el famoso bailarín Niyinski realizó un famoso salto que le elevó tres metros sobre el suelo.

La fisioterapia en la película se centra casi exclusivamente en devolver a Jean-Do la función de deglutir y la movilidad de los músculos implicados en el habla. Algunos planos al principio del film de una de sus extremidades inferiores nos recuerdan la necesidad de realizar movilizaciones pasivas de las articulaciones para minimizar el edema, el dolor y las neuropatías de compresión que son frecuentes en esta patología.

Cabe destacar la conducta reprobable de Marie que, en una secuencia de la película, embarca a Jean-Dominique a un viaje a Lourdes para conseguir el milagro de su curación. Reprobable porque su paciente ni es religioso ni quiere hacer el viaje Supone una falta de respeto y empatía hacia Jean-Do, al que por su condición de discapacitado se le priva de cualquier posibilidad de decisión.

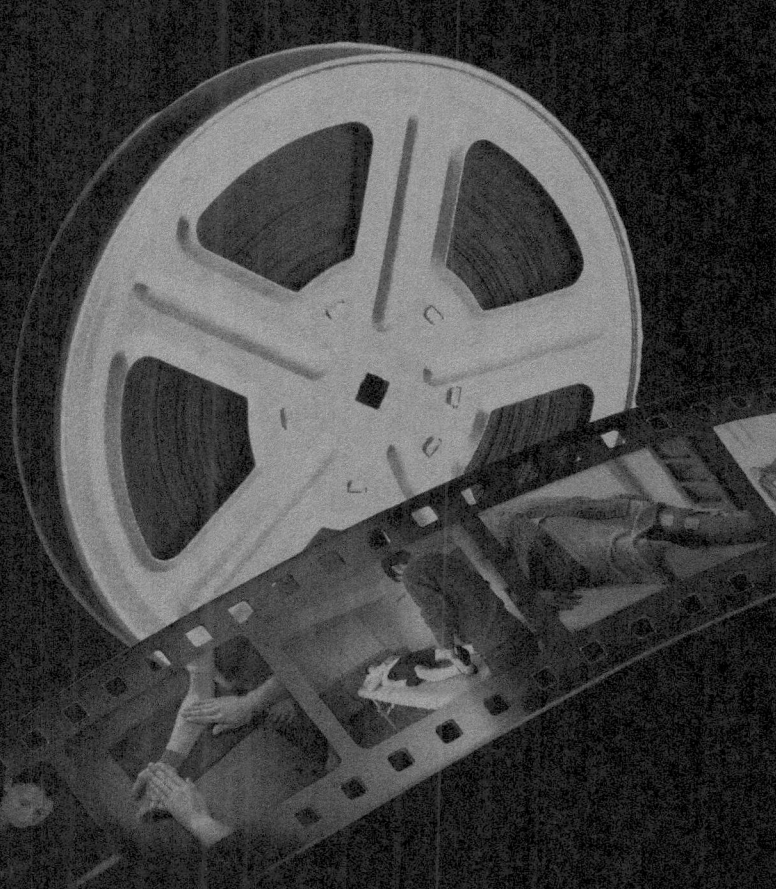

LA FAMILIA SAVAGES

LA FAMILIA SAVAGES (2007)

FICHA TÉCNICA

La familia Savages (*The Savages*, 2007).

Dirigida por Tamara Jenkins.

País: Estados Unidos.

Producida por Anthony Bregman, Jim Burke, Anne Carey, Lori Keith Douglas, Ted Hope, Alexander Payne, Jim Taylor, Erica Westheimer y Fred Westheimer.

Guion de Tamara Jenkins.

Música de Stephen Trask.

Fotografía de W. Mott Hupfel III.

Montaje a cargo de Brian A. Kates.

Interpretada por Philip Seymour Hoffman (Jon Savage), Laura Linney (Wendy Savages), Philip Bosco (Lenny Savage), Peter Friedman (Larry) y David Zayas (Eduardo).

Color.

Duración: 113 minutos.

UNA PECULIAR TRACCIÓN CERVICAL

Tamara Jenkins controla la escritura de la historia, el guion y la dirección de todos los proyectos cinematográficos en los que se embarca. *La familia Savages* llega casi diez años después de su primer largometraje, *La otra cara de Beverly Hills* (*Slums of Beverly Hills*, 1998), y once antes de su tercer y último trabajo detrás de las cámaras, *Vida privada* (*Private Life*, 2018). Películas que tocan temas cotidianos como la relación entre hermanos, el abordaje de la enfermedad, los problemas de infertilidad en la pareja o las dudas de la juventud al enfrentarse a la vida de adultos.

La familia Savages retrata a los hermanos Wendy y Jon (Laura Linney y Philip Seymour Hoffman) en su reencuentro tras años de distanciamiento. Deberán volver a convivir para cuidar de su padre (Philip Bosco), que presenta serios problemas de movilidad y comienza con síntomas claros de demencia.

Fisioterapia casera para Jon

Jon y Wendy juegan un partido de tenis en una cancha cubierta. Al ejecutar un revés con la derecha, Jon eleva un grito de dolor y se lleva la mano izquierda a la parte lateral derecha de su cuello, en una respuesta refleja ante el estímulo nociceptivo (minuto 50:14).

El siguiente plano nos traslada a la cocina del domicilio de Wendy, que llena una bolsa de plástico con agua del grifo. Trasporta hasta el salón la bolsa con 8 litros de agua (18 libras en el mundo anglosajón), que forma parte de un dispositivo de tracción cervical para puerta. La escena continúa con un plano general del dolorido hermano en bipedestación de espaldas a una puerta y el barboquejo del dispositivo ya colocado. Entre los dos hermanos consiguen enganchar la bolsa de agua para completar el circuito de tracción. Jon comenta a su hermana que tiene que mantener la tracción durante 30 minutos. La escena, bastante surrealista, se prolonga hasta el minuto 55:50: los hermanos conversan, Jon revisa el correo e incluso come una rebanada de pan colocada sobre un plato que sostiene con ambas manos (¡Con la tracción en funcionamiento!).

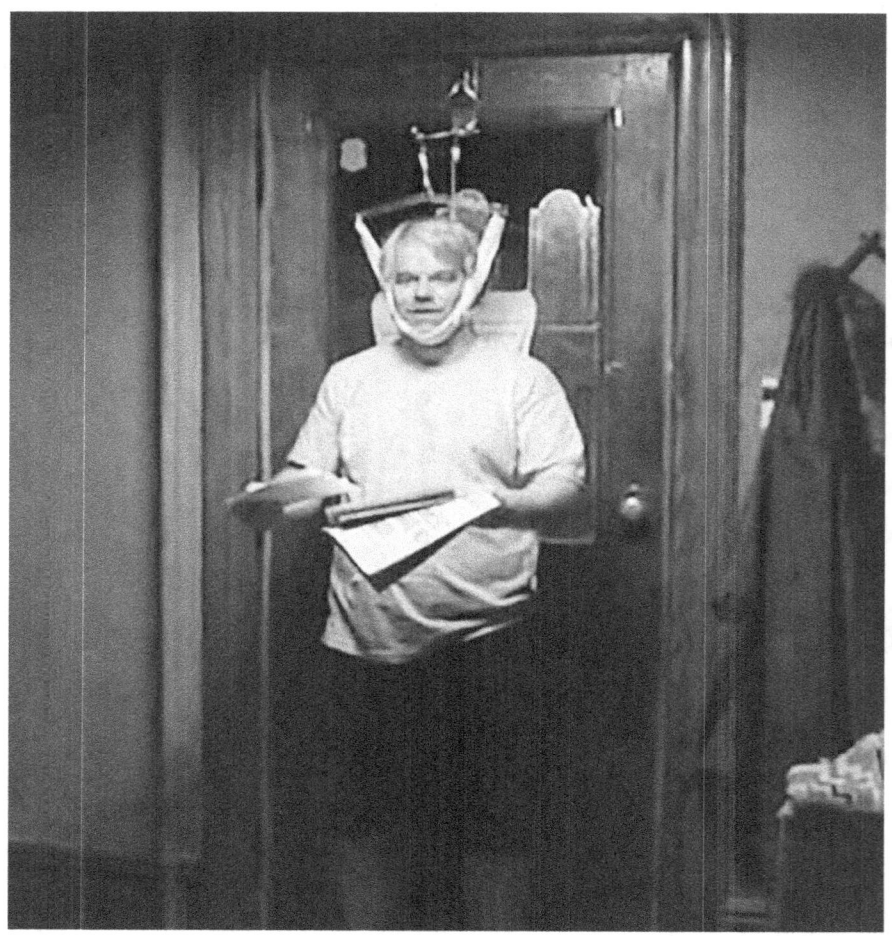

Cúmulo de errores en una tracción.

Seymour Hoffman y Capote

Hay películas que, sabiendo únicamente que un determinado actor está en el reparto, difícilmente nos van a defraudar. Intérpretes que llenan la pantalla y hacen que nos olvidemos del actor y nos centremos en el papel. Christian Bale, Joaquin Phoenix, Leonardo DiCaprio —todos nacidos en 1974— y Philip Seymour Hoffman son de ese grupo de elegidos que en la última parte del siglo XX y principios del XXI han llevado a la excelencia la profesión de actor de cine.

Seymour Hoffman nació cerca de Nueva York en 1967. Pelirrojo, de cuerpo rotundo con tendencia al sobrepeso y unos ojos muy pequeños, no integraba un físico ideal para triunfar en Hollywood. Pero lo consiguió.

En el invierno de 1991, cuando la futura estrella de cine debutaba con la intrascendente *Triple Bogey on a Par Five Hole* (1991), poco sabía yo de este actor o incluso de DiCaprio o de Joaquin Phoenix. Tal vez había visto *El imperio del sol* (*Empire of the Sun*, 1987)[46], donde un jovencito Christian Bale da vida a un niño que es internado en un campo de concentración japonés en la Segunda Guerra Mundial. Tal vez. Lo que sí descubrí ese invierno fue el cineclub de Aranda de Duero. Destinado laboralmente en el Hospital Santos Reyes de dicha localidad, tenía los miércoles a las 21:30 horas cita obligada en el teatro-cine Aranda. El 20 de febrero de 1991 la película elegida para su proyección era *A sangre fría* (*In Cold Blood*, 1967). Estaba dirigida por Richard Brooks y narraba un episodio violento acaecido en un pueblecito de Kansas en noviembre de 1959: dos delincuentes de poca monta roban y asesinan a una familia de granjeros en su propia casa. La película se basa en la famosa novela homónima de Truman Capote.

---

[46] *El imperio del sol* es una *rara avis* en la carrera del rey Midas Steven Spielberg. Costó treinta y cinco millones de dólares y recaudó veintidós. La película menos taquillera de su filmografía.

Antes de que Seymour Hoffman deslumbrara en 2005 con su interpretación del escritor de *Desayuno en Tiffany's* y de *A sangre fría*, fue asiduo actor secundario tanto en grandes producciones como en películas independientes de reducido presupuesto. Su buen trabajo como universitario rico en *Esencia de mujer (Scent of a Woman*, 1992) le permitió dar un salto de calidad en sus siguientes papeles. En 1998 trabajó en una de las obras maestras de los hermanos Coen, *El gran Lebowski (The Big Lebowki*, 1998), donde interpreta al estirado asistente del rico empresario que da título a la película, cuya hija ha sido secuestrada. Un año más tarde en *Nadie es perfecto (Flawless*, 1999), borda el papel de vecino homosexual y logopeda a tiempo parcial de Walt (Robert de Niro), expolicía que se recupera de un ACV.

Trabajó con el director Paul Thomas Anderson hasta en cinco ocasiones. En su segunda colaboración (*Magnolia*, 1999) interpreta a un enfermero que trata de reconciliar a su paciente (Jason Robards), próximo a morir, con su hijo (Tom Cruise), un maestro en el arte de la manipulación, pero con heridas emocionales del pasado.

Su gran oportunidad llega en 2005, de la mano del director de cine Bennett Miller, amigo desde la adolescencia del pelirrojo actor. *Truman Capote (Capote*, 2005) le supuso conseguir el Óscar como mejor actor. Está fantástico recogiendo la forma amanerada de desenvolverse y de hablar del escritor neoyorquino. La película abarca un periodo muy concreto de la vida de Capote: su labor como periodista cubriendo la noticia del asesinato en 1959 de la familia Clutter en Holcomb, Kansas, y el posterior juicio y ajusticiamiento en 1965 de los dos reos declarados culpables. Lo que iba a ser un artículo para la revista New Yorker se convirtió en una novela de no-ficción aclamada por la crítica: *A sangre fría*.

Desde su triunfo en los Óscar acumuló otras tres nominaciones en la categoría de mejor actor de reparto: irreconocible agente de la CIA en *La guerra de Charlie Wilson (Charlie*

Wilson´s War, 2007), sacerdote en *La duda* (*Doubt*, 2008) y líder de una secta de estafadores en *The Master* (2012), donde se cruza con un inmenso Joaquin Phoenix.

Murió en 2014 a los cuarenta y seis años por una sobredosis de droga. Llevaba varios meses entrando y saliendo de los centros de rehabilitación en una dura lucha contra su adicción a la heroína y los medicamentos.

Reflexiones y curiosidades

La tracción cervical que vemos en la película es posible que reúna todos los errores que en su ejecución pueden llegar a producirse: realiza la tracción en bipedestación y no sentado, que sería lo correcto. Treinta minutos para una primera sesión de tracción se me antoja excesivo; no hablar durante la tracción es básico y no digamos comer, práctica que podríamos incluir en el Olimpo de los disparates. Creo que esta escena debería ser de obligado visionado por los estudiantes de cualquier profesión sanitaria para que tomen conciencia de que cuestiones sencillas y obvias de los tratamientos pueden no serlo tanto para los pacientes, y así la ignorancia se puede convertir en un arma de destrucción masiva.

Laura Linney, protagonista junto a Seymour Hoffman de *La familia Savages*, iguala al actor en número de nominaciones a los Óscar sin obtener premio. Nominada por esta película en la categoría de mejor actriz, sabe lo que es estar a las puertas del Óscar sin conseguirlo. Le pasó con *Puedes contar conmigo* (*You Can Count on Me*, 2000) y con *Kinsey* (2004). Si hay una película de su filmografía cuya actuación me despierta una gran sonrisa es *El show de Truman (una vida en directo)* (*The Truman Show*, 1998). Interpreta a Hannah Gill, una actriz que ejerce como enfermera y esposa de Truman (un Jim Carrey muy contenido), el protagonista sin saberlo de un programa de telerealidad las 24 horas del día. Una escena especialmente hilarante la presenta en la cocina de casa hablando con su marido en la ficción. Este le pregunta por qué quiere tener un hijo si le detesta; ella niega que se lleven mal y sin venir a a cuento le dice que le preparará una deliciosa bebida con un nuevo producto, *Macacao*, hecho de semillas de cacao natural de los montes de Nicaragua. De pie, delante de su marido, sostiene el bote de cacao, afirmando que ha probado otras marcas, pero esta es la mejor. Truman mira a izquierda y derecha y le pregunta que a quién le habla, de qué va todo eso. Cómico y trágico al mismo tiempo.

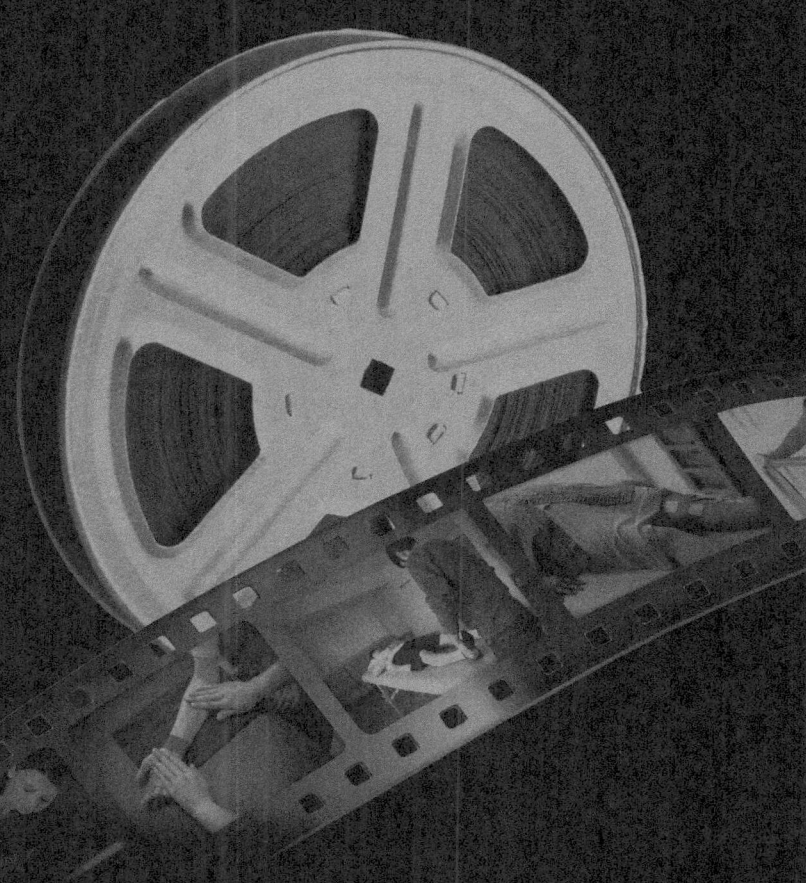

JUGADA PERFECTA

JUGADA PERFECTA
(2010)

FICHA TÉCNICA

Jugada perfecta (*Just Wright*, 2010).

Dirigida por Sanaa Hamri.

País: Estados Unidos.

Producida por Queen Latifah, Jarrod Moses, Gaylyn Fraiche, Shakim Compere, Debra Martin Chase y Braid Breard.

Guion de Michael Elliot.

Fotografía de Terry Stacey.

Música de Lisa Coleman y Wendy Melvoin.

Montaje a cargo de Melissa Kent.

Interpretada por Queen Latifah (Leslie Wright), Common (Scott McKnight), Paula Patton (Morgan Alexander), Pam Grier (Janice Wright), James Pickens Jr. (Loyd Wrigt), Phylicia Rashad (Ella McKnight) y Kim Strother (Bella Goldsmith).

Color.

Duración: 99 minutos.

FISIOTERAPIA A UN JUGADOR DE LA NBA

Tercer largometraje de la directora de cine de origen marroquí Sanaa Hamri. Emigró joven a Nueva York para estudiar teatro y psicología, y muy pronto comenzó a editar videos musicales y comerciales, experiencia que le valió para su tránsito natural a la dirección. Debutó con una comedia romántica, *Algo nuevo* (*Something New*, 2006), y adaptó con el título *Uno para todas 2* (*The Sisterhood of the Travelling Pants 2*, 2008) la cuarta novela de la exitosa serie literaria *Un verano en vaqueros*, de la escritora estadounidense Ann Brashares.

Scott McKnight (Common) es en *Jugada perfecta* el jugador estrella de los Nets de Brooklyn, un equipo de baloncesto de la NBA. Durante un lance del juego sufre una lesión de rodilla que no llega en buen momento, ya que está negociando la renovación de su contrato y puede condicionar un posible acuerdo.

Tras ser operado comienza inmediatamente la fisioterapia. Bella Goldsmith (Kim Strother) le trata en un principio, pero los celos de la novia del jugador (Paula Patton) provocan que sea sustituida. Aparecerá en escena Leslie Wright (Queen Latifah), la nueva y simpática fisioterapeuta. La comedia romántica está servida.

Dos fisioterapeutas tratan a Scott

La lesión de Scott se produce al hacer un reverso para evitar a un contrario en una jugada de ataque de su equipo. Su rodilla izquierda cede y cae al suelo con importantes signos de dolor (minuto 33:40).

El diagnóstico, tras las pertinentes pruebas, es el de rotura del ligamento cruzado posterior. Se trata de un jugador clave en el equipo y lo necesitan para la fase definitiva de los *playoffs*. Sale del hospital operado, apoyándose en dos muletas axilares y presionado por su equipo para que consiga recuperarse rápidamente. Para ello contratan a Bella Goldsmith (Kim Strother), alias La Milagrera, la mejor fisioterapeuta de la liga y especializada en lesiones de rodilla.

Minuto 35:50. Plano cenital de Scott en supino sobre una camilla portátil y subida en ella, de rodillas, se encuentra Bella. Tiene inclinado el tronco hacia el jugador de manera que con la mano derecha sujeta el hombro izquierdo para que no se eleve, mientras que con la izquierda empuja la rodilla del mismo lado con intención —informa a su paciente— de estirar la banda iliotibial. No controla la rotación lumbar, por lo que se eleva la hemipelvis izquierda.

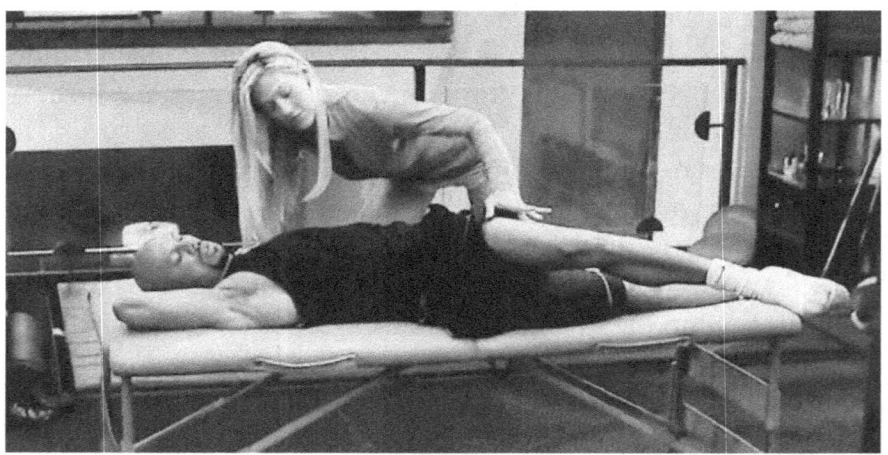

Un incorrecto estiramiento de la banda iliotibial.

Bella Goldsmith es una fisioterapeuta de complexión atlética, rubia, de pelo largo y suelto y viste una camiseta ajustada y un pantalón muy corto. La directora de la película utiliza el estereotipo de mujer sexi, posiblemente para que resulten más creíbles los celos de la novia del deportista. La escena continúa con Bella estirando pasivamente los isquiotibiales del miembro inferior izquierdo con la cadera cerca de noventa grados de flexión. Realiza una toma sobre el talón con la mano derecha y con la mano izquierda controla la extensión de la rodilla, a la vez que realiza deslizamientos suaves sobre la piel de la zona cuadricipital.

Morgan, la novia celosa, se encargará de que su fiel amiga Leslie (Queen Latifah) —que casualmente es fisioterapeuta— reemplace a la atractiva Bella Goldsmith y se ocupe del tratamiento.

Leslie acude al domicilio del lesionado para comenzar la fisioterapia y se encuentra que está sentado en un sofá jugando a la videoconsola con la rodilla doblada y el pie apoyado en el suelo. Minuto 37:55. Su primera intervención será cogerle la pierna, colocar un cojín debajo de la rodilla de manera que el talón quede apoyado en la prolongación del sofá a modo de escabel y comentarle que deberá poner hielo en la articulación.

Volvemos a la camilla portátil con el paciente en decúbito supino. Minuto 39:30. Leslie, de pie en el lado izquierdo, le realiza —según sus propias palabras— «un masaje de tejido profundo» en el muslo izquierdo. No vemos en detalle la maniobra, ya que la cámara se coloca en el lado derecho a la altura de la camilla y el muslo de ese lado oculta las manos de la

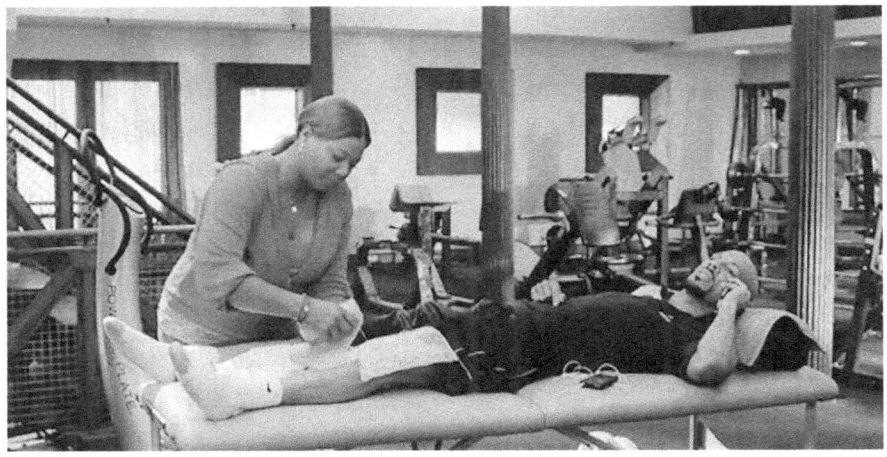

Crioterapia en la rodilla.

terapeuta. Sí que vemos cómo sujeta la pierna por el tobillo con la mano izquierda, a la vez que imprime pequeños movimientos de flexo-extensión a la rodilla —de unos diez grados— y realiza la técnica manual sobre la zona isquiotibial con la mano derecha. Sorprende ver el gimnasio en la planta baja de su casa, con todo tipo de aparatos modernos de tonificación y trabajo cardiovascular y, sin embargo, la camilla de tratamiento es una portátil muy sencilla.

Minuto 43:18. Misma camilla, misma postura. Leslie realiza lo que parece una movilización de la rótula y coloca mediante una venda una bolsa de hielo sobre la rodilla.

La película avanza, al igual que la recuperación del protagonista. Pasa de la descarga total del miembro inferior izquierdo caminando con muletas a una descarga parcial y termina caminando sin ayuda.

Nuestro jugador de la NBA sufrirá una temporada de bajón emocional. La ruptura sentimental con su novia y los comentarios de los medios de comunicación, dando por hecho que no podrá recuperarse a tiempo de jugar con su equipo las eliminatorias decisivas de la liga, socavan su autoestima. Leslie tratará de motivarle para que crea en la posibilidad de que puede conseguir el objetivo marcado.

Minuto 52:59. Trabajo de fuerza en prensa de piernas inclinada. La fisioterapeuta marca el ritmo de las repeticiones y le dice que confíe en la rodilla. Con el plano siguiente comienza la fisioterapia sobre la pista de juego. Bota una pelota sorteando los conos colocados en el suelo. Lleva una rodillera de neopreno con patela libre y lo que parecen unos refuerzos laterales. Realizando un giro cae al suelo, se queja de la rodilla y es Leslie, de nuevo, quien normaliza ese contratiempo dentro de un proceso de recuperación que está cumpliendo los plazos fijados. Scott se da cuenta de que cada semana está mejor que la anterior.

Para la escena siguiente Sanaa Hamri utiliza la pantalla dividida (*split screen*) y nos muestra varios momentos del entrenamiento con Leslie. Se encuentran en la cancha de baloncesto. Scott salta a la comba; corre lateralmente sorteando unos pequeños obstáculos, primero hacia la izquierda y luego a la derecha; recepciona una pelota y ataca la canasta; y realiza flexiones de brazos en horizontal con las manos encima de la pelota de baloncesto. Tres pantallas mostrando la misma escena, pero desde posiciones diferentes.

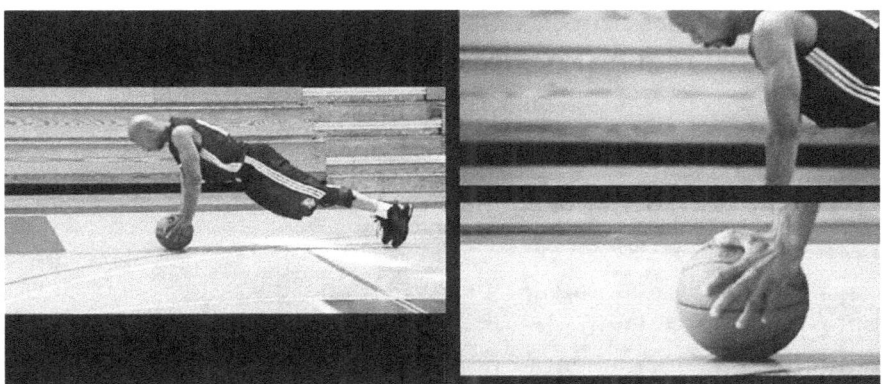

Scott trabaja en la cancha de baloncesto.

Minuto 54:28. Scott trabajando de nuevo en la prensa de piernas inclinada bajo la supervisión de Leslie, que le recompensa verbalmente su esfuerzo. Montada en bicicleta, también le controla mientras corre a ritmo lento por el parque. En otro plano le sujeta los pies apoyados en el suelo mientras realiza en su gimnasio trabajo abdominal clásico con las manos cruzadas sobre el pecho. Realiza el trabajo charlando, sin control respiratorio, y sin llegar a apoyar el tronco en el momento excéntrico.

La última aportación a la fisioterapia de la película es la escena que se desarrolla en el minuto 68:15 durante un partido oficial. Nuestro héroe de la canasta está recuperado físicamente, pero juega a medio gas y con miedo a lesionarse de nuevo. Leslie aprovechará el paso por el banquillo del jugador para recordarle que está plenamente recuperado y puede hacer todo lo que se proponga. Sus palabras surtirán efecto y empezará a jugar con seguridad y acierto.

Leslie pidió una excedencia en su trabajo para dedicarse en tiempo completo a ayudar al novio de su amiga a recuperarse. Una vez la rodilla del baloncestista se encuentra a pleno rendimiento, empiezan a lloverle las ofertas de la NBA para dedicarse profesionalmente a la fisioterapia deportiva. Deberá elegir entre la suculenta oferta de los Nets de su ciudad o marcharse a trabajar con otro equipo para intentar olvidar a su paciente y la zozobra emocional —digamos amor— que le provoca. No es difícil predecir el final de la película.

Common, Latifah y la blaxpoitation Pam Grier

Pam Grier en *Jugada perfecta* tiene un papel secundario interpretando a la madre de Leslie. Su carrera en el cine se remonta a hace cincuenta años, cuando debutó en la gran pantalla en la mítica e irreverente película de Russ Meyer[47] *Mas allá del valle de las muñecas* (*Beyond the Valley of the Dolls*, 1970). Otro grande de la serie B —en este caso en su papel de productor—, Roger Corman[48], le dio su primer papel como actriz protagonista en *Cárcel de mujeres* (*The Big Doll House*, 1971), típico ejemplo de película WIP[49], muy de moda en la década de los 70.

---

[47] Russ Meyer (1922-2004) fue un director de cine estadounidense, pionero en lo que se llamó *sexplotation*, películas de bajo presupuesto, humor grosero, tramas absurdas y sobre todo actrices de grandes pechos y escasa ropa. Reinó desde finales de los años 60 y durante los 70. Ejemplos icónicos de su filmografía son *Faster, Pussycat! Kill! Kill!* (1966) y *Vixen* (1968).

[48] Roger Corman (1926-). Productor y director de cine, famoso por sus películas de bajo presupuesto, rentables en la taquilla y de calidad más que aceptable. Me quedo con sus adaptaciones de cuentos de Edgar Allan Poe y concretamente con *La caída de la casa Usher* (*The Fall of Usher House*, 1960) y la mirada inquietante de Vincent Price.

[49] *WIP film* (*women in prison film*) es un género de películas que muestran mujeres encarceladas, sometidas generalmente a todo tipo de abusos.

Los comienzos de la década de los 70 fueron la etapa que convirtió a Pam Grier en la reina del *blaxpoitation*[50]. Dos cintas dirigidas por Jack Hill destacan en este periodo: *Coffy* (1973) y *Foxy Brown* (1973). En esta última se infiltra como prostituta en una organización de mafiosos, buscando venganza por el asesinato de su novio. Cayó en el olvido en la década de los 80. Tuvo que ser redescubierta por John Carpenter, que le dio un papel en *2013. Rescate en L. A. (Escape from L.A. 1996)*. Un año más tarde sería protagonista absoluta de la película *Jackie Brown* (1997) de Quentin Tarantino. Desde entonces es asidua secundaria en decenas de películas. Common y Queen Latifah compaginan la música con la carrera interpretativa. El primero es un famoso cantante de rap estadounidense, ganador de varios premios Grammy. Debutó en la gran pantalla con la película de acción *Ases calientes* (*Smokin´ Ases*, 2007), a la que siguieron *blockbusters* como *American Gangster* (2007), *Wanted* (2008) y *Terminator Salvation* (2009). La historia llevada a la gran pantalla que narra la famosa marcha en pro de los derechos civiles que encabezó Martin Luther King —desde Selma hasta Montgomery en Alabama— permitió a Common dar un paso de calidad en sus papeles de cine. Consiguió con esta película, *Selma* (2014), ganar el Óscar junto a su amigo John Legend a la mejor canción original (*Glory*). Lo recordamos también como antagonista absoluto de Keanu Reeves en *John Wick 2: pacto de sangre* (*John Wick: Chapter 2*).

Queen Latifah tiene una larga trayectoria en el mundo de la música y de la interpretación. Su apellido artístico, Latifah, es un apodo que tenía en su infancia y que significa, en árabe, «delicado y sensible». Debutó en el cine de la mano de Spike Lee en *Fiebre salvaje* (*Jungle Fever*, 1991), pero no fue hasta

---

[50] «Blaxploitation» es el nombre que se le dio al género de películas que mostraba a personajes afroamericanos como héroes de acción en ambientes callejeros. El equivalente masculino a Pam Grier —musa del *blaxploitation* femenina— fue Richard Roundtree, protagonista de *Las noches rojas de Harlem* (*Shaft*, 1971).

comienzos de este siglo cuando conoció la fama internacional gracias al papel de celadora carcelaria —Mama Morton— en la película musical *Chicago* (2002). Recibió por este trabajo una candidatura al Óscar como mejor actriz de reparto, premio que se llevó su compañera Catherine Zeta-Jones[51]. La recordamos también por su buena actuación, tres años antes, en *El coleccionista de huesos* (*The Bone Collector*, 1999), interpretando a la enfermera que cuida de Lincoln Rhyme (Denzel Washington), postrado en cama por una tetraplejía.

Reflexiones y curiosidades

Cuando Scott se lesiona, la directora intercala algunos planos del público y en uno de ellos hace un cameo como espectador John Legend.

La pantalla dividida o *split screen* que emplea la directora del film no es un recurso cinematográfico inventado recientemente. Sus orígenes se remontan a los pioneros del cine. Edwin S. Porter fue el primero en utilizarla en *Life of an American Fireman* (1903), donde vemos a un bombero adormilado a la izquierda de la pantalla y, simultáneamente, a la derecha una mujer y una niña como plasmación del sueño del bombero. Hay otro buen uso de la pantalla dividida en la comedia *Confidencias de medianoche* (*Pillow Talk*, 1959), protagonizada por Rod Hudson y Doris Day, hablando ambos por teléfono dentro de su bañera. Richard Fleischer se sirve de este mismo recurso en *El estrangulador de Boston* (*The Boston Strangler*, 1968) para crear desazón en el espectador. La escena recordada por casi todo mundo que maneja magistralmente la pantalla dividida es el momento del cubo de sangre cayendo sobre la protagonista de *Carrie* (1976), metáfora de la mente fragmentada de la niña.

---

[51] Pedro Almodovar consiguió ese mismo año su Óscar al mejor guion original por *Hable con ella* (2002).

La sanidad estadounidense prefiere la utilización de muletas axilares, en lugar de la muleta de antebrazo que se prescribe más en España. Las axilares presentan el problema de que son utilizadas habitualmente de manera incorrecta, colocando el apoyo en la axila en lugar de a 5 cm de ella, lo que puede originar parálisis radial. Las de antebrazo —llamadas igualmente muletas canadienses o bastón inglés— requieren menor gasto energético durante la marcha y pueden soltarse, sin que caigan al suelo, gracias a su abrazadera.

Una de las escenas de tratamiento de Leslie a Scott muestra la colocación de una bolsa de hielo sobre la rodilla. Este tipo de aplicación de frío local tiene que venir acompañado de la colocación entre el paquete de frío y la piel de una fina tela que evite el contacto directo y así una posible quemadura, precaución que no se contempla en la escena.

Scott McKnight, en un momento del film, se encuentra apático y desmotivado. Etimológicamente, la motivación es la causa de una acción y proviene del latín *motivus* (movimiento). Sin motivación no hay movimiento y, siendo este el pilar básico de la fisioterapia, no podemos realizar un tratamiento fisioterápico si carecemos de ella.

Con mucha frecuencia, los profesionales de la fisioterapia nos quejamos de la falta de adherencia de los pacientes al tratamiento fisioterápico prescrito, lo que puede llevar a no conseguir los objetivos planteados. Puede estar la clave en este punto, en determinar unas metas y objetivos que sean alcanzables y requieran un esfuerzo acorde a las posibilidades del usuario. Y ahí estará el fisioterapeuta para empujar mentalmente cuando el objetivo esté cerca. Algunas ocasiones la tarea se presenta complicada y deberá ser el psicólogo el que intervenga.

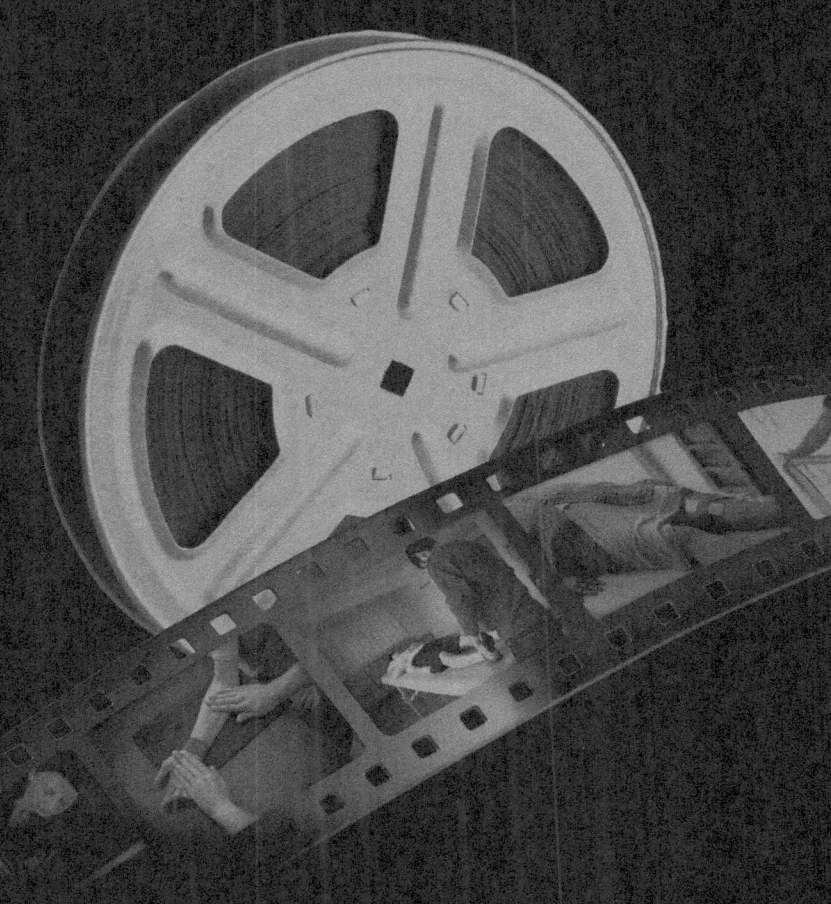

CISNE NEGRO
(2010)

FICHA TÉCNICA

Cisne negro (***Black Swan***, 2010).

País: Estados Unidos.

Producida por Scott Franklin, Mike Medavoy, Arnold Messer y Brian Oliver para Fox Searchlight.

Dirigida por Darren Aronofsky.

Guion de John McLaughin, Mark Heyman y Andres Heinz, basado en una historia de Andres Heinz.

Música de Clint Mansell.

Fotografía de Matthew Libatique.

Dirección artística de David Stein.

Montaje a cargo de Andrew Weisblum.

Interpretada por Natalie Portman (Nina Sayers, la Reina Cisne), Mila Kunis (Lily, el Cisne Negro), Vincent Cassel (Thomas Leroy), Barbara Hershey (Erica Sayers), Winona Ryder (Beth Macintyre), Benjamin Millepied (David) y Michelle Rodriguez Nouel (fisioterapeuta).

Color.

Duración: 110 minutos.

LA FISIOTERAPIA EN EL BALLET

Imposible quedarse en campo neutral con esta película; la quieres o la detestas. Los que nos quedamos hipnotizados con el anterior trabajo de Aronosfsky, *El luchador* (*The Wrestler*, 2008), vemos en *Cisne negro* una sublimación del esfuerzo físico, de la búsqueda de la perfección, de la delgada línea entre la normalidad y la locura.

Cisne negro cuenta la historia de Nina Sayers (Natalie Portman), bailarina de una compañía de balé de Nueva York, cuya existencia gira alrededor de la danza. Tiene una madre posesiva y asfixiante (Barbara Hershey interpreta a Erica Sayers) que proyecta sus frustraciones en su hija. Más presión para Nina, que tiene que manejar el extenuante trabajo impuesto por el director artístico de la obra, Thomas Leroy (Vincent Cassel), y la competencia de Lily (Mila Kunis), una joven aspirante al puesto de primera bailarina en *El lago de los cisnes*.

Inserto de un tratamiento de fisioterapia

Natalie Portman se hizo daño en un tobillo y en la espalda durante el rodaje y tuvo que recurrir a la fisioterapeuta Michelle Rodriguez. El director decidió filmar la sesión de fisioterapia e insertar algunos momentos en la película. La escena resultante es muy realista y los gestos de dolor de la actriz no parecen fingidos.

La sesión se desarrolla en una pequeña sala entre el minuto 44:06 y el 44:45. Nina está tumbada en una camilla en decúbito lateral derecho, mientras que Michelle testa la movilidad de las costillas del hemitorax izquierdo con una mano y con la otra incide sobre el diafragma para ver su grado de tensión. Nota que está un poco contracturado y le pide a su paciente que realice una inspiración máxima dirigida a la zona que está palpando. La fisioterapeuta mete los dedos de su mano izquierda por debajo de la parrilla costal para estirar el hemidiafragma izquierdo y con la derecha moviliza las costillas con pequeñas presiones rítmicas. Completará la maniobra con un empuje de las costillas, acompañándolas a la espiración máxima.

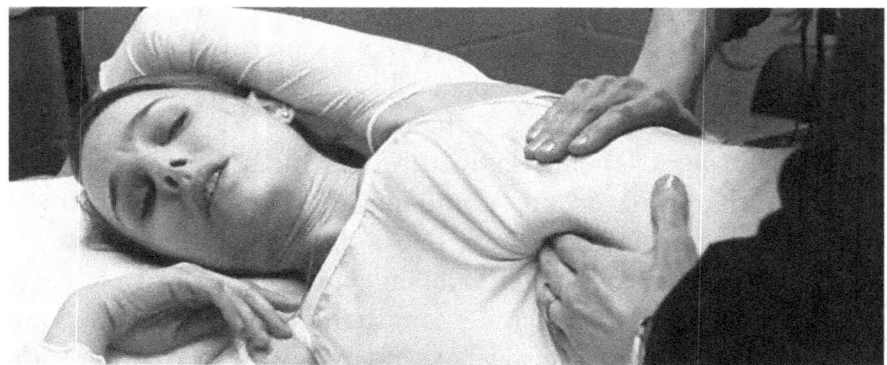

Estiramiento del hemidiafragma izquierdo.

El siguiente plano muestra a Nina en decúbito prono con la rodilla izquierda en flexión de noventa grados. Michele testa la movilidad del tobillo y del pie.

—¿Se te queda clavado cada vez que haces *plied*? —pregunta Michelle.

—No siempre —contesta Nina.

Oímos fuera de plano el ruido de una manipulación y la cámara muestra el rostro de dolor de Nina.

Partiendo de posición supina, Michelle vuelve a testar la movilidad del tobillo. Avisa a Nina de que va a «tirar» otra vez. Entrelaza las manos sobre el mediopié, coloca el antebrazo alineado con la pierna y aplica un movimiento, paralelo al eje de la pierna, de tracción distal grado III (*thrust* o movilización de alta velocidad) sobre el astrágalo. Pregunta a su paciente si está bien y la vemos asentir con la cabeza en el último plano de la escena.

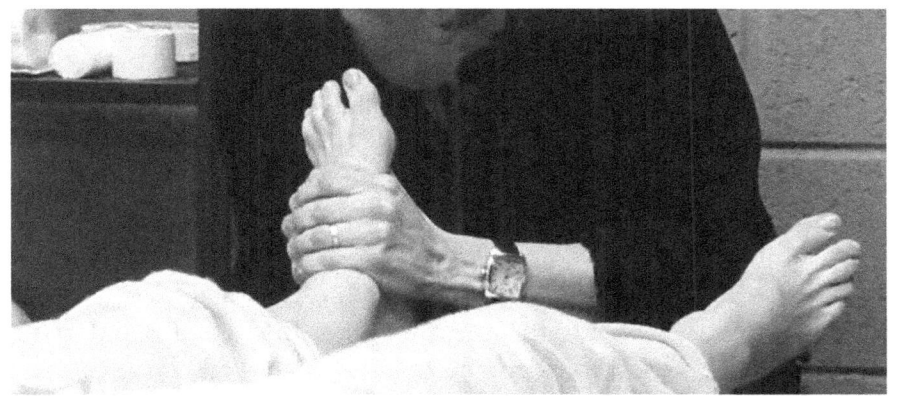

Tracción del mediopie.

Michelle Rodriguez Nouel, fisioterapeuta

La película se rodó en Nueva York y Michelle había trabajado para varias compañías líderes de danza de la ciudad. Nuestra fisioterapeuta comenzó a prácticar el balé desde muy pequeña y siempre ha estado vinculada con el arte patrocinado por la musa Terpsícore. Actualmente es la fundadora y directora, junto a su marido, del Manhattan Physio Group. Se trata de una clínica de fisioterapia ambulatoria con sede en Nueva York, cuyo lema reza en una de las paredes de recepción: «It always seems imposible until it's done», Nelson Mandela[52].

Los profesionales de la clínica de Michelle son expertos en terapia manual, acupuntura, nutrición, yoga, pilates y *gyrotonic expansión system*[53].

---

[52] «Siempre parece imposible hasta que se realiza».

[53] *Gyrotonic expansión system* es una técnica de acondicionamiento físico y tratamiento en las tres dimensiones que incorpora elementos de la danza, el yoga, el tai-chi, la natación y la gimnasia. Diseñado en los años 80 por Juliu Horvath, bailarín de origen rumano que emigró a Estados Unidos, donde fue desarrollando su método para sobreponerse a una hernia discal y a dolores en las rodillas. Este se divide en dos: *gyrotonic* trabaja con la Pulley Tower, máquina con pesos, poleas y plataformas giratorias; y *girokinesis*, ejercicios fluidos con posturas cortas utilizando el propio peso del cuerpo y la respiración.

Una reina muy inteligente

Natalie Portman, israelita de nacimiento, se trasladó con sus padres a Estados Unidos a los tres años. La práctica del balé y el teatro aficionado fue determinante para que el director de cine francés Luc Besson la escogiera para protagonizar, con tan sólo quince años, El profesional (*Léon*, 1994). Combinaría sus estudios con los siguientes rodajes, procurando que la grabación de sus escenas coincidiera con algún periodo vacacional para no entorpecer el curso académico.

La recordamos con su cabeza rapada, sin perder un ápice de belleza, en *V de Vendetta* (2005). Fue nominada al Óscar como mejor actriz de reparto por *Closer* (2004) y como actriz en *Jackie* (2014), dando vida en la pantalla a Jacqueline Kennedy.

Seguramente, el papel que le dio fama mundial fue el de encarnar a la reina y senadora Padmé Amidala en los tres primeros episodios de la saga *Star Wars: La amenaza fantasma* (1999), *El ataque de los clones* (2002) y *La venganza de los Sith* (2005). Para la posteridad quedarán esos icónicos tocados imposibles, capaces de provocar serios problemas cervicales, o los vestidos barrocos que escenificaban visualmente su estatus de reina.

La carrera de actriz no le ha impedido seguir cultivando el intelecto. Licenciada en Psicología por la Universidad de Harvard, investigó la habilidad que se desarrolla en el primer año de vida para entender que los objetos no desaparecen del mundo cuando están fuera de la vista.

El Óscar de Natalie y sus agradecimientos

La ceremonia de los Óscar de 2011, presentada por Anne Hathaway y James Franco, tenía en la candidatura a mejor actriz protagonista una competencia feroz: Annette Bening (*Los chicos están bien*), Nicole Kidman (*Rabbit hole*), Jennifer Lawrence

(*Winter's bone*), Michelle Williams (*Blue Valentine*) y Natalie Portman (*Cisne negro*). Sería a la postre Natalie Portman quien subiría al escenario a recoger el galardón en un avanzado estado de gestación, fruto de su relación con Benjamín Millepied, coreógrafo de *Cisne negro*, al que conoció durante el rodaje de la película.

El discurso de agradecimiento lo hizo con lágrimas en los ojos y entre otras muchas personas dio las gracias a Michelle Rodriguez, no a la actriz americana de películas como *Resident Evil* (2002), *Avatar* (2009) y *Machete* (2010), a la que la mayoría de los medios de comunicación atribuyeron por error, sino a la fisioterapeuta que le ayudó a recuperarse de sus lesiones.

Reflexiones y curiosidades

El papel del fisioterapeuta en las artes escénicas no debería estar restringido a ayudar a resolver un problema físico cuando el daño ya está hecho, sino que también se le supone la preparación suficiente para trabajar desde la prevención.

Evaluar la metodología de trabajo del artista, su esquema corporal y posicionamiento en el espacio es básico para evitar lesiones de repetición. Se debe mejorar la eficacia a través de técnicas personalizadas, trabajar las posturas, ejercicios de estiramiento específicos y globales y evitar el dolor. Este último es un síntoma y hay que escucharlo y descubrir qué hacemos mal, para así poder solucionarlo.

Polémicas fueron las declaraciones de Sarah Lane, bailarina profesional que sirvió de doble de Natalie Portman en varios momentos de la cinta y que aseguró que la actriz solo rodó el 5 % de las escenas de baile. Tanto el director Aronofsky como el coreógrafo Millepied afirmaron que de todas las escenas de baile el 85 % era la propia Natalie quien las ejecutaba. Sea como fuere ¿qué puede importar? El resultado es fluido y el espectador es a Natalie Portman a la que ve bailar.

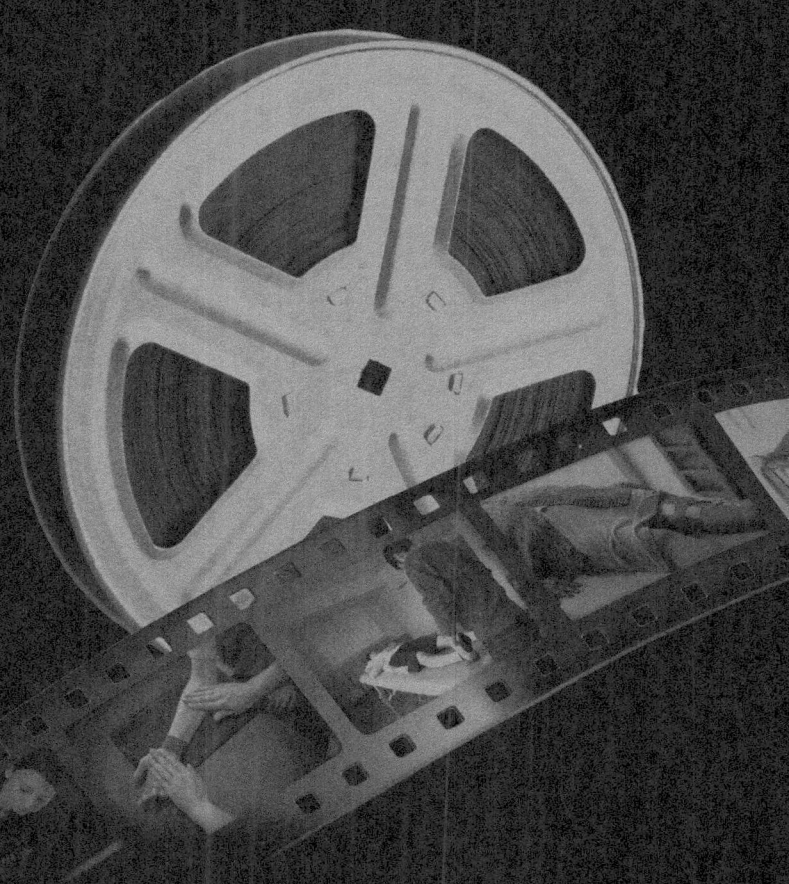

INTOCABLE
(2011)

FICHA TÉCNICA

Intocable (*Intouchables*, 2011).

Dirigida por Olivier Nakache y Éric Toledano.

País: Francia.

Producida por Nicolas Duval-Adassovsky, Laurent Zeitoun y Yann Zenou.

Guion de Olivier Nakache y Eric Toledano, adaptando el relato autobiográfico *Le Second Souffle* de Philippe Pozzo di Borgo.

Música de Ludovico Einaudi.

Fotografía de Mathieu Valdepied.

Montaje a cargo de Dorian Rigal-Ansous.

Interpretada por François Cluzet (Philippe), Omar Sy (Driss), Audrey Fleurot (Magalie), Anne Le Ny (Yvonne), Alba Gaïa Bellugi (Elisa), Grégoire Oestermann (Antoine) y Clotilde Mollet (Marcelle).

Color.

Duración: 112 min.

TETRAPLEJÍA, HUMANIDAD Y GANAS DE VIVIR

La quinta película de la pareja de directores Olivier Nakache y Eric Toledano fue todo un fenómeno de masas, arrasó en la taquilla y se convirtio en la cinta con mayor recaudación en los cines galos hasta ese momento.

Gran parte del éxito del film puede encontrarse en la «química» entre los dos protagonistas. Un adinerado y culto aristócrata francés tetrapléjico y un joven inmigrante negro que acaba de salir de la cárcel y tiene poco interés en el trabajo. *A priori*, nada hay en común entre Philippe (Françoise Cluzet) y su cuidador Driss (Omar Sy), pero la amistad que surge entre ellos romperá las barreras sociales.

Las interpretaciones de ambos juegan a favor de la película. El personaje de Philippe es creíble en todo momento gracias a la labor de Françoise Cluzet, uno de los mejores actores franceses de las últimas décadas. Por destacar otra de sus películas, genial estuvo en *Un doctor en la campiña* (*Médecin de champagne*, 2016), donde borda el papel de médico rural que trata de superar una grave enfermedad.

Fisioterapia para Philippe

Marcelle (Clotilde Mollet) está contratada para el cuidado integral de Philippe. Parte de su cometido es realizar los estiramientos y las movilizaciones pasivas, imprescindibles en una paciente con tetraplejía. Trascurre el minuto 21:44 y, en un primer plano desenfocado, la vemos practicar una movilización en triple flexión de tobillo, rodilla y cadera a su paciente postrado en la cama en posición supina. Una mano sujeta el talón sin que podamos ver la contratoma. Marcelle le explica a Driss que no debe olvidarse ningún hueso y ningún músculo, que hay que mover todo para mantener la piel y las articulaciones en buen estado, y que debe ser meticuloso y riguroso. Tal vez no haya prestado mucha atención, ya que lo vemos, al fondo del plano, adormilado en un sillón.

Driss realiza a Philippe un estiramiento de los aductores en supino. Minuto 57:58. Coloca la toma sobre la cara medial de la rodilla derecha, soportando el peso de su pierna sobre el antebrazo, y la contratoma en el muslo izquierdo. Repite la misma maniobra para estirar los aductores del miembro inferior izquierdo.

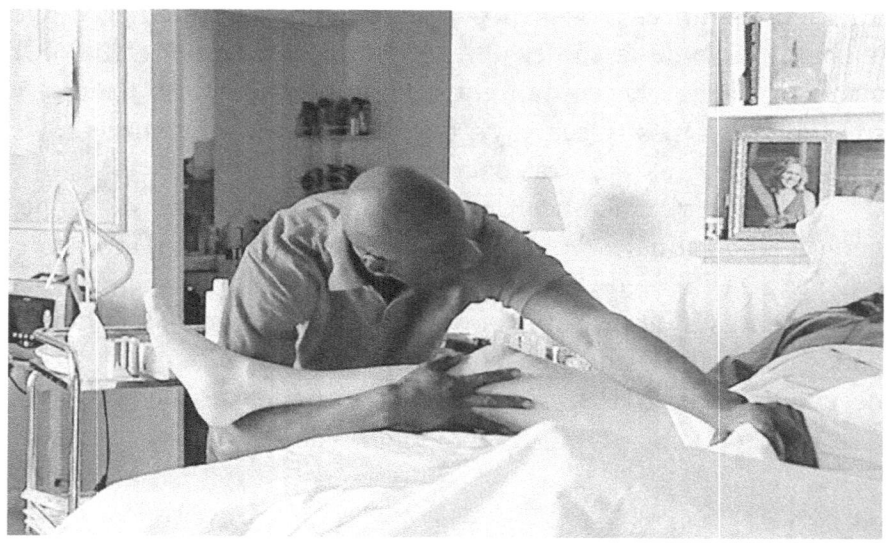

Driss se afana en estirar los aductores.

Omar Sy, actor de altura

Una altura importante (1,90 metros), una sonrisa pícara, pelo rapado, nariz ancha, labios gruesos, ojos brillantes y una piel muy negra sobre un cuerpo atlético: he aquí a Omar. Este actor francés ha sabido enamorar al público patrio con su gran sonrisa y sentido del humor. *Intocable*, la segunda de las tres colaboraciones que ha realizado con Eric Toledano y Olivier Nakache, le ha dado fama mundial. Ganador de un César por dicha película, no se ha encasillado en el papel de simpático caradura y ha conseguido dar el salto a Hollywood. *X- Men: días del futuro pasado* (*X-Men: Days of Future Past*, 2014), *Jurassic World* (2015) e *Inferno* (2016), adaptación de la novela de Dan Brown, son sus incursiones en la meca del cine.

Dos películas francesas con buena crítica y respaldo del público: *Mañana empieza todo* (*Demain tout commence*, 2016), donde interpreta a un irreflexivo joven que descubre ser el padre de una niña de pocos meses y tendrá que hacerse cargo de su cuidado y educación; y *El doctor de la felicidad* (*Knock*, 2017), historia de un estafador convertido a médico rural que quiere hacerse rico diagnosticando enfermedades imaginarias a los crédulos y sanos habitantes del pueblo.

El *remake* americano

A principios de 2019 se estrenó en Estados Unidos la película *The Upside*, rodada en 2017, con importante retraso en su exhibición en salas debido al escándalo de índole sexual del productor de la película, Harvey Weinstein. Se trata de un *remake* de la película francesa *Intocable*; mismo argumento, distintos actores. Pese a todo, fue un gran éxito de taquilla y de público en Estados Unidos. Recordemos que en el país del tío Sam no existe el doblaje al inglés de los films de habla no inglesa, por lo que no fueron muchos los estadounidenses que se animaron a ver la película original en francés.

The Upside merece la pena por la interpretación de Bryan Cranston[54] en el papel de millonario tetrapléjico (Philip) y por descubrir a Golshifteh Farahani como fisioterapeuta a domicilio.

---

[54] Bryan Cranston ha dado vida, entre otros muchos personajes, a un icono de la cultura popular de los últimos años. Hablo del Walter White-Heisenberg,

Al igual que *Intocable*, su versión americana tiene dos escenas relacionadas con la fisioterapia. La primera (minuto 28:50) es la presentación en la casa de Philip y su posterior tratamiento por parte de Maggie, la fisioterapeuta. Plano general de una enorme habitación. El paciente, al fondo en la silla de ruedas, con el tronco reclinado hacia atrás, y Maggie realizándole una movilización pasiva de circunducción del hombro derecho y una posterior movilización pasiva de flexo-extensión de la muñeca derecha. La terapeuta, a la vez que realiza la movilización, explica a Dell —cuidador contratado por Philip— que el movimiento articular tiene que ser completo.

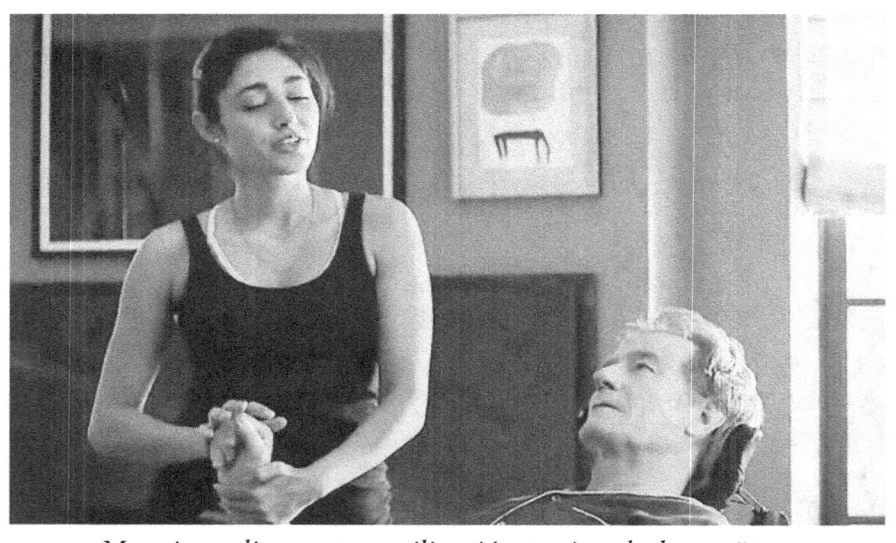

Maggie realiza una movilización pasiva de la muñeca.

La actriz que interpreta a Maggie es una joven actriz franco-iraní. Golshifteh Farahani ha trabajado en una veintena de películas, desde *blockbusters* a películas más intimistas. *Exodus: dioses y reyes* (*Exodus: Gods and Kings*, 2014) de

---

de la serie estadounidense *Breaking Bad*. Sus gafas de sol, la perilla, el bigote y su sombrero *porkpie* son populares en todo el mundo.

Ridley Scott y *Piratas del Caribe: la venganza de Salazar* (*Pirates of the Caribbean: Dead Men Tell No Tales*, 2017) son dos megaproducciones hollywoodenses donde reina el efecto especial y la acción. Como contrapunto, también ha participado en pequeñas producciones con alma y una historia sencilla que contar. *Paterson* (2016) de Jim Jarmusch es un buen ejemplo, puesto que aquí interpreta a Laura, la novia de un conductor de autobús con alma de poeta; o la coproducción hispano-franco-estadounidense *Altamira* (2016), donde da vida a Conchita, la esposa del descubridor de las famosas cuevas.

Reflexiones y curiosidades

Muchas veces hemos oído la máxima de «el dinero no da la felicidad». Sabemos que tus posibilidades de ser feliz son mayores si tienes un nivel socioeconómico medio, cubiertas las necesidades básicas de agua y alimentos, un buen acceso a la sanidad y un círculo de apoyo cercano —sea familia o amigos—. Pero en casos extremos, como la tragedia que le ocurrió a Philippe Pozzo di Borgo de quedar tetrapléjico tras sufrir un accidente de parapente, tener dinero no te cura la enfermedad, aunque, seguramente, te hace la vida más fácil y llevadera.

Dos años antes de estrenarse *Intocable*, otra película francesa ambientada en Colombia y protagonizada por Sophie Marceau y Christopher Lambert, presentaba un esquema argumental muy parecido. *Cartagena* (*L'homme de chevet*, 2009) narra la historia, basada en la novela de Eric Holder, de una joven (Marceau) que sufre un grave accidente de coche con resultado de tetraplejía, y un ex boxeador, alcohólico y arruinado (Lambert), que es contratado para que la cuide. Una de las diferencias con *Intocable* es que la relación paciente-cuidador va en *Cartagena* más allá de la amistad, despertando en ellos un vínculo pasional. Durante el rodaje Sophie Marceau y Christopher Lambert vivían una relación sentimental que se prolongó hasta 2014.

También en *Cartagena* la figura del fisioterapeuta está presente. Salvatore Basile da vida al fisioterapeuta que acude a casa de Muriel (Sophie Marceau) para realizar en pantalla una movilización pasiva en triple flexión de los miembros inferiores. Este actor se dio a conocer en la película gore *Holocausto caníbal* (*Cannibal Holocaust*, 1980). Más adelante, compaginó su trabajo de actor en pequeñas producciones y otros trabajos dentro del mundo del cine. Fue asistente de dirección de segunda unidad en *La misión* (*The Mission*, 1986), y asesor técnico en América Latina en el film de acción *Daño colateral* (*Collateral Damage*, 2002) con Arnold Schwarzenegger como protagonista.

Jojo Moyes es una escritora británica de novelas románticas que en 2012 publicó *Yo antes de tí*. El libro fue un superventas y se llevó al cine con idéntico título, *Yo antes de tí* (*Me Before You*, 2016). El argumento seguramente les sonará; joven rico y con éxito en su trabajo (Will) es atropellado por una moto y como consecuencia sufrirá una tetraplejía. La familia contrata a una cuidadora (Lou), interpretada por la pizpireta Emilia «madre de dragones» Clarke. Surgirá el amor, pero ¿será suficiente para neutralizar la decisión de Will de que le apliquen la eutanasia? Respecto al papel de la fisioterapia en esta película, la familia tiene contratado a un sanitario (no se especifica su profesión) que, entre otras funciones, se encarga de la terapia física de Will. No vemos ninguna escena donde se nos muestre algún acto relacionado con la fisioterapia, no así en el libro de Moyes, donde sí se habla de las movilizaciones y masajes aplicados por el sanitario.

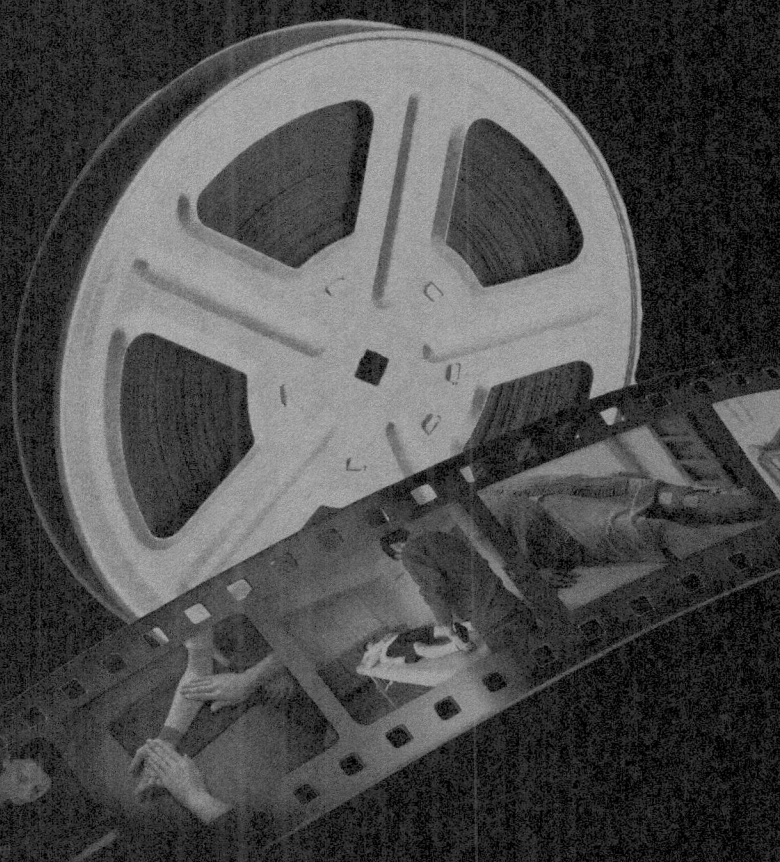

AMOR
(2012)

FICHA TÉCNICA

Amor (*Amour*, 2012).

Dirigida por Michael Haneke.

País: Austria, Francia y Alemania.

Producida por Michael André, Stefan Arndt, Rodin Alper Bingol, Alice Girard, Daniel Goudineau, Veit Heiduschka, Hans-Wolfgang Jurgan, Michael Katz, Wolfgang Lorenz, Heinrich Mis, Margaret Ménégoz, Bettina Reitz, Bettina Ricklefs y Uwe Schott.

Guion de Michael Haneke.

Música de Schubert, Beethoven y Bach.

Fotografía de Danus Khondji.

Editada por Nadine Muse y Monika Willi.

Interpretada por Jean-Louis Trintignat (Georges), Emmanuelle Riva (Ana), Isabelle Huppert (Eva), Alexandre Tharaud (Alexandre) y William Shimell (Geoff).

Color.

Duración: 127 min.

IMPLICACIÓN DE LA FAMILIA EN EL TRATAMIENTO DE FISIOTERAPIA

Amor consiguió el Óscar a la mejor película de habla no inglesa. Reconocimiento para el director austriaco Michael Haneke, que se sumaba a un sinfín de galardones por sus anteriores trabajos. Impactante la cinta *Funny Games* (1997) que deja al resto películas sobre temática de psicópatas como juegos de niños. *La pianista* (*La pianiste*, 2001) y *La cinta blanca* (*Das weibe Band*, 2009) son dos de sus obras más inquietantes, ya que bajo la corrección social de los protagonistas se esconden unas mentes perversas y primitivas.

George (Trintignat) y Ana (Emmanuelle Riva) son en *Amor* un matrimonio de octogenarios, profesores de música retirados, que viven en un piso céntrico de París. Su hija Eva (Isabelle Huppert) también es música y vive en Londres con su familia. Ana sufrirá un infarto cerebrovascular con resultado de hemiplejía, perderá toda su autonomía y será George quien se ocupe de todos los cuidados: aseo, comida, movilizaciones articulares y cambios posturales. Los dos se dan cuenta de la gravedad de la situación y Ana realizará una petición a George que pondrá a prueba su amor.

Fisioterapia para Ana

Ana tiene momentos de ausencias. Según le comenta Georges a su hija, una de las carótidas está obstruida y el servicio médico le ha propuesto realizar una operación que *a priori* no conlleva riesgo. Algo sale mal y como resultado presenta una hemiplejía espástica del lado derecho. Se hace evidente la posición en triple flexión de miembro superior derecho con mano en garra. El habla no presenta alteración en un primer momento, pero sí que se alterará en una posterior reagudización.

Minuto 33:42. Ana, vestida con un camisón largo, se encuentra tumbada en supino en la cama de su habitación. Tiene el hombro derecho en antepulsión, el codo en flexión y con la mano en garra aprieta lo que parece un rollo de venda. El plano la encuadra en primer término y junto a ella se encuentra Georges en bipedestación, de espaldas a un enorme ventanal. Su marido sostiene el miembro inferior derecho con ambas manos: la izquierda realiza una toma en el talón y la derecha en el hueco poplíteo y vientre de los gastrocnemios. Realiza una movilización pasiva a la flexión de la cadera y de la rodilla, llegando a los cien grados de flexión de ambas articulaciones desde la posición de reposo. La maniobra la repite once veces, y en todas ellas le pregunta a Ana si se encuentra bien.

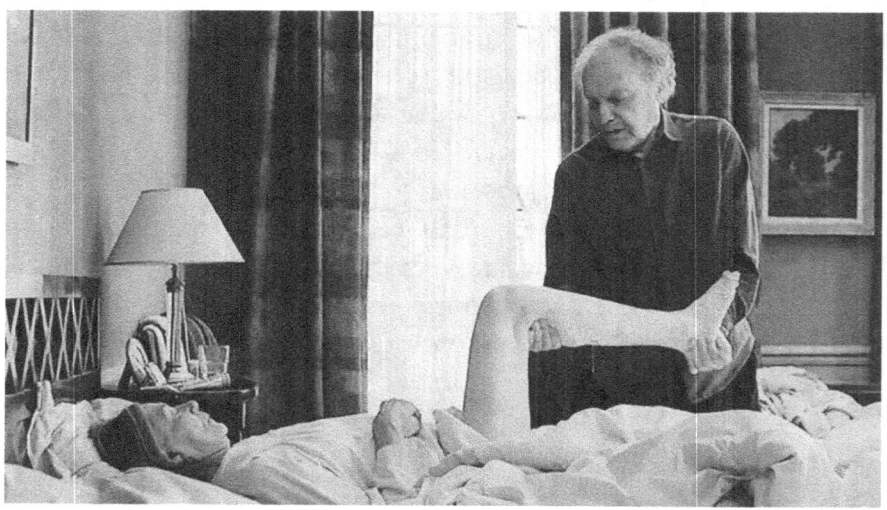

George moviliza la extremidad hemipléjica.

Jean-Louis Trintignant, un *homme*

Este actor francés, nacido en 1930, fue durante más de sesenta años referente del cine de su país. Ser pareja cinematográfica de Brigitte Bardot en Y *Dios creó a la mujer* (*Et Dieu crêa la femme*, 1956) le permitió alcanzar la fama a nivel mundial.

Un hombre y una mujer (*Un homme et une femme*, 1966), dirigida por Claude Lelouch, reunió a dos bellos rostros del cine francés —Trintignant y Anouk Aimée— para crear un drama romántico que ha ejercido una influencia decisiva en este género cinematográfico. El hombre es un piloto de carreras y la mujer trabaja como *script* en los rodajes de cine. Ambos recuerdan con dolor la pérdida de sus respectivas parejas. Historia de amor adornada por la música de Francis Lai y panorámicas de la playa de Deauville en invierno que consiguió el Óscar a mejor película de habla no inglesa. La utilización de objetivos muy largos y el uso de la cámara girando alrededor de las cabezas de los actores son recursos técnicos que esta película puso de moda.

Trintignat nos regaló en la década de los noventa otra buena actuación encarnando a un personaje lleno de matices. Interpreta a un juez retirado que espía las conversaciones telefónicas de sus vecinos. La película *Tres colores: Rojo* (*Trois couleurs: Rouge*, 1994) concluye la trilogía sobre la bandera de Francia del polaco Krzysztof Kieslowski[55].

Desde que rodó *Amor* trabajó en el teatro y muy esporádicamente en el cine cuando le llamaron sus amigos Haneke (*Happy End*, 2017) y Lelouch (*Los años más bellos de la vida*, 2019). Murió en 2022 tras perder la lucha contra el cáncer de próstata, la edad y la pena por la muerte de su hija a manos de su pareja sentimental en 2003.

Reflexiones y curiosidades

Amor no plantea en ningún momento la posibilidad de que un fisioterapeuta trate —ya sea de manera ambulatoria o

---

[55] Krzysztof Kieslowski (1941-1996) es un director de cine polaco famoso por su trilogía de películas centrada en los colores de la bandera de Francia, que hacen referencia a los valores de la revolución francesa: libertad (*Azul*, 1992), igualdad (*Blanco*, 1993) y fraternidad (*Rojo*, 1994).

domiciliaria— la enfermedad de Ana. Georges contrata a una enfermera que acude tres días a la semana, si bien queda tan descontento con la inhumanidad que muestra hacia su paciente que la despide rápidamente. Toda la carga de los cuidados queda en sus manos, incluida cierta fisioterapia básica que hemos comentado.

Es probable que Haneke haya querido huir de la posibilidad del ingreso de Ana en una residencia para hacer más verosímil el enfrentamiento con la muerte que tienen nuestros protagonistas. La forma de morir está influida por nuestra cultura y un ejemplo maravilloso lo tenemos en la película *La balada de Narayama* (*Narayama Bushi-ko*, 1983) de Shôhei Imamura, basada en la novela de Shichirô Fukuzawa. Ambientada en un pueblo agrícola del Japón del siglo XIX, narra la tradicional forma de morir de las personas que llegan a los setenta años de edad. Deben emprender el camino hacia el monte Narayama para terminar su vida durante la travesía. La muerte vista desde otro prisma cultural.

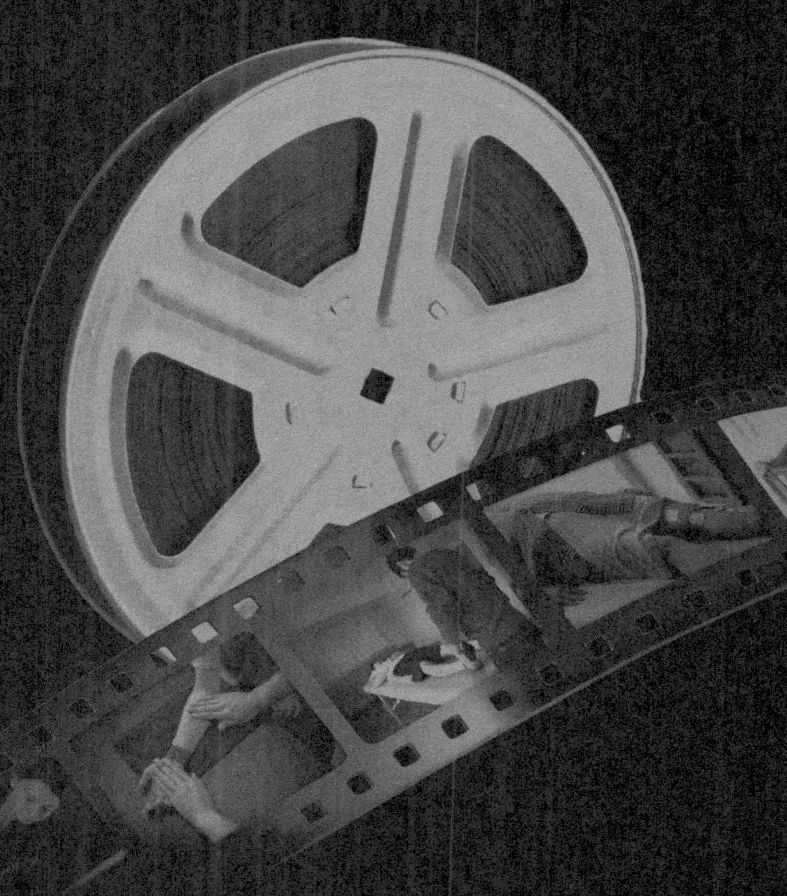

ST. VINCENT

ST. VINCENT (2014)

FICHA TÉCNICA

St. Vincent (2014).

Dirigida por Theodore Melfi.

País: Estados Unidos.

Producida por Chemin Entertainment, Crescendo Productions, Goldenlight Films y The Weinstein Company.

Guion de Theodore Melfi.

Música de Theodore Shapiro.

Fotografía de John Lindley.

Montaje a cargo de Sarah Flack y Peter Teschner.

Interpretada por Bill Murray (Vincent), Melissa McCarthy (Maggie), Naomi Watts (Daka), Chris O'Dowd (hermano Geraghty), Terrence Howard (Zucko), Jaeden Lieberher (Oliver), Kimberly Quinn (enfermera Ana), Lenny Venito (entrenador Mitchell) y Jeff Browser (fisioterapeuta).

Color.

Duración: 103 min.

ESBOZOS DE FISIOTERAPIA A UN CASCARRABIAS TRAS UN ACV

Ópera prima como director del también guionista Theodore Melfi. Repetiría buenas críticas de prensa y público en su siguiente largo, *Figuras ocultas* (*Hidden Figures*, 2016), nominada para los Óscar en tres categorías, incluida mejor película.

St. Vincent nos presenta la figura de Bill Murray en el papel de Vincent, un hombre de avanzada edad, antipático, arrogante y de malos hábitos, que tiene que convivir con sus nuevos vecinos, Maggie (Melissa McCarthy), recién divorciada, y su hijo Oliver (Jaeden Lieberher). Vincent cuida de Oliver por dinero, mientras su madre trabaja, pero no es para el chico un modelo de virtudes. Bebedor y fumador, lleva a Oliver a los bares y a las casas de apuestas. Un ACV le provoca una hemiplejía, cuyo proceso de rehabilitación le sirve como catarsis emocional. Mostrará el buen corazón que tenía oculto bajo su actitud gruñona y conseguirá ayuda de sus vecinos y de una estríper embarazada (genial interpretación de Naomi Watts).

La película funciona gracias a sus grandes actores, a la buena dirección de Melfi, a la banda sonora (no perderse los títulos de crédito finales con Bill Murray cantando *Shelter from the Storm* de Bob Dylan) y a que no es moralizante ni defiende el modelo de familia funcional americana.

Escenas de fisioterapia en St. Vincent

El personaje interpretado por Bill Murray sufre un accidente cerebrovascular a mitad del metraje. Se encuentra en el hospital, consciente y con la hemicara derecha paralizada. No puede hablar correctamente, por lo que comienza tratamiento de logopedia en la habitación.

Paciente y fisioterapeuta se ponen a trabajar en un extremo de la sala de fisioterapia. La escena, compuesta de un solo plano, se desarrolla en el minuto 66. Mancuernas, balones medicinales, dos pelotas de Bobath y un circuito cuerda-polea para autopasivos de hombro se distribuyen por la sala. Al fondo Vincent se agarra con ambas manos a una de las barras paralelas y, en el lado opuesto, un fisioterapeuta —el actor Jeff Browser— es su espejo. El terapeuta, conforme flexiona rodillas y desciende nalgas hacia el suelo, va dandole instrucciones para que le imite. Le dice que mantenga la espalda recta mientras desciende. Vincent dobla muy rápido las rodillas y el centro de gravedad queda muy posterior a su base de sustentación. Un pie se desliza hacia delante y cae apoyando el trasero en el suelo sin soltar las manos de las paralelas.

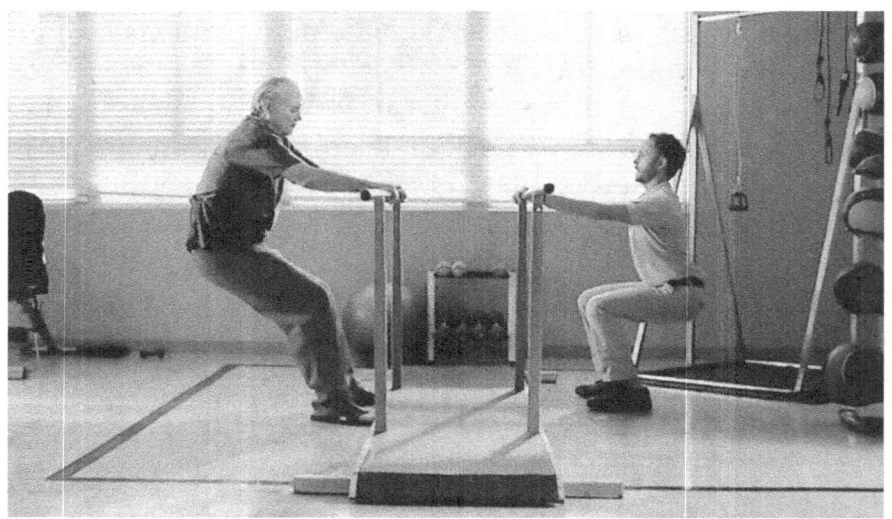

Momentos antes de caer al suelo sentado de nalgas.

La escena anterior carece de realismo en aras, seguramente, de buscar una sonrisa al espectador. El fisioterapeuta debería haber corregido tanto la postura del paciente —se iba claramente a posterior— como el apoyo insuficiente de su peso sobre los pies. Todo esto con el protagonista calzando chancletas (regla de oro: siempre llevar zapato cerrado).

Vincent se encuentra sentado al borde de una camilla, agarrado con ambas manos a los laterales. Minuto 70. La camilla está elevada de manera que tiene ambos pies descalzos a unos cinco centímetros del suelo. Hay una alfombra debajo, decenas de canicas de colores y un recipiente de metal colocado a la izquierda de su pie izquierdo. El ejercicio, que repite en tres ocasiones, consiste en coger una de las canicas con los dedos del pie izquierdo y depositarla en el recipiente que tiene al lado. La canica caerá fuera del recipiente en las dos primeras ocasiones, pero logra su objetivo a la tercera. Entre los tres planos que componen la escena de las canicas, el director intercala dos momentos de su trabajo de logopedia.

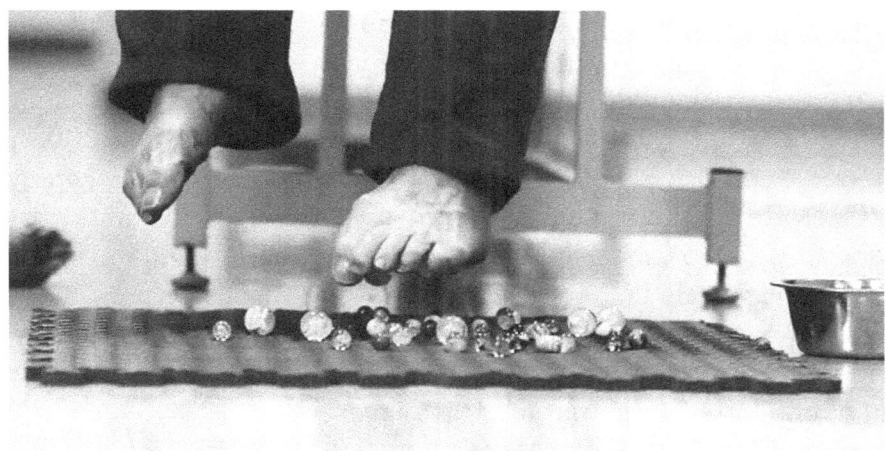

Vincent y el transporte de canicas.

Una vez fuera del hospital, lo vemos apoyar la mano derecha en un bastón de mango en C. No presenta un patrón de hemiplejía muy frecuente; desde un principio muestra una parálisis facial derecha, los ejercicios con las canicas los realizaba con el pie izquierdo (posible afectación del miembro inferior izquierdo) y lleva bastón en la mano derecha. Podemos inferir que se trata de una hemiparesia alterna. En estas hemiplejías la lesión se sitúa por debajo de la cápsula interna, en el tronco cerebral, produciéndose parálisis de uno o varios pares craneales del lado de la lesión y afectación de las extremidades del lado contrario.

Bill Murray no solo es un gruñón

Se le da bien el papel de antihéroe gruñón a este actor estadounidense nacido en 1950. Forjado como actor y humorista en la serie de televisión americana *Saturday Nigth Live* entre 1977 y 1980, se ha lucido en el papel de cascarrabias en varias ocasiones. *Los fantasmas atacan al jefe* (*Scrooged*, 1988) y *Atrapado en el tiempo* (*Groundhog Day*, 1993) son dos títulos en los que los personajes interpretados por Murray dan rienda suelta a una importante falta de empatía.

Su papel en *St. Vincent* no es nada novedoso en la historia del cine. Clint Eastwood en *Gran Torino* (*Gran Torino*, 2008), Jack Nicholson en *A propósito de Schmidt* (*About Schmidt*, 2002), Rolf Lassgard en *Un hombre llamado Ove* (*A Man Called Ove*, 2015), incluso el viejo protagonista de *Up*, la película de animación de Pixar (*Up*, 2009), son prototipos de personajes maduros, con historias personales que arrastran amargura y que, si bien en el fondo son buenas personas, se comportan con frialdad y antipatía ante los demás.

Ha sido el paladín de la comedia de los años 80 gracias a películas que forman parte de nuestra memoria colectiva: *El pelotón chiflado (Stripes,* 1981), *Los cazafantasmas (Ghostbusters,* 1984), *Los fantasmas atacan al jefe (Scrooged,* 1988) y *Los cazafantasmas 2 (Ghostbusters II,* 1989).

Menos histriónico es su papel de Bob Harris en la película de Sofia Coppola *Lost in Translation* (2003). Un hombre maduro y perdido emocionalmente en Tokio conoce a Charlotte (Scarlett Johansson), una joven atractiva y aburrida de la ciudad, que posiblemente le servirá de tabla de salvación. Merecida nominación a los Óscar como mejor actor.

Entre los muchos papeles interpretados por Murray, inolvidable es el meteorólogo de un canal de televisión de Pittsburgh de la película *Atrapado en el tiempo* (*Groundhog Day*, 1993). Phil Connors (Murray) tiene que cubrir la noticia del festival de la marmota más antiguo de Estados Unidos. Se desplaza a Punxsutawney (Pennsylvania) un 2 de febrero para retransmitir en directo la salida de la marmota de su guarida. Si la marmota ve su propia sombra el invierno se alargará seis semanas más. Phil realiza su trabajo con mucha desgana, coge el coche para volver a casa, pero el mal tiempo se lo impide y tiene que quedarse a pernoctar en el pueblo. A la mañana siguiente se da cuenta de que está viviendo de nuevo el 2 de febrero, y que todo lo que vivió el día anterior se repite. En adelante se despertará escuchando en su radiodespertador la canción *I Got You Babe* de Sonny and Cher, consciente de que está atrapado en un bucle temporal.

Atrapado en el tiempo o *El día de la marmota*, como también se la conoce en España, se ha convertido en un clásico de la comedia mezclando escenas surrealistas, humor y no poco de reflexión existencial. La película se beneficia del carisma de sus dos protagonistas: un Bill Murray más cínico y antipático que nunca y una Andie MacDowell que acababa de estrenar *Matrimonio de conveniencia* (*Green Card*, 1990) y cuya siguiente película sería *Cuatro bodas y un funeral* (*Four Weddings and a Funeral*, 1994).

Su protagonista no tiene escapatoria y se intenta suicidar por ahorcamiento, con veneno, electrocutándose, quemándose; pero todo esfuerzo para acabar con su vida es inútil, vuelve a despertar vivo al día siguiente. Poco a poco, los valores de Phil Connors van cambiando, y ese bucle temporal consigue hacer de él una buena persona.

Bill Murray no solo se llevaba mal con la marmota, que le mordió dos veces durante el rodaje, sino también con el director Harold Ramis, con quien ya había coincidido en varias películas como actor (compañero de fatigas en *Los cazafantasmas*). Terminada la película no se volverían a hablar nunca más. El director calculó que el personaje interpretado por Murray pasaba en Punxutawney unos treinta años; tiempo necesario para hacerse virtuoso del piano, ser un gran escultor de bloques de hielo y dominar a la perfección el francés.

La película también nos ha dejado, para el uso habitual, la expresión «día de la marmota», como referencia a algo ya vivido.

Reflexiones y curiosidades

Resulta un poco sorprendente desde la fisioterapia el ejercicio de coger canicas con los dedos de los pies. Útil para tratar muchas patologías del pie, puede resultar contraproducente para tratar el miembro inferior tras sufrir un ACV, ya que son muy habituales las retracciones en equinovaro y los dedos en garra.

La estructura narrativa que utiliza Theodore Melfi en *St. Vincent* para sintetizar el proceso de recuperación del personaje interpretado por Bill Murray es la misma a la que recurre Joel Schumacher en *Nadie es perfecto* (1999). Tres planos para mostrar la mejoría de la habilidad motora de los protagonistas —sea caminar por el parque con ayuda decreciente o meter unas canicas en una cesta con los dedos del pie pléjico—, entre los que se insertan dos planos de las sesiones de tratamiento de logopedia.

El origen de la película hunde sus raíces en un hecho real: la adopción por parte de Theodore Melfi de su sobrina de once años tras la muerte de su hermano. Durante el curso escolar, como tarea para casa, le encargaron a la niña que buscara el santo católico que más le inspirara y alguien de la vida real con las mismas cualidades del santo. Eligió a su padre adoptivo, Theodore Melfi. El director decidió entonces poner esa historia en imágenes, para las cuales quería a Bill Murray como protagonista; y lo consiguió. Le costó seis meses de llamadas constantes a su teléfono hasta que aceptó el papel.

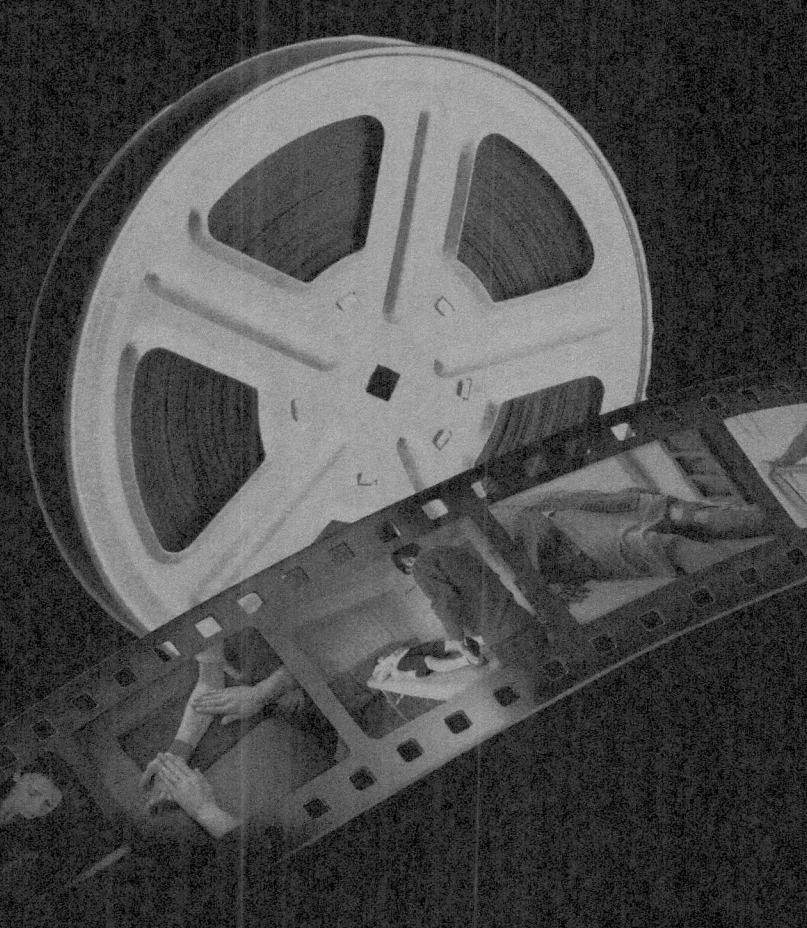

MI AMOR
(2015)

FICHA TÉCNICA

Mi amor (***Mon Roi***, 2015).

Dirigida por Maïwenn.

País: Francia.

Producida por Xavier Amblard, Alain Attal y Etienne Comar.

Guion de Etienne Comar y Maïwenn.

Música de Stephen Warbeck.

Fotografía de Claire Mathon.

Interpretada por Vincent Cassel (Giorgio), Emmanuelle Bercot (Toni), Louis Garrel (Solal), Isild Le Besco (Babeth), Chrystèle Saint Louis Augustin (Agnès), Patrick Raynal (Denis), Yann Goven (Jean), Paul Hamy (Pascal) y Remy Roulland (fisioterapeuta Remy).

Color.

Duración: 130 minutos.

REHABILITACIÓN FÍSICA Y EMOCIONAL

Cuatro años antes de dirigir *Mi amor*, Maïwenn Le Besco había tenido muy buena crítica en el Festival de Cannes. Su película *Polisse* (2011) consiguió el galardón del Premio del Jurado de la muestra, donde reflejaba el día a día de una unidad del Departamento de Asuntos de Menores de la Policía de París.

Como actriz, Maïwenn impactó con su caracterización de Diva Plavalaguna —una cantante de ópera vestida con ceñido traje azul de latex y tubos enroscados a su alrededor diseñado por Jean Paul Gaultier— en la película *El quinto elemento* (*Le Cinquième Élément*, 1997) de su marido en ese momento, Luc Besson.

Mi amor es su cuarto largometraje. Radiografía de una relación de pareja: la pasión de los inicios, los desencuentros, la paternidad y la muerte del amor. Toni (Emmanuelle Bercot) sufre una caída esquiando, se rompe el ligamento cruzado anterior de la rodilla izquierda e ingresa en una clínica especializada para recuperarse de la lesión. Mediante *flashbacks*, descubrimos los altibajos de la relación sentimental de más de diez años con Georgio (Vincent Cassel), excesivo y tóxico a partes iguales.

Fisioterapia para Toni

Toni le cuenta a su psicoanalista cómo se rompió el ligamento cruzado anterior de la rodilla: bajaba rápido por la pista y se le cruzaron los esquís. No queda claro si hubo o no cierta intencionalidad en la caída, ya que pasaba por un periodo de estrés emocional y había tenido un episodio de intento de suicidio en el pasado.

Ingresa en un centro de recuperación de lesiones deportivas, donde permanecerá cinco semanas. Minuto 04:55. Avanza por un pasillo manejando su propia silla de ruedas hasta llegar a una sala amplia, soleada y con vistas al paseo marítimo de la localidad. La actividad es intensa y se vislumbra un gran número de pacientes —todos adultos jóvenes— y personal sanitario. Máquinas de *step* y de remo, tapices rodantes, varias bicicletas estáticas y camillas de tratamiento. Dos pacientes sujetan unas gomas elásticas, trabajando contra resistencia la flexión plantar del tobillo. En el mismo plano general, un fisioterapeuta se ocupa del tobillo de su paciente y otro compañero realiza lo que parece una movilización de la rótula previa al trabajo activo asistido de flexión de la rodilla sobre la camilla.

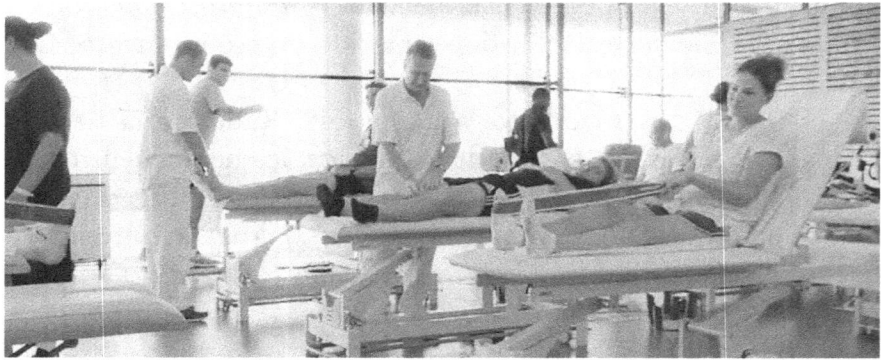

Una amplia sala de rehabilitación.

La escena continúa, pero buscando más el detalle. Dos planos consecutivos nos muestran sendas rodillas operadas: la primera presenta una cicatriz de unos veinte centímetros en la parte interna y trabaja la extensión en un banco de cuádriceps; mientras la segunda, vista en flexión de noventa grados, tiene otra gran cicatriz con un injerto de piel sobre la patela. En el minuto 05:24 la escena se detiene unos segundos para mostrar el trabajo de la fisioterapeuta sobre la rodilla lesionada de una joven. La extremidad presenta un extenso hematoma de tonos negro y amarillo en la cara medial del muslo, la rodilla y la pierna. Una venda de crepé le rodea el pie y el tobillo y una tira de kinesiotape azul en forma de pulpo de cinco patas está pegada a la cara interna de la rodilla para drenar el edema. Muy suavemente, las manos de la profesional toman, por un lado, el hueco poplíteo y, por el otro, el mediopié de la paciente. Realiza un lento deslizamiento pasivo del talón sobre la camilla hasta conseguir noventa grados de flexión de la rodilla.

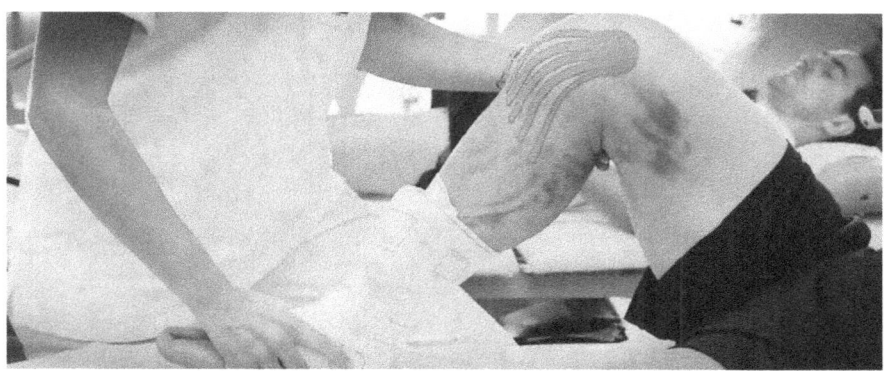

Deslizamiento del talón para mejorar la flexión de la rodilla.

La protagonista descansa indolente sobre una camilla en la sala de rehabilitación, mirando como abstraída hacia los ventanales. Minuto 05:26. Su extremidad inferior derecha reposa sobre un artromotor que realiza a la rodilla una movilización lenta entre los diez y los cuarenta y cinco grados de flexión. La extremidad no está sujeta por ninguna cincha y el movimiento no llega al umbral de comienzo del dolor.

El doctor Puig realiza en su consulta una exploración de la rodilla de Toni, tumbada en supino en la camilla. Minuto 20:11. Flexiona pasivamente la articulación hasta que la paciente refiere dolor, saca un goniómetro de plástico y lo coloca en la cara externa. Mide sesenta grados de flexión. Le informa que primero hay que desinflamar la rodilla y en segundo lugar trabajar la recuperación de la movilidad. «Remy va a tener mucho trabajo», dice el doctor a la vez que la cámara encuadra a una tercera persona que estaba en la consulta: el fisioterapeuta de Toni.

Minuto 43:27. Un joven musculoso, ataviado con un bañador de competición, lleva en silla de ruedas a Toni. Estamos en la piscina de rehabilitación. Dentro del agua, sentada en una silla, recibe las instrucciones de su monitor para que trate de flexionar todo lo que pueda la rodilla hasta que le duela y luego realice la extensión. Un plano subacuático nos enseña a unos cinco pacientes sentados en fila y pedaleando.

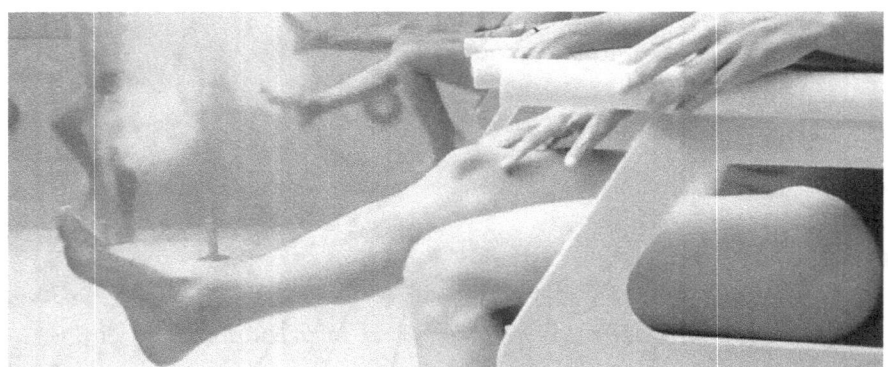

Pedaleo subacuático.

Toni, de vuelta a la sala de rehabilitación, trabaja tumbada la flexo-extensión de rodilla en cadena cinética cerrada sobre una máquina de prensa isocinética horizontal y con apoyo de tronco deslizante. Discurre el minuto 49:21. Durante una de las repeticiones, realiza una extensión completa de rodilla que va acompañada de un crujido. La paciente se queja de dolor intenso, acude Remy y este la tranquiliza. El siguiente plano nos traslada a su habitación, donde la vemos tumbada en la cama con una bolsa de hielo sobre la rodilla e ingiriendo una pastilla acompañada de un trago de agua.

Un plano fijo encuadra las barras paralelas donde la protagonista practica la marcha. Minuto 91:13. Camina con ambas manos sujetas a las barras, el tronco recto y prestando especial atención a marcar el paso. Apoya talón, luego planta y sale con la punta del pie, repitiendo el ciclo dos veces.

La cafetería es el escenario utilizado para mostrarnos la evolución favorable de la lesión, ya que la vemos pasear con seguridad y a buen ritmo con las muletas. Minuto 92:18. Deja atrás la mirada cargada de melancolía que la ha acompañado hasta este momento y sonríe ligeramente contemplando la orilla del mar a la vez que realiza, junto a varios compañeros de rehabilitación, una marcha a saltitos dentro de la piscina.

Sentados frente a la cámara, varios pacientes en pantalón corto reciben una corriente excitomotora en el cuádriceps. Minuto 98:55. Toni comparte el aparato de electroterapia con el compañero que tiene sentado a su izquierda. La escena comienza con la protagonista avisando en voz alta que la corriente está demasiado fuerte. Se puede ver cómo su músculo cuádriceps derecho tiene adheridos cuatro electrodos y presenta una intensa contracción debido al mal uso del aparato. Acude de inmediato el fisioterapeuta y le dice al paciente que sostiene el dispositivo que no pase de la intensidad 15 y que el botón superior es para subirla y el inferior para bajarla. La escena presenta cierta comicidad, ya que parecen divertirse durante el tratamiento con el efecto mecánico que provoca la corriente sobre el músculo.

Minuto 114:35. Algo más de medio minuto de imágenes subacuáticas acompañadas de una suave melodía al piano. Se suceden los planos de Toni buceando y nadando en la piscina, libremente, sin ninguna dificultad ni limitación en su rodilla. Su proceso de recuperación ha terminado.

Reflexiones y curiosidades

Toni ingresa en el Centre Européen de Rééducation du Sportif (CERS) de Capbreton, una localidad con extensas playas en el departamento de las Landas de Francia. Se trata de un centro dedicado exclusivamente a la rehabilitación de deportistas mediante una atención multidisciplinar y un objetivo claro de devolver al paciente a la máxima competición.

El fisioterapeuta que atiende a Toni con mayor dedicación se interpreta a sí mismo. Se trata de Rémy Roulland y trabaja en el propio CERS de Capbreton.

La manera que el cine nos suele mostrar la progresión en el proceso de rehabilitación se centra habitualmente en enseñarnos la evolución en la marcha del paciente. La directora de *Mi amor* también nos hace partícipes de esa progresión, cuando vemos a Toni en las fechas siguientes a su lesión, dependiente de la silla de ruedas e incapaz de mantener la bipedestación. Maneja primero las muletas sin apoyo del pie en el suelo; más tarde lo apoya con paso lento; progresando a caminar más libremente; realizando finalmente la marcha con normalidad. La evolución de Toni también se explicita en las escenas de piscina; pedalea torpemente dentro del agua; nada con dificultad, pero comenzando a mover la rodilla; salta y disfruta con sus compañeros de un ejercicio grupal subacuático; y termina buceando y nadando perfectamente a modo de síntesis de su recuperación completa física y emocional.

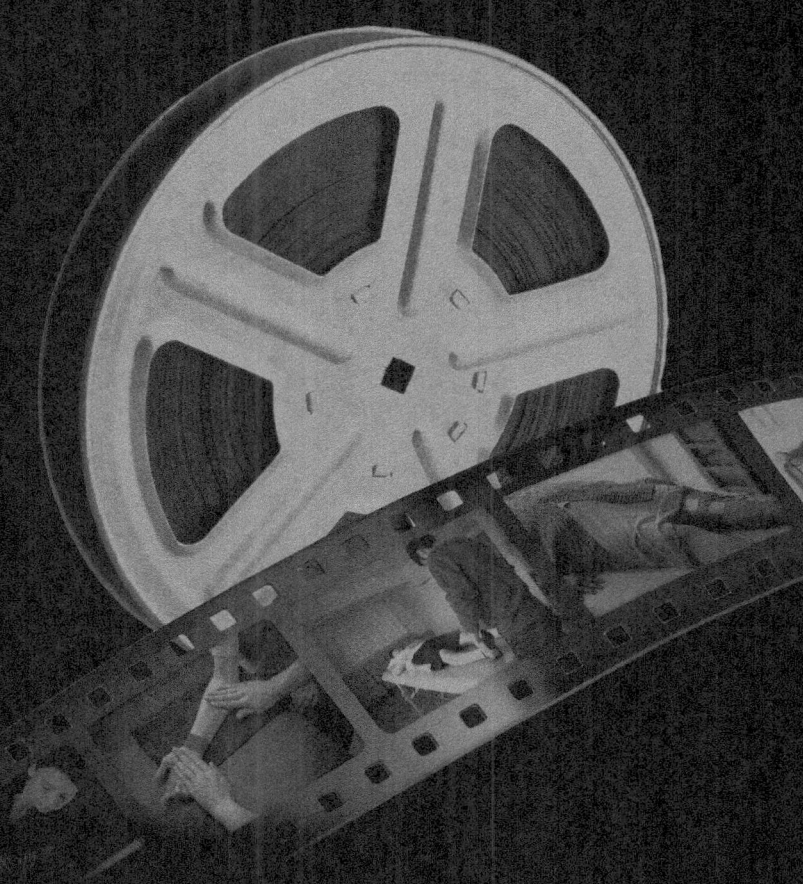

LOS PRINCIPIOS DEL CUIDADO (2016)

FICHA TÉCNICA

Los principios del cuidado (*The Fundamentals of Caring*, 2016).

Dirigida por Rob Burnett.

País: Estados Unidos.

Producida por Rod Burnett, Jamal Daniel, Donna Gigliotti, James Spies y Renee Witt, y distribuida por Netflix.

Guion de Rob Burnett.

Música de Ryan Miller.

Fotografía de Giles Nuttgens.

Montaje a cargo de Christopher Passig.

Interpretada por Selena Gomez (Dot), Craig Roberts (Trevor), Paul Rudd (Ben), Jennifer Ehle (Elsa) y Megan Ferguson (Peaches).

Color.

Duración: 93 minutos.

FISIOTERAPIA EN LA DISTROFIA MUSCULAR

Rob Burnett es conocido en Estados Unidos por su labor de guionista y por ser el productor ejecutivo del *show* de David Letterman. *Los principios del cuidado*, una comedia *indie-road movie*, supuso su segundo trabajo como director.

La adaptación al cine de la novela *The Revised Fundamentals of Caregiving* de Jonathan Evison nos acerca a la relación que se establece entre Ben (Paul Rudd), escritor bloqueado y reciclado a cuidador, y Trevor (Craig Roberts), un joven de diecinueve años que padece una distrofia muscular y depende de una silla de ruedas para desplazarse y de otra persona para sus cuidados básicos. Emprender un viaje para hacer realidad el deseo de Trevor de ver «la cantera más profunda del mundo» será una oportunidad para salir de sus planificadas y asfixiantes vidas.

Fisioterapia para Trevor

Ben es contratado como cuidador de Trevor. Los primeros días de su trabajo son de aprendizaje de las tareas que tendrá que realizar. Parte de esas tareas consiste en la movilización pasiva de las articulaciones y estiramientos musculares. La pauta de estiramientos la marca la madre e incluye estirar el tendón de Aquiles, los tendones de las corvas, las bandas iliotibiales, los flexores y los antebrazos. Vemos en el minuto 11:37 los miembros inferiores de Trevor encima de la cama mientras su madre y Ben están junto a él. La madre realiza una movilización en circunducción del tobillo izquierdo con la toma de la mano derecha sobre las falanges de los dedos del pie en flexión. Bob intenta imitar la misma maniobra sobre el pie derecho.

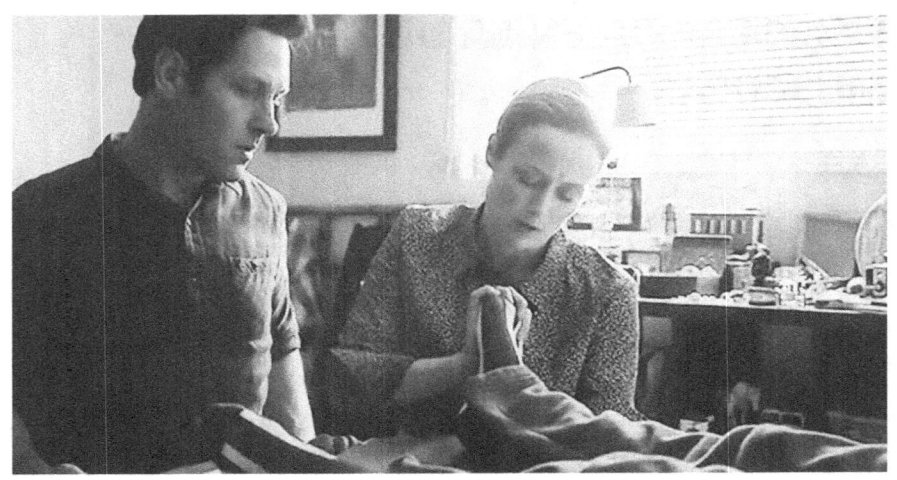

Movilización del tobillo.

Otra breve escena —un plano medio corto— que comienza en el minuto 12:52 discurre en la habitación de Trevor. Los dedos de la mano derecha de Ben se entrecruzan con los del mismo lado de su paciente y, sujetando la muñeca con la mano izquierda, realiza un movimiento de circunducción de dicha articulación.

Apuntes sobre la distrofia muscular de Duchenne

La DMD es la distrofia muscular más frecuente y se caracteriza por la atrofia progresiva de los músculos. Se trata de una enfermedad que no conoce fronteras y afecta a uno de cada 3500 varones de todas las culturas y razas.

Se transmite de madre a hijo y está ligada al cromosoma X. La enfermedad se produce por la alteración en el gen DMD(Xp21.2) que codifica la distrofina. La ausencia de distrofina provoca que las células musculares se dañen fácilmente.

Los síntomas se inician en general antes de los cuatro años. Muchos de los pacientes presentan precozmente problemas en la deambulación y sufren caídas al suelo al caminar o correr. La debilidad de la cintura pélvica suele preceder a la de la cintura escapular, dificultando la extensión de rodillas y caderas, con aparición de marcha anserina por la atrofia del glúteo medio. Para levantarse de una silla o de posición de cuclillas necesitan el apoyo de las manos en las rodillas, utilizando la fuerza de las extremidades superiores (signo de Gowers). El paciente trepa sobre sus extremidades. Los abdominales se debilitarán, por lo que para caminar deberá aumentar la lordosis lumbar. Aparecerán las contracturas por la alteración del equilibrio entre agonistas y antagonistas y en muchas ocasiones una desviación lateral de la columna vertebral (escoliosis).

Otros problemas asociados del paciente con enfermedad de Duchenne fuera del sistema osteoarticular son cierto grado de afectación cardiaca, los trastornos respiratorios, problemas del habla y el lenguaje y dificultades en el aprendizaje.

Se suele diagnosticar esta enfermedad en base al cuadro clínico, los antecedentes familiares, las pruebas de laboratorio (nivel de creatinacinasa sérica 100-200 veces más elevado de lo normal) y el examen genético. Si las pruebas genéticas no muestran la presencia de mutaciones se realizará una biopsia muscular para observar la atrofia y la ausencia total de distrofina.

El tratamiento debe ser siempre multidisciplinar. No es un tratamiento curativo, ya que los pacientes mueren entre los veinte y treinta años. Los corticoides (prednisona, prednisolona o deflazacort) constituyen la terapia estándar y deberán instaurarse cuando las habilidades motoras del niño estén en fase de estabilización. El uso del CPAP o del BiPAP (métodos de ventilación no invasiva) pueden mejorar la insuficiencia respiratoria nocturna. Fisioterapeuta, terapeuta ocupacional y técnico ortopédico deben trabajar de manera sinérgica sabiendo que la prevención es clave en estos pacientes para que las complicaciones musculoesqueléticas aparezcan lo más tarde posible.

Un tipo amable este Paul Rudd

Ojos azules, pelo algo despeinado al estilo bohemio tras una noche de copas, piel blanca y fina por la que a los surcos de la expresión les cuesta profundizar, carácter tranquilo, ningún escándalo en su vida, casado con Julie Yaeger desde 2003 —longevidad matrimonial extraña en Hollywood— e implicado en causas solidarias. Paul Rudd parece ser un buen tipo.

Descendiente de judíos ashkenazi, naturales del centro de Europa, Rudd nació en Estados Unidos. Su abuelo se apellidaba Rudnitsky, pero tuvo que cambiárselo a Rudd para tener oportunidades laborales en Inglaterra.

Tras estudiar arte dramático, su primer largometraje fue *Halloween: La maldición de Michael Myers* (*Halloween: The Curse of Michael Myers*, 1995). La fama le llegó ese mismo año por su papel de hermanastro de Alicia Silverstone en la comedia de jóvenes adolescentes *Fuera de onda* (*Clueless*, 1995).

Habitual en comedias románticas, se convirtió en miembro del grupo de cómicos que colaboran con Judd Apatow. *Virgen a los 40* (*The 40-Year-Old Virgin*, 2005) y *Lío embarazoso* (*Knocked Up*, 2007) son dos títulos de gran éxito de público representativos de esa época.

Mucho más que amigos (*The Object of My Affection*, 1998) y *Sacamé del paraíso* (*Wanderlust*, 2012) demostraron la buena química de Rudd junto a Jennifer Aniston. Coincidió con la actriz en varios episodios de la novena y decima temporada de la serie de televisión *Friends* (1994-2004), interpretando el papel de novio de Phoebe.

Fue suyo el guion y papel protagonista en *Mal ejemplo* (*Role Models*, 2008), produjo a su mujer en *Juerga de mamis* (*Fun Mom Dinner*, 2017) y protagonizó junto a Steve Carrell *La cena de los idiotas* (*Dinner for Snucks*, 2010), versión americana del éxito francés de 1998 e idéntico título.

Entrar en la familia Marvel en 2015 como el Hombre Hormiga en la película *Ant-Man* le ha dado a su carrera un empujón importante. *Capitán América: Civil War* (*Captain America: Civil War*, 2016), *Ant-Man y la Avispa* (*Ant-Man and the Wasp*, 2018) y *Vengadores: Endgame* (*Avengers: Endgame*, 2019) son las películas de este universo de comic en las que ha intervenido.

Reflexiones y curiosidades

Durante el proceso de aprendizaje de Ben para ser cuidador, su profesora en la academia hace una mención especial sobre los pasos a seguir para atender correctamente a un paciente: preguntar, escuchar, observar, ayudar y volver a preguntar. Estos pasos, tal vez sin ser conscientes de ello, los utilizamos desde la fisioterapia: se hace la anamnesis al paciente, preguntándole qué es lo que le pasa, desde cuándo; se escucha lo que dice; se observa y explora en dinámico y estático; se aplica un tratamiento de prueba; y se vuelve a preguntar si se ha notado algún cambio.

La película enmarca como uno de los principios del cuidado capitales la imposibilidad de cuidar a los demás si el propio profesional no se cuida a sí mismo. Estando mal física o psíquicamente es muy difícil tratar correctamente a nadie.

Uno de los cuidadores en el celuloide más famosos del cine español es el personaje interpretado por Javier Cámara en la película de Almodóvar *Hable con ella* (2002). Benigno (Cámara) es enfermero y desarrolla su actividad como cuidador a tiempo completo de Alicia (Leonor Watling), postrada en coma tras sufrir un accidente de coche. Es su personaje un cuidador atípico, que de manera obsesiva irá idealizando a su paciente y convirtiéndola en objeto de deseo. Almodóvar nos muestra en algunas escenas breves a Benigno realizar un masaje para el cuidado de la piel de Alicia en las manos, las muñecas, el tórax y la zona de los aductores. No será el enfermero sino Katerina (Geraldine Chaplin), la profesora de danza de Alicia, quien protagonizará una pequeña escena (minuto 94:30) en la que, arrodillada sobre una colchoneta, realiza una movilización pasiva hacia la flexión de la rodilla y la cadera izquierda a su alumna tumbada en supino. Segundo Óscar para Pedro Almodóvar, en este caso al mejor guion original, tres años después del conseguido por *Todo sobre mi madre* (1999) a la mejor película de habla no inglesa.

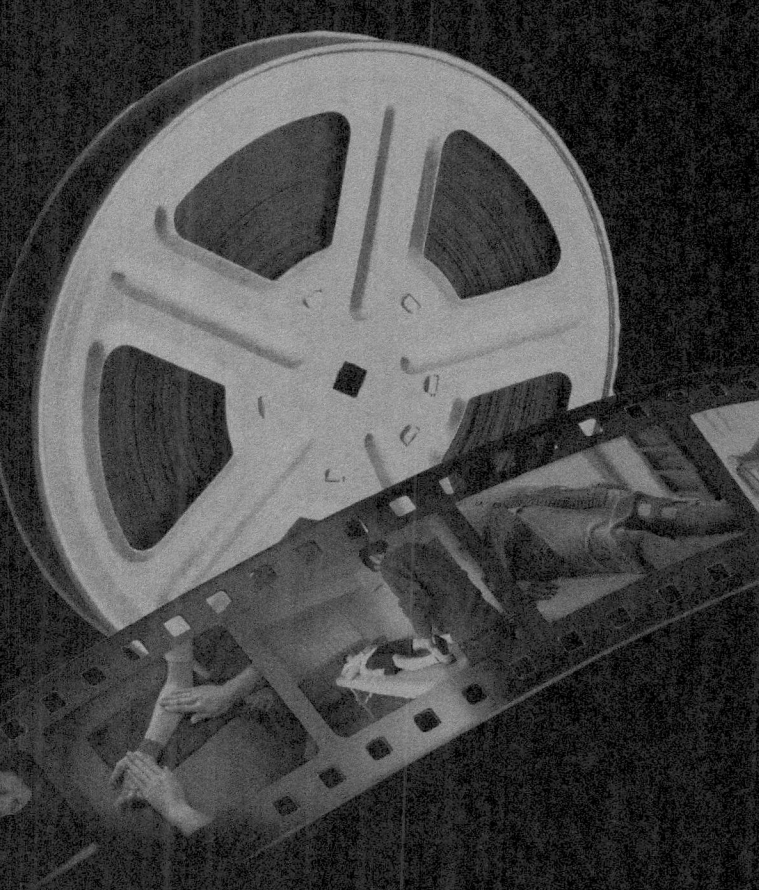

100 METROS
(2016)

FICHA TÉCNICA

100 metros (2016).

Dirigida por Marcel Barrena.

País: España.

Producida por Laura Fernández, Alina Constanso, Carlos Fernández, Adrià Monés y Tino Navarro.

Guion de Marcel Barrera.

Música de Rodrigo Leào.

Fotografía de Xavi Giménez.

Interpretada por Dani Rovira (Ramón), Karra Eléjalde (Manolo), Alexandra Jiménez (Inma), Clara Segura (Dra. Berta), María de Medeiros (Noelia), David Verdager (Mario), Alba Ribas (Ariadna), Andrés Velencoso (monitor de gimnasio) y Betsy Turnez (enfermera tratamiento).

Color.

Duración: 108 minutos.

SUPERAR LAS EXPECTATIVAS PADECIENDO ESCLEROSIS MÚLTIPLE

Marcel Barrera conoce la historia de superación de Ramón Arroyo a través del programa de televisión *Informe Robinson*[56] e inmediatamente piensa que sería una oportunidad para llevarla al cine y aportar una visión positiva de la enfermedad.

Barrera había debutado en la dirección con *Cuatro estaciones* (2010), una película para televisión que tuvo un gran éxito en Cataluña (emitida por TV3 y C9). Su segundo trabajo fue el documental *Mundo pequeño* (*Món petit*, 2012), la historia de Albert Casals, joven que supera una leucemia, pero el tratamiento le produce una parálisis de ambas extremidades inferiores. Emprende un viaje con su novia desde Barcelona a Nueva Zelanda con una silla de ruedas, veinte euros y mucho desparpajo.

Cuando a Ramón Arroyo le diagnosticaron esclerosis múltiple apenas podía caminar 100 metros. Su empeño y el apoyo de su familia lo llevaron a empezar a correr en 2007. Incrementando poco a poco la distancia de la carrera a la que se enfrentaba, primero compitió en los 10 kilómetros, luego en la media maratón y más adelante consiguió correr la maratón completa. No se conforma y descubre el triatlón; y si hemos llegado hasta aquí ¿por qué no apuntarme a un Ironman?[57] Lo hizo y consiguió terminar el de la edición de 2013.

Dani Rovira interpreta a Ramón y Alexandra Jiménez a Inma, su novia. Juntos y con la ayuda del suegro de Ramón —un inconmensurable Karra Eléjalde— que le prepara física y

---

[56] *Informe Robinson* fue un programa de televisión presentado por el exfutbolista Michael Robinson hasta su fallecimiento en abril de 2020. Mostraba la cara menos visible del deporte e historias de superación personal.

[57] El Ironman es un triatlón extremo en el que los participantes realizan tres pruebas: 3,86 kilómetros a nado, 180 kilómetros en bicicleta y una maratón de 42,2 kilómetros.

emocionalmente, conseguirá que la enfermedad no cercene sus ilusiones vitales.

Las historias de Ramón Arroyo y Albert Casals son ejemplos de personas que tenían razones poderosas para hundirse, pero sacaron lo mejor de sí mismos y consiguieron lo que para otros es imposible.

La fisioterapia en 100 metros

La actriz Clara Segura[58] interpreta a la Dra. Berta. Será un personaje recurrente durante el todo el metraje. Seguramente en aras de la síntesis narrativa, capitaliza todas las consultas médicas que tiene el protagonista. Le realiza varias pruebas diagnósticas, le informa de los resultados y de la posible evolución de la enfermedad y su tratamiento, trabaja los estiramientos e incluso le enseña a transferirse de la silla al inodoro.

Ramón (Dani Rovira) acude al centro sanitario para comenzar el tratamiento que le aplicarán una vez al mes. Minuto 21:18. Camina lentamente, de espaldas a la cámara, por el interior de una sala de rehabilitación. A su derecha, en un plano general, vemos varias mesas con pacientes realizando actividades ocupacionales. Uno de ellos trata de apilar conos de plástico sobre una mesa mientras la terapeuta ocupacional le dirige el movimiento con una de las manos.

Nuestro protagonista se presenta en el control de la sala de rehabilitación. Le atiende Claudia, la enfermera que le aplicará el tratamiento mensual por vía parenteral. Pide a Ramón que le siga; se para un momento y la cámara se centra unos breves segundos en su expresión —entre sorpresa, miedo e incertidumbre— al ver lo que los espectadores contemplarán a continuación. El contraplano, que incluye a Ramón de espaldas,

---

[58] Fue asesorada para interpretar su papel en la película por la neuróloga Àngels Bayés.

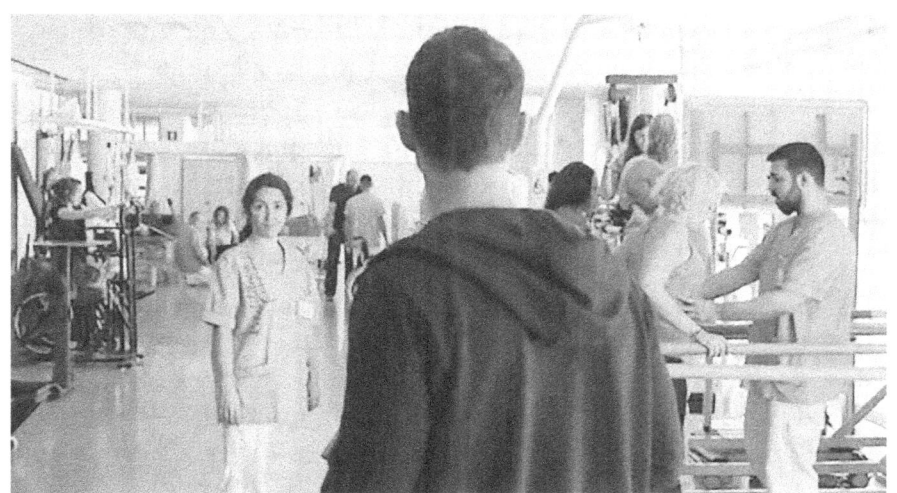

Ramón visita por primera vez la sala de fisioterapia.

se abre para hacer visible una gran sala con amplios ventanales de suelo a techo y muchos pacientes y fisioterapeutas trabajando. El personal sanitario viste uniforme de dos piezas, casaca azul y pantalón blanco, con el nombre de *rehabilitació funcional* rotulado en la parte frontal derecha de la casaca.

Avanza lentamente por la sala. A uno y otro lado del pasillo central se desarrolla mucha actividad:

- Una paciente con un exoesqueleto de marcha, suspendida parcialmente y en el interior de unas barras paralelas, es atendida por una fisioterapeuta colocada frente a ella.
- Una señora joven, muy delgada, realiza ejercicios con los miembros superiores mientras permanece en el bipedestador.
- Otra joven con parálisis de las extremidades inferiores trabaja la transferencia de la silla de ruedas a la cama de Bobath. Un fisioterapeuta controla la secuencia de movimientos.
- Un señor en camilla y posición supina tonifica los extensores del hombro, sujetando con ambas manos una

goma elástica anclada cenital. Presenta una amputación transfemoral en la extremidad inferior izquierda, el muñón vendado y está sujeto a la camilla por una cincha.
- Tres camillas en paralelo con los pacientes en decúbito supino y un fisioterapeuta trabajando junto a cada uno ellos. Se vislumbra fugazmente el trabajo manual de movilización de las extremidades inferiores.

La película avanza con la evolución de la enfermedad. Recaídas y mejorías se suceden. Un primer plano de la cabeza y el cuello de Ramón (minuto 71:39) y la doctora Berta situada detrás realizando una secuencia de estiramientos:

1. Escalenos. Primero el lado izquierdo durante 10 segundos y el lado derecho otros 10 segundos, con una toma en la zona temporal de la cabeza y la contratoma fijando el hombro.

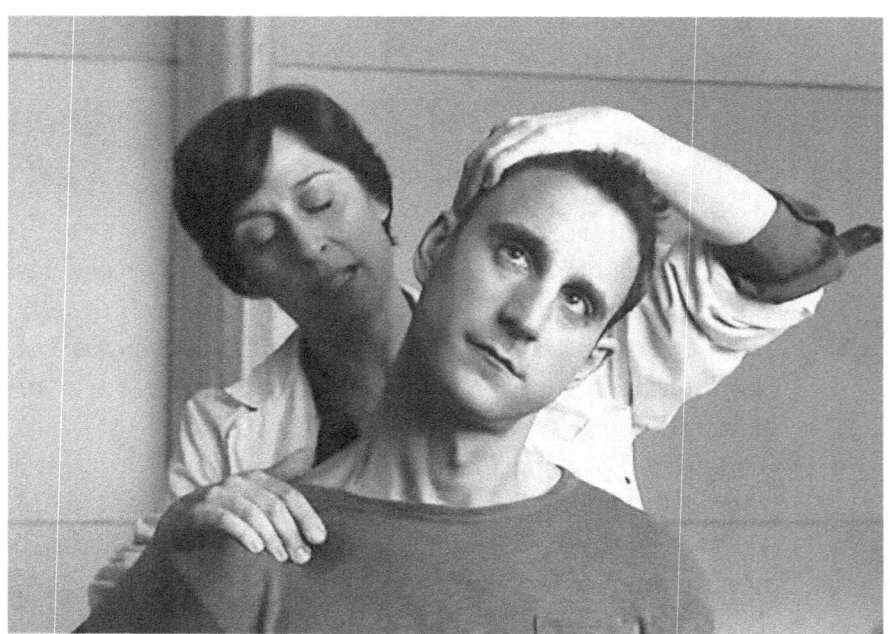

Estiramiento de escalenos.

2. Dorsal ancho y tríceps braquial del miembro superior izquierdo con el hombro en flexión máxima, el codo a noventa grados y la muñeca apoyada en la zona occipital de la cabeza. La doctora realiza una toma en el codo, ayudando al estiramiento, y la contratoma queda oculta para el espectador.
3. Deltoides posterior. Toma en el codo derecho para llevar a la aducción horizontal el miembro superior y la contratoma sujeta el hombro.

La siguiente escena (minuto 76:30) tiene lugar en la sala de rehabilitación. Comienza con un primer plano de los pies de Claudia —la esclerosis múltiple ha afectado principalmente la visión a esta joven bailarina— que suben sobre una semiesfera inestable de tratamiento. La paciente, en un plano lateral, agarra con ambas manos las barras paralelas e intenta mantener el equilibrio. La doctora Berta, fuera de las paralelas, controla su postura y la bajada de la semiesfera. Aparece Ramón muy sonriente, bromea con Claudia y es la doctora quien le comenta que su paciente ha perdido la visión tras un fuerte brote de la enfermedad.

Una recaída sorprende a Ramón nadando en el mar. Queda sentado en la orilla, muy asustado, y es socorrido por su suegro Manolo (Karra Elejálde). Las secuelas del brote le dejan el hemicuerpo derecho paralizado. La escena que comienza en el minuto 85:40 muestra un plano general en semipenumbra del salón de su casa y al fondo, junto a una ventana, se encuentra Ramón en una silla de ruedas, el pie derecho sobre el suelo y el izquierdo apoyado, con la rodilla en extensión, sobre el muslo de Manolo. Le aplica un masaje enérgico en los gastrocnemios de la pierna derecha mediante, lo que parecen ser unas maniobras de amasamiento y deslizamiento superficial.

Instituto Guttmann y esclerosis múltiple

Varias escenas de la película fueron rodadas en el Instituto Guttmann de Barcelona. Sito en Badalona desde el año 2002, tiene más de 20 000 m² de superficie y fue financiado en parte por la Fundación ONCE y por el Servei Català de la Salut.

La historia del Instituto Guttmann está vinculada a la historia personal de Guillermo González Gilbey. Este empresario residía en Barcelona cuando sufrió un accidente de tráfico en 1958 que le dejó tetrapléjico. Se trasladó al hospital de Stoke Mandeville, muy cerca de Londres, donde comenzó a recibir tratamiento especializado para su lesión a cargo del neurocirujano alemán Ludwig Guttman. Once meses de tratamiento le permitieron volver a ser un hombre activo, si bien dependió de la silla de ruedas para sus desplazamientos.

Regresó Guillermo González a Barcelona con la ilusión de reunir fondos para construir un hospital que diera tratamiento a los pacientes con lesión medular. Gracias a sus buenas relaciones, consiguió la financiación necesaria para inaugurar, en noviembre de 1965, en Barcelona, el primer hospital de España dedicado al tratamiento y la rehabilitación integral de las personas afectas por una lesión medular. Recibió el nombre de Instituto Guttmann y pasó a ocupar el antiguo hospital de la Magdalena que se encontraba en el barrio de La Sagrera de Barcelona.

Actualmente es un hospital privado que forma parte del Sistema Nacional de Salud y está concertado por el Servei Català de la Salut. Es centro de referencia en el tratamiento medico-quirúrgico y la rehabilitación integral de las personas con lesión medular, daño cerebral adquirido u otra gran discapacidad de origen neurológico.

La esclerosis múltiple es una de las enfermedades neurológicas que se abordan en el Instituto Guttmann. Se trata de una patología crónica que afecta al sistema nervioso central, causada por el ataque del sistema inmunitario a la mielina que recubre las fibras nerviosas. Evoluciona en brotes y causa un deterioro permanente de los nervios.

Se la conoce también como la enfermedad de las mil caras debido a la variabilidad de los síntomas. Fatiga, debilidad de las extremidades, marcha inestable, temblores, alteraciones visuales y cognitivas y problemas del habla son las manifestaciones más habituales.

Dentro de las enfermedades neurológicas es una de las más frecuentes en personas de entre veinte y treinta años. Existen varios tipos de esclerosis múltiple, si bien la mayoría evoluciona en brotes de intensidad y duración variables. Algunas personas sufren una aparición gradual de la enfermedad y la progresión es continua y sin recaídas.

No tiene cura, pero se dispone de tratamiento para los brotes (corticoides, plasmaféresis), para modificar el avance y para los síntomas. La fisioterapia dispone de un abanico amplio de técnicas para cada una de las fases de la enfermedad.

Dani Rovira, no solo actor de comedia

Malagueño desde 1980, licenciado en Ciencias de la Actividad Física y el Deporte, le gusta hacer reír a la gente y las causas solidarias. Actuó como monologuista en bares, más tarde en teatros y llegó a la televisión en varios formatos de entretenimiento: buena gente Dani Rovira.

Ocho apellidos vascos (2014), del director Emilio Martínez-Lázaro, fue su primera película, con la que ganaría el Goya al mejor actor revelación. Este film tendría una secuela de menor éxito de crítica y público, *Ocho apellidos catalanes* (2015), también protagonizada por Rovira.

100 metros fue una oportunidad que Rovira supo aprovechar para mostrar su faceta de actor dramático, siendo hasta la fecha el único papel alejado de la comedia que ha interpretado. Sus últimos trabajos están respaldados por el público: *Thi Mai, rumbo a Vietnam* (2018), *Superlópez* (2018), *Taxi a Gibraltar* (2019) y *Los Japón* (2019).

Reflexiones y curiosidades

Cifras actualizadas en 2019 para nuestro país[59] hablan de 55 000 personas afectadas en España por la esclerosis múltiple, el 75 % de las cuales son mujeres y el 70 % de los nuevos casos diagnosticados son personas de entre veinte y cuarenta años, lo que supone la segunda causa de discapacidad en personas de esas edades, solo superadas por los accidentes de tráfico. Si nos referimos a la población mundial, se estima en dos millones y medio el número de afectados, de los cuales 700 000 están en Europa.

Siendo tan alta la incidencia de esta enfermedad en el mundo, cabría esperar que el cine, como reflejo de la sociedad, hubiera abordado las historias personales y toda la panoplia de emociones que despierta. Efectivamente, la filmografía mundial está llena películas que abordan esta patología. Algunos de estos films pecan de ser poco realistas y acelerar el curso de la enfermedad, de manera que el paciente acaba rápidamente en una silla de ruedas o falleciendo al poco tiempo de su diagnóstico. Por su calidad, destacaré tres, sin que en ninguno de ellos la fisioterapia tenga visibilidad: *Ansias de vivir* (*Duet for One*, 1986), *Hillary & Jackie* (1998) y *Amo la vida* (*Go Now*, 1995).

Ansias de vivir (*Duet for One*, 1986), de Andrei Konchalovsky, presenta un reparto fantástico: Julie Andrews, Alan Bates, Max von Sydow, Rupert Everett y Liam Neeson. Stephanie es una brillante violinista cuya vida cambiará abruptamente tras sufrir los primeros síntomas de la EM. Entrará en una espiral de autodestrucción cuando su marido la abandona y su mejor alumno decide irse de gira por EE. UU.

---

[59] Datos publicados por el Comité Médico Asesor de la Esclerosis Múltiple España.

Hillary & Jackie (1998) está basada en el libro *Un genio en la familia*, publicado por Hillary y Piers du Pré, y narra la historia real de la famosa violonchelista Jacqueline du Pré. Diagnosticada de EM a los veintiocho años, luchó contra la enfermedad durante catorce, perdió a su marido, tuvo que renunciar a su carrera y murió prematuramente a los cuarenta y dos.

Amo la vida (*Go Now*, 1995), película británica rodada para la televisión que finalmente se estrenaría también en cines y dirigida por Michael Winterbottom, cuenta la historia de Nick Cameron (Robert Carlyle), obrero de la construcción y jugador de fútbol que, al comenzar a sentir la visión doble y perder el control de sus músculos, tratará de alejarse de las personas queridas para que no sufran por su estado de salud.

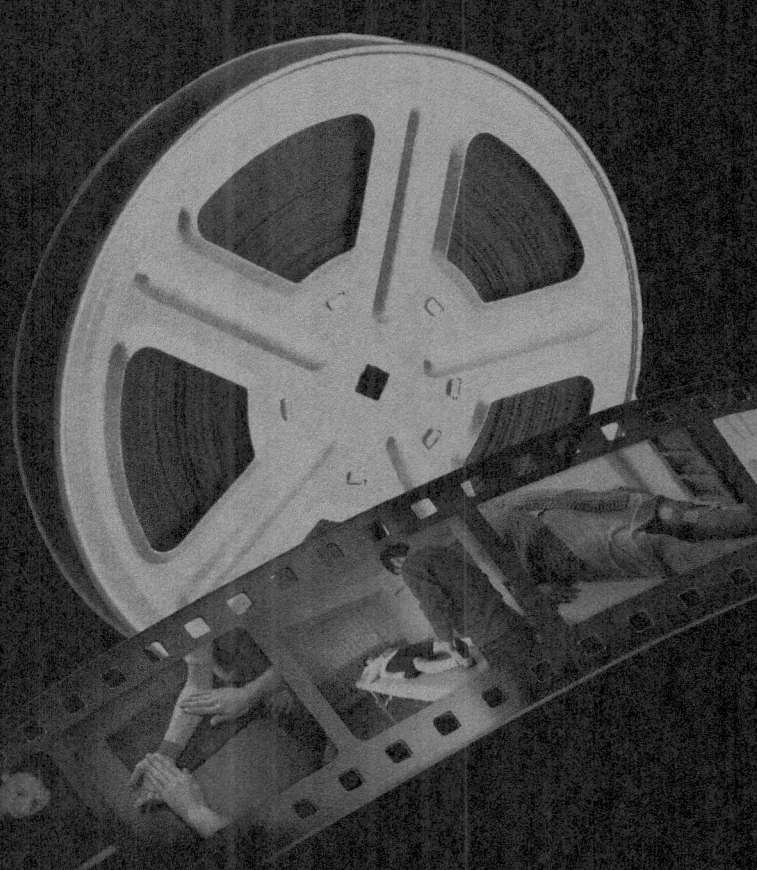

CONTENIDO ADICIONAL

Chad (Brad Pitt) trabaja como monitor de gimnasio en el Hardbodies Fitness Center. Entusiasta, dinámico y un poco botarate, su comportamiento irreflexivo provoca una sonrisa al espectador. Sobre el minuto 17 de la película *Quemar después de leer* (*Burn After Reading*, 2008), dirigida por los hermanos Coen, la cámara se centra en el estiramiento pasivo de los isquiotibiales del muslo derecho que le realiza a un cliente del gimnasio.

Yevgeniya (Lena Olin) se encarga de la fisioterapia de Adam (Aaron Paul), joven con tetraparesia por la fractura de la 6.ª y 7.ª vertebras cervicales como resultado de una mala zambullida en el mar. La película *Adam* (2020) aborda —una vez más— la relación entre paciente con discapacidad y terapeuta. Yevgeniya es una señora rusa temperamental que atesora mucha sabiduría emocional y que dará lecciones de vida a la persona a su cuidado. No falta a su cita la escena de estiramiento de isquiotibiales, realizado, en este caso, en la cama del domicilio de Adam sobre el minuto 39:43.

La escena del gimnasio de *Quemar después de leer* y la de *Adam* ilustran la técnica de fisioterapia que más se repite en las películas comentadas a lo largo del libro: el estiramiento de los isquiotibiales. Bradley elonga la musculatura de Henry en *A propósito de Henry*, Jaume trabaja con Carlos Cristos el estiramiento bilateral simultáneo de ambas extremidades inferiores en *Las alas de la vida* y Bella, de rodillas sobre la camilla, a la vez que estira la zona, realiza suaves deslizamientos con la mano sobre el muslo de Scott en *Jugada perfecta*. Así, hasta en seis películas —con pequeñas variaciones— asistimos a la elongación manual de la musculatura isquiotibial.

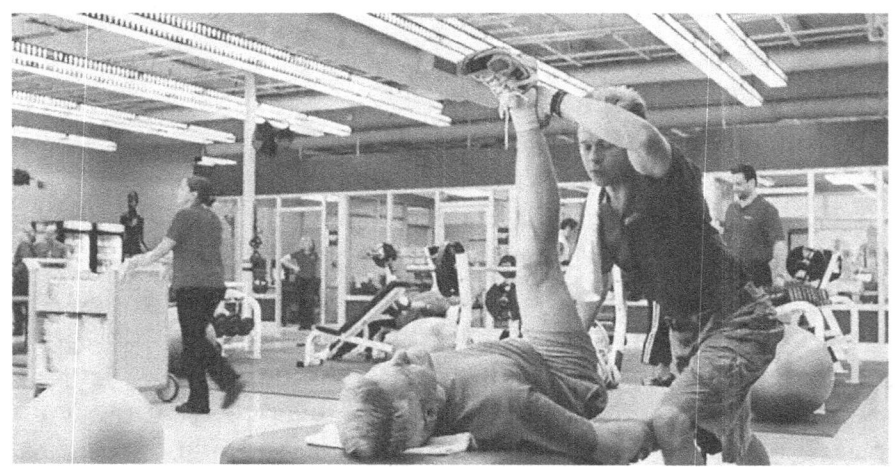

Chad y la técnica de fisioterapia más cinematográfica.

Julio Iglesias en bipedestación en el extremo de unas barras paralelas. Minuto 29:37. Se muestra indeciso, temeroso. Vemos sus extremidades inferiores, que avanzan muy despacio sobre el enlosado. Al otro extremo de las paralelas se encuentra el cirujano que le operó la columna vertebral tras el accidente de tráfico que le retiró de la portería del Real Madrid Club de Fútbol. Tiene los brazos hacia delante, invitando a Julio a que termine de completar los escasos metros que les separan. La escena finaliza con el médico abrazando a su paciente, instándole a que siga trabajando así y ofreciéndole unas muletas para que pueda abandonar la silla de ruedas. Posiblemente *La vida sigue igual* (1969) no sea la mejor película de la historia, pero nos sirve para ejemplificar el complemento o la herramienta útil en fisioterapia que más veces sale en pantalla: las barras paralelas.

Otro ejemplo lo encontramos en *Stronger* (2017). Sobre el minuto 77:19 llega el momento de trabajar la bipedestación con las dos prótesis de miembros inferiores. Jeff, sentado en la silla de ruedas colocada dentro de las barras paralelas, apoya los pies protésicos en el suelo. La fisioterapeuta, junto a su paciente, pone tope con el pie izquierdo al posible deslizamiento de las extremidades de Jeff y le insta a que enderece las caderas, lleve el pecho arriba y mantenga la posición. La postura es dolorosa en un principio, pero progresa hasta conseguir la bipedestación sin sujeción dentro de las paralelas (minuto 97:40).

Doce de las películas analizadas en el libro tienen alguna escena en la que las barras paralelas adquieren protagonismo. Reeducación de la marcha en la patología neurológica (*Hombres*, *El regreso*, *Nacido el cuatro de julio*, *La boda de Muriel*), trabajo de los miembros superiores (*Passion fish*), acondicionamiento en el paciente geriátrico (*El crack*), recuperación de los esquemas motores normales tras una lesión deportiva (*Mi amor*), tonificación de los miembros inferiores (*St. Vincent*), trabajo del equilibrio y la marcha en la protetización del miembro inferior (*Planta 4.ª*), ayuda para la deambulación asistida con exoesqueleto (*Mar adentro*, *100 metros*) y corrección de la marcha en la parálisis cerebral (*Las llaves de casa*) son las indicaciones de utilización de las barras en estas películas.

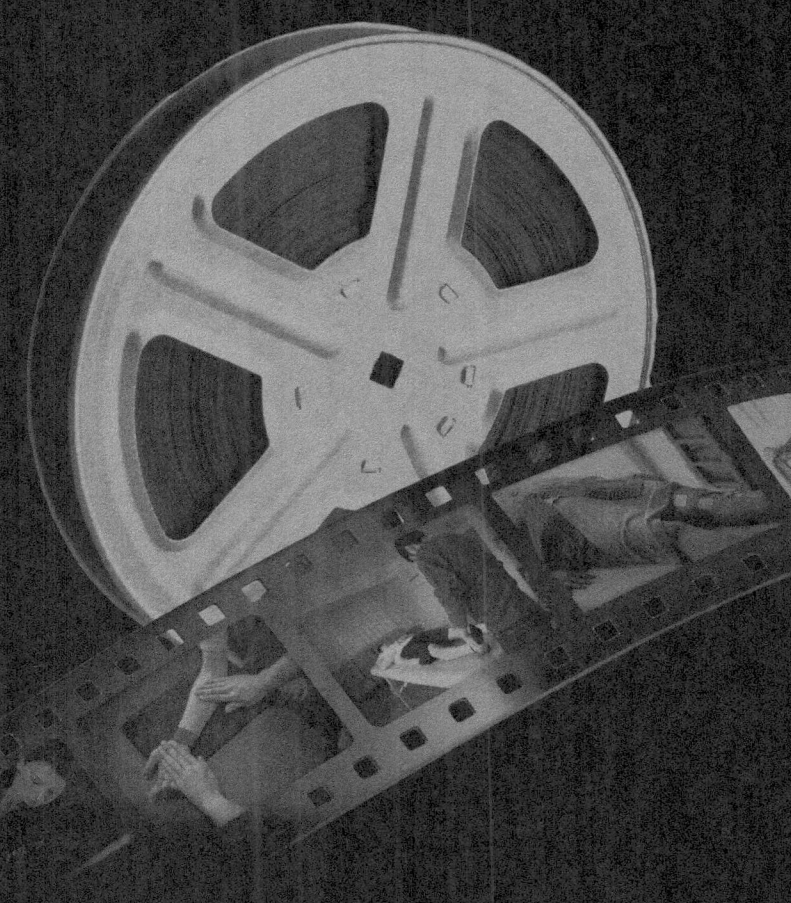

LA ENTREVISTA

MANUEL: En primer lugar, señor De Niro, gracias por aceptar realizar esta entrevista, aunque solo sea en mi imaginación.

DE NIRO: «Llevo toda la vida esperando»[60].

MANUEL: Me honran sus palabras y espero estar a la altura de sus expectativas.

DE NIRO: «Por cierto… si hablando con usted me convierto en marica, le mataré»[61].

MANUEL: Por mi bien, eso no va a suceder. Le voy a nombrar rey de la fisioterapia en el cine. ¿Qué le parece?

DE NIRO: «¿Hablas conmigo? ¿Me lo dices a mí? Dime… ¿Es a mí?»[62].

MANUEL: No se sorprenda. Usted, además de ser *El rey de la comedia*, gracias a su amigo Martin Scorsese, es el actor que ha desarrollado una relación más estrecha con la fisioterapia.

DE NIRO: «Es mejor ser rey por un día que imbécil toda la vida»[63].

---

[60] *Casino* (1995).
[61] *Una terapia peligrosa* (*Analyze This*, 1999).
[62] *Taxi Driver* (1976).
[63] *El rey de la comedia* (*The King of Comedy*, 1983).

MANUEL: Hemipléjico tratado por un fisioterapeuta a domicilio en *Nadie es perfecto*; paciente con encefalitis letárgica atendido por el doctor Sayer en *Despertares*; médico que diagnostica el cáncer de Bessie, papel que interpreta Diane Keaton, en *La habitación de Marvin*.

DE NIRO: «Soy como Dios y Dios es como yo. Soy tan grande como Dios. Él es del mismo tamaño que yo. No está por encima de mí ni yo estoy por debajo de él»[64].

MANUEL: Tal vez exagera un poquito, pero en su descargo debo reconocer que su interpretación de Jake LaMotta en *Toro salvaje* en 1980 está al alcance de muy pocos. En esta película su relación con la fisioterapia se estrecha cuando LaMotta pierde a los puntos en 1943 el campeonato de los pesos medios de boxeo contra Robinson en Detroit y, en el vestuario, tras el combate, su ayudante le introduce la maltrecha mano izquierda en un cubo con hielo y le aplica un masaje en la muñeca. Crioterapia y masoterapia en la misma escena para el toro del Bronx.

DE NIRO: «Me llaman animal. Yo no soy un animal. Yo no soy un animal»[65].

MANUEL: Claro que no, señor De Niro. Usted es un grande del celuloide, una bestia en su trabajo. No quiero robarle más tiempo, pero sí le rogaría que para terminar dijera la frase que no he podido introducir en este diálogo imaginario. ¡Por favor! ¡Por favor!

DE NIRO: «¿Abogado? ¡Abogaaado! ¿Estás allí? Abogado. Sal, ratita. Quiero verte la colita»[66].

MANUEL: Ya puedo morir en paz.

---

[54] *El cabo del miedo* (*Cape Fear*, 1991).
[55] *Toro salvaje* (*Raging Bull*, 1980).
[56] *El cabo del miedo* (*Cape Fear*, 1991).

www.ingramcontent.com/pod-product-compliance
Lightning Source LLC
Chambersburg PA
CBHW071348210526
45465CB00001B/19